U. Rosien, P. Layer (Hrsg.)

Facharztprüfung Gastroenterologie

Ulrich Rosien, Peter Layer (Hrsg.)

Facharztprüfung Gastroenterologie

in Fällen, Fragen und Antworten

2. Auflage

Herausgegeben von: Dr. med. Ulrich Rosien und Prof. Dr. med. Peter Layer

Mitherausgegeben von: PD Dr. med. Viola Andresen, PD Dr. med. Michael Bläker, Dr. med. Christiane Fibbe, Dr. med. Utah-Maria Henniges, Dr. med. Beate Keck, PD Dr. med. Jutta Keller, Prof. Dr. med. Thomas Lingenfelser, Prof. Dr. med. Stephan Miehlke, Dr. med. Carsten Pachmann, Dr. med. Wolfgang Schwarz, Dr. med. Johannes Szuba

Unter Mitarbeit von: Anja Buchholtz, Dr. med. Marie de Greck, Dr. med. Antonia Gaus, Dr. med. Anamur Lan Göttinger, Dr. med. Nadine Jesse, Dr. med. Annabelle Jung, Dr. Niels Liedtke, Dr. med. Lida Victoria Mancke, Viola Sophie Meier, Dr. med. Ulrike Melle, Dr. med. Stefan Michaelis, Dr. med. Andreas Müller, Dr. med. Tim Niedergassel, Dr. med. Katrin Niemax, Solveig Rose, Dr. med. Henrike von Schassen, Dr. med. Sebastian Schulz, Dr. med. Arno Siebenhaar, Dr. med. Julian Siegel, Dr. med. Sarah Lena Teising, Dr. med. Stephanie Thiel, Dr. med. Friederike Todt, Dr. med. Korinna Ulbricht

Autoren der Vorauflage:
Dr. med. Dorothea Frederking (Kapitel 5.1, 5.2, 5.4, 5.6–5.9), Dr. med. Kristin Schikora (Kapitel 1.3, 3.1)

ELSEVIER

ELSEVIER
Hackerbrücke 6, 80335 München, Deutschland
Wir freuen uns über Ihr Feedback und Ihre Anregungen an books.cs.muc@elsevier.com

ISBN 978-3-437-21602-2
eISBN 978-3-437-18051-4

2. Auflage 2018

Wichtiger Hinweis für den Benutzer
Ärzte/Praktiker und Forscher müssen sich bei der Bewertung und Anwendung aller hier beschriebenen Informationen, Methoden, Wirkstoffe oder Experimente stets auf ihre eigenen Erfahrungen und Kenntnisse verlassen. Bedingt durch den schnellen Wissenszuwachs insbesondere in den medizinischen Wissenschaften, sollte eine unabhängige Überprüfung von Diagnosen und Arzneimitteldosierungen erfolgen. Im größtmöglichen Umfang des Gesetzes wird von Elsevier, den Autoren, Redakteuren oder Beitragenden keinerlei Haftung in Bezug auf die Übersetzung oder für jegliche Verletzung und/oder Schäden an Personen oder Eigentum, im Rahmen von Produkthaftung, Fahrlässigkeit oder anderweitig, übernommen. Dies gilt gleichermaßen für jegliche Anwendung oder Bedienung der in diesem Werk aufgeführten Methoden, Produkte, Anweisungen oder Konzepte.

Für die Vollständigkeit und Auswahl der aufgeführten Medikamente übernimmt der Verlag keine Gewähr.
Geschützte Warennamen (Warenzeichen) werden in der Regel besonders kenntlich gemacht (®). Aus dem Fehlen eines solchen Hinweises kann jedoch nicht automatisch geschlossen werden, dass es sich um einen freien Warennamen handelt.

Bibliografische Information der Deutschen Nationalbibliothek
Die Deutsche Nationalbibliothek verzeichnet diese Publikation in der Deutschen Nationalbibliografie; detaillierte bibliografische Daten sind im Internet über http://www.d-nb.de/ abrufbar.

26 27 28 29 6 5 4 3

Um den Textfluss nicht zu stören, wurde bei Patienten und Berufsbezeichnungen die grammatikalisch maskuline Form gewählt. Selbstverständlich sind in diesen Fällen immer Frauen und Männer gemeint.

Planung: Uta Lux, München
Projektmanagement: Anke Drescher, München
Redaktion: Sonja Hinte, Bremen
Satz: abavo GmbH, Buchloe
Druck und Bindung: Rodona Industria Gráfica, S.L., Pamplona/Spanien
Umschlaggestaltung: SpieszDesign, Neu-Ulm

Aktuelle Informationen finden Sie im Internet unter **www.elsevier.de.**

Vorwort

Die vorliegende 2. Auflage der „Facharztprüfung Gastroenterologie“ ist eine naheliegende Konsequenz des großen Erfolgs der 1. Auflage und damit eine überzeugende Bestätigung der zugrunde liegenden Konzepts:
Als komplementäres Pendant zum systematisch aufgebauten, aktuell erschienenen Werk „Facharztwissen Gastroenterologie“ soll die „Facharztprüfung“ auch in dieser Auflage die praxisnahe, fallorientierte Anwendung des Fachwissens anhand typischer klinischer Problemstellungen trainieren und so die konkrete Umsetzung in ein rationales diagnostisches und therapeutisches Management auf dem Boden der verfügbaren Evidenz üben.
Die bewährte Grundstruktur und Gliederung wurden beibehalten; die Inhalte wurden an die aktuelle Studienlage sowie Leitlinienempfehlungen angepasst. Kapitel 5 (Leber, Galle, Pankreas) wurden gezielt erweitert, um die aktuellen therapeutischen Entwicklungen abzubilden.
Damit soll auch diese Ausgabe, wie schon ihr Vorgänger, eine ideale Ergänzung zur Vorbereitung auf die gastroenterologische Facharztprüfung bieten, sich aber ebenso als Grundlage für das Üben des sinnvollen Vorgehens bei zahlreichen wichtigen klinischen Fragestellungen eignen.
Erneut möchten wir uns herzlich bei unseren Mitherausgebern und Autoren bedanken, deren Unterstützung für die angesprochenen Aktualisierungen und Ergänzungen besonders wertvoll waren. Danken möchten wir auch den aufmerksamen Lesern der 1. Auflage, die uns mit wertvollen Hinweisen zu Verbesserungen und Ergänzungen angeregt haben. Besonders dankbar sind wir den Mitarbeitern des Elsevier-Verlags, Frau Uta Lux, Frau Anke Drescher und Frau Sonja Hinte, deren stetes Engagement wesentlich zur Weiterentwicklung des Buches beigetragen hat.

Hamburg, im April 2018
Ulrich Rosien Peter Layer

Vorwort zur 1. Auflage

Die Gastroenterologie ist eine außergewöhnlich vielfältige Disziplin mit zahlreichen Berührungspunkten nicht nur zu den anderen Feldern der Inneren Medizin, sondern auch zur Viszeralchirurgie. Es ist deswegen für jeden angehenden Gastroenterologen von großer Bedeutung, sich nicht nur mit den wissenschaftlichen Grundlagen des Fachs vertraut zu machen, sondern auch ein effizientes, zielorientiertes Vorgehen bei den klinischen Fragestellungen zu erlernen. Die vorliegende „Facharztprüfung Gastroenterologie" will dieses Konzept der Praxisnähe weiterführen, wobei sie auf unserem bereits in der 4. Auflage erschienenen Fachbuch „Praktische Gastroenterologie" aufbaut und dieses ergänzt. Hierbei war es uns wichtig, von „klassischen" Problemstellungen auszugehen und aus diesen ein konkretes, rationales, evidenzbasiertes Vorgehen abzuleiten – also Situationen zu benutzen, wie sie im Klinikalltag häufig (und deswegen gerade in Facharztprüfungen so beliebt!) sind.

Das Buch ist in sechs Hauptkapitel gegliedert, die sich konsequenterweise an typischen klinischen Leitsymptomen orientieren. Die aus unserem klinischen Alltag entnommenen Fälle wurden so aufbereitet und gegeneinander abgeglichen, dass sie die gesamte Gastroenterologie widerspiegeln, indem sie praktisch alle wesentlichen Bereiche des Faches ansprechen, und dadurch hoffentlich einen hilfreichen Beitrag bei der Vorbereitung zur Facharztprüfung leisten können.

Wir danken unseren Mitherausgebern und unseren Autoren für ihr großes Engagement für dieses Projekt, vor allem natürlich für die kompetenten und sorgfältigen Darstellungen „ihrer" Fälle. Besonders dankbar sind wir dafür, dass wir auch hochqualifizierte, erfahrene und nicht zuletzt als gastroenterologische Facharztprüfer besonders ausgewiesene niedergelassene Kollegen als Mitherausgeber und Autoren gewinnen konnten. Hierdurch geht dieses Buch über die Perspektive der stationären Gastroenterologie deutlich hinaus und wird auch außerhalb von Prüfungssituationen attraktiv sein.

Schließlich gilt unser großer Dank dem Elsevier-Verlag in München, insbesondere der sachkundigen und engagierten Betreuung durch Frau Uta Lux und Frau Julia Glöckner: Ihr Enthusiasmus, ihre Hilfsbereitschaft und Flexibilität waren wesentliche Voraussetzungen für die Realisierung dieser Projekts.

Hamburg im April 2014
Ulrich Rosien, Peter Layer

Adressen

Herausgeber
Prof. Dr. med. Peter Layer
Chefarzt der Medizinischen Klinik/
Ärztlicher Direktor
Israelitisches Krankenhaus
Orchideenstieg 14
22297 Hamburg

Dr. med. Ulrich Rosien
Leitender Arzt der Medizinischen Klinik
Israelitisches Krankenhaus
Orchideenstieg 14
22297 Hamburg

Autoren
PD Dr. med. Viola Andresen
Israelitisches Krankenhaus
Orchideenstieg 14
22297 Hamburg

PD Dr. med. Michael Bläker
Eppendorfer Baum Nr. 35–37
20249 Hamburg

Anja Buchholtz
Israelitisches Krankenhaus
Orchideenstieg 14
22297 Hamburg

Dr. med. Marie de Greck
Israelitisches Krankenhaus
Orchideenstieg 14
22297 Hamburg

Dr. med. Christiane Fibbe
Israelitisches Krankenhaus
Orchideenstieg 14
22297 Hamburg

Dr. med. Dorothea Frederking
Facharztzentrum Eppendorf
Eppendorfer Landstr. 42
20249 Hamburg

Dr. med. Antonia Gaus
Israelitisches Krankenhaus
Orchideenstieg 14
22297 Hamburg

Dr. med. Anamur Lan Göttinger
Israelitisches Krankenhaus
Orchideenstieg 14
22297 Hamburg

Dr. med. Utah-Maria Henniges
Bauchforum
Osterstraße 116
20259 Hamburg

Dr. med. Nadine Jesse
Grindelhof 77
20146 Hamburg

Dr. med. Annabelle Jung
Israelitisches Krankenhaus
Orchideenstieg 14
22297 Hamburg

Dr. med. Beate Keck
Eppendorfer Baum Nr. 35–37
20249 Hamburg

PD Dr. med. Jutta Keller
Israelitisches Krankenhaus
Orchideenstieg 14
22297 Hamburg

Dr. Niels Liedtke
Israelitisches Krankenhaus
Orchideenstieg 14
22297 Hamburg

Prof. Dr. med. Thomas Lingenfelser
Gastroenterologie am Klosterstern
20149 Hamburg

Dr. med. Lida Victoria Mancke
Israelitisches Krankenhaus
Orchideenstieg 14
22297 Hamburg

Viola Sophie Meier
Israelitisches Krankenhaus
Orchideenstieg 14
22297 Hamburg

Dr. med. Ulrike Melle
Israelitisches Krankenhaus
Orchideenstieg 14
22297 Hamburg

Dr. med. Stefan Michaelis
Israelitisches Krankenhaus
Orchideenstieg 14
22297 Hamburg

Prof. Dr. med. Stephan Miehlke
Facharztzentrum Eppendorf
Eppendorfer Landstraße 42
20249 Hamburg

Dr. med. Andreas Müller
Klinik für Allgemeine Innere Medizin
und Gastroenterologie
Klinikum Lüneburg
Bögelstr. 1
21339 Lüneburg

Dr. med. Tim Alexander Niedergassel
ZENGA- Zentrum für Gastroenterologie
und Koloproktologie
Carl-Severing-Str. 112
33649 Bielefeld

Dr. med. Katrin Niemax
Schwerpunktpraxis Citycenter Bergedorf
Bergedorferstr. 105
21029 Hamburg

Dr. med. Carsten Pachmann
Bauchforum
Osterstraße 116
20259 Hamburg

Solveig Rose
Israelitisches Krankenhaus
Orchideenstieg 14
22297 Hamburg

Dr. med. Henrike von Schassen
Israelitisches Krankenhaus
Orchideenstieg 14
22297 Hamburg

Dr. med. Kristin Schikora
Börnestr. 7
22089 Hamburg

Dr. med. Sebastian Schulz
Israelitisches Krankenhaus
Orchideenstieg 14
22297 Hamburg

Dr. med. Wolfgang Schwarz
Bauchforum
Osterstraße 116
20259 Hamburg

Dr. med. Arno Siebenhaar
Internist und Gastroenterologe
Praxis Dr. Rüttershoff
Rathausstr. 7
22941 Bargteheide

Dr. med. Julian Siegel
Israelitisches Krankenhaus
Orchideenstieg 14
22297 Hamburg

Dr. med. Johannes Szuba
Israelitisches Krankenhaus
Orchideenstieg 14
22297 Hamburg

Dr. med. Sarah Lena Teising
Stresemannstraße 78
22769 Hamburg

Dr. med. Stephanie Thiel
Klinikum Stephansplatz
Alte Oberpostdirektion
Stephansplatz 3
20354 Hamburg

Dr. med. Friederike Todt
Israelitisches Krankenhaus
Orchideenstieg 14
22297 Hamburg

Dr. med. Korinna Ulbricht
Israelitisches Krankenhaus
Orchideenstieg 14
22297 Hamburg

Abkürzungen

AAPC	attenuierte adenomatöse Polyposis
AFP	alpha-Fetoprotein
AIH	Autoimmunhepatitis
AIP	Autoimmunpankreatitis
ALV	akutes Leberversagen
APC	Argonplasmakoagulation
ASH	alkoholische Steatohepatitis
AZ	Allgemeinzustand
CCC	cholangiozelluläres Karzinom
CED	chronisch-entzündliche Darmerkrankung(en)
CEUS	kontrastverstärkte Ultraschalluntersuchung
CIPO	chronische intestinale Pseudoobstruktion
CRP	C-reaktives Protein
DHC	Ductus hepatocoledochus
DILI	Drug-induced Liver Injury
EHEC	enterohämorrhagische Escherichia coli
EMR	endoskopische Mukosaresektion
EoE	eosinophile Ösophagitis
ERCP	endoskopische retrograde Cholangiopankeatikografie
ERC	endoskopische retrograde Cholangiografie
ERP	endoskopische retrograde Pankreatikografie
ESD	endoskopische submukosale Dissektion
EZ	Ernährungszustand
FAP	familiäre adenomatöse Polyposis
FDKS	farbkodierte Duplexsonografie
FNH	fokal noduläre Hyperplasie
FOBT	fäkaler okkulter Bluttest
GEP-NET	neuroendokrine Tumoren des gastroenteropankreatischen Systems
GERD	gastroösophageale Refluxerkrankung
GIST	gastrointestinaler Stromatumor
GIT	Gastrointestinaltrakt
HCC	hepatozellulären Karzioms
HE	hepatische Enzephalopathie
HNPCC	Hereditary Non-Polyposis colorectal Cancer-Syndrome
HSV	Herpes-simplex-Virus
IfSG	Infektionsschutzgesetz
IEN	intraepitheliale Neoplasien
IPI	International Prognostic Index
IPMN	intraduktale papilläre muzinöse Neoplasie
LSB	Long-Segment-Barrett
LTX	Lebertransplantation
MALT	mucosa associated lymphoid tissue
MEN	multiple endokrine Neoplasie
MRGN	multiresistente gramnegative Erreger
MRSA	Methicillinresistenter *Staphylococcus aureus*
NASH	nichtalkoholische Steatohepatitis
NERD	nichterosive Refluxerkrankung
NHL	Non-Hodgkin-Lymphom
NUC	Nukleos(t)idanalogon
ÖGD	Ösophagogastroduodenoskopie
PBC	primär biliäre Zirrhose
PDT	photodynamische Therapie
p. m.	punctum maximum
PSC	primär sklerosierenden Cholangitis
POEM	perorale endoskopische Myotomie
PRIND	prolongiertes reversibles ischämisches neurologisches Defizit
PSC	primär sklerosierende Cholangitis
PTA	perkutaner Angioplastie
PT(C)D	perkutane transhepatische (Cholangio) Drainage
RAST	Radio-Allergo-Sorbent-Test
RFA	Radiofrequenzablation
SFED	6-Nahrungsmittel-Eliminationsdiät
SSB	Short-Segment-Barrett
TAP	Trypsinogen-Aktivierungs-Peptid
TACE	transarterielle Chemoembolisation
UÖS	unterer Ösophagussphinkter
ZES	Zollinger-Ellison-Syndrom

Abbildungsnachweis

Der Verweis auf die jeweilige Abbildungsquelle befindet sich bei allen Abbildungen im Werk am Ende des Legendentextes in eckigen Klammern. Alle nicht besonders gekennzeichneten Grafiken und Abbildungen © Elsevier GmbH, München.

F602	Cornberg, M./et al.: Aktualisierung der S3-Leitlinie zur Prophylaxe, Diagnostik und Therapie der Hepatitis-B-Virusinfektion. In: Zeitschrift für Gastroenterologie. Volume 49, Issue 7, Pages 871-930. Thieme, Januar 2011.
L231	Stefan Dangl, München.
M817	Prof. Dr. med. Peter Layer, Medizinische Klinik, Israelitisches Krankenhaus, Hamburg.
R361	Layer/Rosien: Praktische Gastroenterologie. Elsevier Urban & Fischer. 4.A. 2011
T677	Prof. Dr. Sören Schröder / Gemeinschaftspraxis für Pathologie, Hamburg.
T678	Prof. Dr. med. Guntram Lock / Christa Schmidt, Albertinen Krankenhaus, Klinik für Innere Medizin, Hamburg.
T679	Dr. med. Johann-C. Steffens, Radiologie im Israelitischen Krankenhaus, Hamburg.
V492	abavo GmbH, Buchloe.
W881-001	Leitlinienprogramm Onkologie (Deutsche Krebsgesellschaft, Deutsche Krebshilfe, AWMF): S3-Leitlinie Kolorektales Karzinom, Langversion 1.0, AWMF Registrierungsnummer: 021-007OL, http://leitlinienprogramm-onkologie.de/Leitlinien.7.0.html.

Einen Kalkulator zur Umrechnung der im Buch verwendeten Einheiten in SI-Einheiten finden Sie im Internet unter: www.laborlexikon.de/Lexikon/Infoframe/s/SI-Rechner.htm

Auf der Homepage der Deutschen Gesellschaft für Gastroenterologie „Verdauungs- und Stoffwechselkrankheiten" (www.dgvs.de) sind unter „Wissen kompakt" Leitlinien, „Klug entscheiden" sowie Richtlinien und Empfehlungen abrufbar.

Inhaltsverzeichnis

KAPITEL

1 Leitsymptom: Thorakale Symptome und Erbrechen

1.1 Dysphagie, Odynophagie und Bolusobstruktion

S. Schulz, C. Fibbe

KASUISTIK

Ein 27-jähriger Mann stellt sich wegen seit dem Jugendalter bestehenden Sodbrennens und über die Jahre zunehmender Dysphagie, vor allem für feste Nahrung, sowie Odynophagie vor. Das Gewicht sei bisher konstant geblieben, Medikamente nehme er keine.

Im Alter von 20 Jahren sei es während eines Restaurantbesuchs erstmals zur Bolusobstruktion (Fleischstück) gekommen, die nur durch das beherzte „Zupacken" eines Freundes beendet werden konnte. Seither sehe er sich aus Angst vor Wiederholung einer solchen Situation gezwungen, besonders langsam zu essen und noch gründlicher zu kauen.

Auf Anraten des Hausarztes habe er bereits im 21. Lebensjahr eine Gastroskopie durchführen lassen, die aber einen unauffälligen Befund gezeigt habe. Auch ein Röntgen-Thorax war ohne pathologischen Befund.

Der Hausarzt sei insgesamt ratlos geblieben, habe ihm aber einmal Protonenpumpeninhibitoren verschrieben. Diese hätten zwar das Sodbrennen günstig beeinflusst, die Dysphagie aber nur unzureichend lindern können. Auch seien in den letzten Jahren vermehrt Übelkeit, Regurgitationen und Oberbauchschmerzen hinzugekommen.

Abgesehen von Heuschnupfen bestehen keine gesundheitlichen Probleme. Die Familienanamnese ist leer, nur die Mutter leidet an einer leichten Neurodermitis, weshalb sie sich regelmäßig beim Dermatologen vorstellt.

Die internistisch-körperliche Untersuchung ergab durchweg unauffällige Befunde.

Benennen und bewerten Sie die möglichen Differenzialdiagnosen anhand der Anamnese!

Zunächst muss zwischen oropharyngealer und ösophagealer Dysphagie unterschieden werden.
Oropharyngeale Dysphagie:

- Neuromuskuläre Störung: MS, Parkinson, Hirntumor
- Organische Störung: Zenker-Divertikel, Struma, Tumor
- Sjögren-Syndrom

Ösophageale Dysphagie:

- Stenose: entzündlich, Tumor, Schatzki-Ring, Gefäßkompression
- Gastroösophageale Refluxerkrankung
- Motilitätsstörung: Achalasie, Chagas, Sklerodermie, diffuser Ösophagusspasmus, eosinophile Ösophagitis

Welche Differenzialdiagnose halten Sie für die wahrscheinlichsten?

Maligne Prozesse sind angesichts des jungen Lebensalters und der fehlenden Alkohol- und Nikotinanamnese zwar möglich, aber eher unwahrscheinlich. Entzündliche Prozesse mit konsekutiver Stenosierung des Ösophagus sind somit am ehesten wahrscheinlich.

Aufgrund der Anamnese und der Beschwerdeentwicklung rücken zunächst die eosinophile Ösophagitis (EoE) und die gastroösophageale Refluxerkrankung (GERD) in den Kreis der möglichen Krankheitsgeschehen. Hinweise auf andere Ursachen für Ösophagitiden wie Soor (z. B. bei HIV, Antibiotika- und Steroidtherapie), chemisch-toxische Noxen (z. B. Verätzungen, Alkoholismus) oder Medikamente (z. B. Kaliumkapseln, Tetrazykline, Bisphosphonate) ergeben sich aus der Anamnese und Vordiagnostik nicht.

Was ist Ihr nächster diagnostischer Schritt?

- Ösophagogastroduodenoskopie mit makroskopischer Einschätzung und Biopsien in jedem Ösophagusdrittel (!) sowie im Magen und Duodenum (Stufenbiopsien)
- Ggf. Bariumbreischluck

Der Hausarzt überweist den Patienten zunächst zum Radiologen, der eine Bariumbreischluck-Untersuchung durchführt (➤ Abb. 1.1).
Die Untersuchung ergibt einen insgesamt etwas schmalen, ansonsten aber unauffälligen Ösophagus, insbesondere ohne Hinweis auf eine Stenose oder ein Zenker-Divertikel. Somit sieht der Hausarzt die Indikation zur weiterführenden Diagnostik in Form einer ÖGD mit Biopsien beim niedergelassenen Gastroenterologen (➤ Abb. 1.2).

Beschreiben Sie den endoskopischen Befund!

In der ÖGD zeigen sich nur diskrete Veränderungen in Form einzelner weißlicher Plaques, die das Vorliegen einer Soorösophagitis suggerieren, sowie zarte Längsfurchen. Diese werden neben den Stufenbiopsien gesondert biopsiert.

Entscheidend für die weitere Diagnosestellung (insbesondere bei weitgehend unauffälligem Endoskopiebefund) ist die **histologische Aufarbeitung** der entnommenen Biopsien: Es zeigen sich neben einem eosinophilen Infiltrat im Bereich des distalen und mittleren Ösophagus auch eosinophile Mikroabszesse (die makroskopisch zunächst den V. a. Soorösophagitis erweckt hatten; ➤ Abb. 1.3). Aus diesem Befund ergibt sich die dringende Verdachtsdiagnose einer EoE.

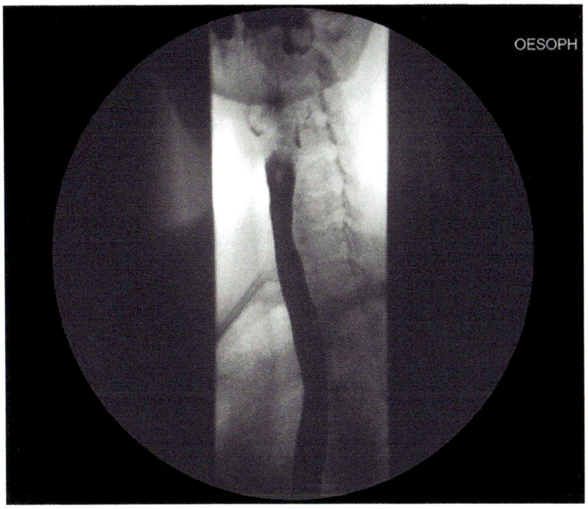

Abb. 1.1 Röntgen-Breischluck proximaler Ösophagus [T679]

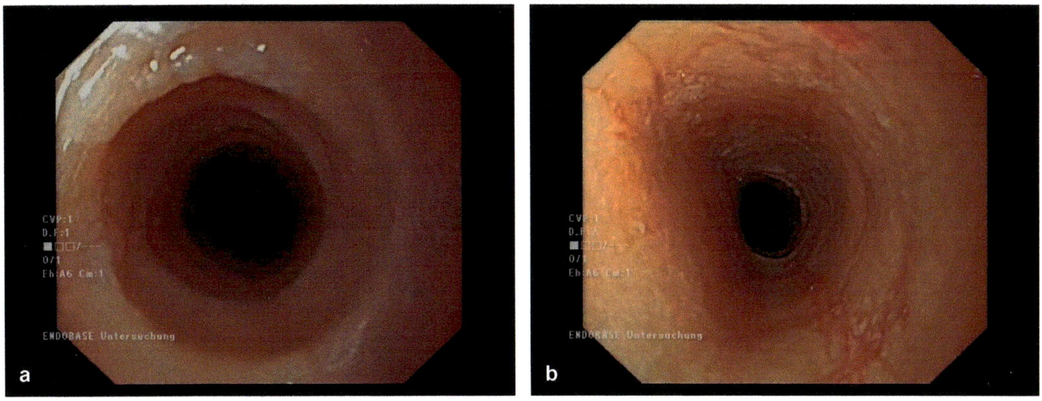

Abb. 1.2 a + b Endoskopisches Bild des Ösophagus [M817]

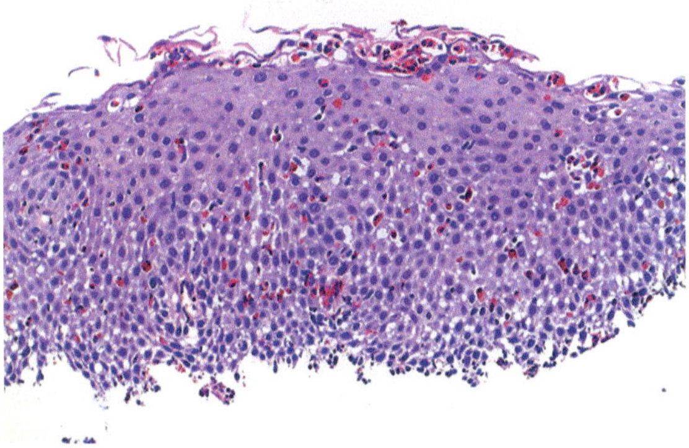

Abb. 1.3 Histologisches Bild bei eosinophiler Ösophagitis [T677]

Warum ist die Durchführung von Stufenbiopsien im gesamten Ösophagus erforderlich?

Eosinophile Infiltrate kommen auch bei der Refluxösophagitis, infektiösen Ösophagitis und bei Medikamentenallergien vor, zeigen aber ein anderes Verteilungsmuster in der Speiseröhre. Zur Abgrenzung einer eosinophilen Gastroenteritis kann die Entnahme von Stufenbiopsien aus dem gesamten Gastrointestinaltrakt sinnvoll sein (typischerweise haben diese Patienten auch extraösophagele Symptome). Per definitionem sind die eosinophilen Granulozyten bei der EoE ausschließlich in der Speiseröhre vermehrt zu finden.

Bei welchen endoskopischen Veränderungen müssen Sie an das Vorliegen einer EoE denken?

Charakteristische Merkmale einer EoE sind Rillen, Furchen (red furs), multiple ringförmige Einschnürungen des Ösophagus (sogenannte Trachealisierung der Speiseröhre), weißliche, nicht abstreifbare Plaques, vulnerable Schleimhaut sowie Strikturen und/oder der Befund eines schmalkalibrigen Ösophagus (➤ Abb. 1.4 und ➤ Abb. 1.5).

Wichtig hierbei bleibt der differenzialdiagnostische Ausschluss von Viruserkrankungen wie HSV mittels Virus-PCR oder auch einer CED (M. Crohn).

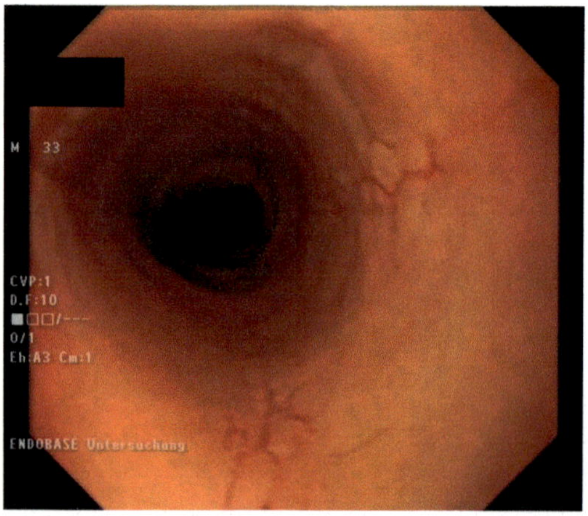

Abb. 1.4 Rillen und Furchen bei eosinophiler Ösophagitis [M817]

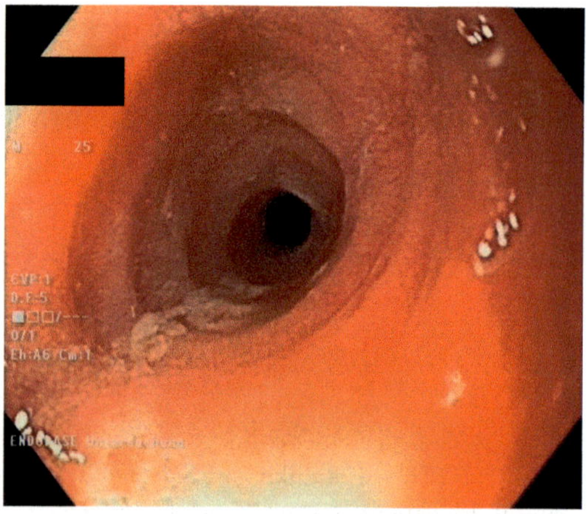

Abb. 1.5 Ringförmige Einschnürungen und Lumeneinengung bei eosinophiler Ösophagitis [M817]

Welche Möglichkeiten haben Sie, endoskopisch und/oder histologisch zwischen einer EoE und einer GERD zu unterscheiden? (➤ Tab. 1.1)

Tab. 1.1 Histopathologie und endoskopische Veränderungen der eosinophilen Ösophagitis in Abgrenzung zur Refluxerkrankung (GERD)

	Eosinophile Ösophagitis	Refluxerkrankung (GERD)
Eosinophiles Infiltrat	> 15/HPF	< 15/HPF
Sonstige Charakteristika	• Ösophagitis (proximal und/oder segmental, z. T. nur segmental) • Basalzonenhyperplasie • vergrößerte Papillen • oberflächliche Ansammlungen von Eosinophilen/ Mikroabszessen	distale Ösophagitis

Tab. 1.1 Histopathologie und endoskopische Veränderungen der eosinophilen Ösophagitis in Abgrenzung zur Refluxerkrankung (GERD) *(Forts.)*

	Eosinophile Ösophagitis	Refluxerkrankung (GERD)
Stenosen	proximal oder aber die gesamte Länge der Speiseröhre betreffend	meist distal
Endoskopische Läsionen	Ringe, Exsudate, Furchen, Ödem	distal betonte mukosale Entzündung mit Rötung, Erosionen, Ulzera; fakultativ intestinale Metaplasie

HPF = high power field = Gesichtsfeld

Welches sind Ihre weiteren diagnostischen Schritte? Begründen Sie die Maßnahmen!

- Assoziierte Erkrankungen (Anamnesepräzisierung): In 50 % der Fälle von eosinophiler Ösophagitis findet sich eine atopische Diathese.
- IgE-Bestimmung im Serum und RAST zur Bestimmung von Nahrungsmittelallergien (bei 40–73 % der Patienten erhöht bzw. positiv).
- Eosinophilie im Differenzialblutbild (bei 5–50 % der Patienten).

Unser Patient leidet unter Heuschnupfen, hat eine Gräser- und Pollenallergie. Der RAST ergibt eine Unverträglichkeit gegenüber Milcheiweiß, Erdnüssen und Weizenmehl. Während die eosinophilen Leukozyten im Differenzialblutbild erhöht sind, liegt das IgE noch im Normbereich.

Welche Symptome und klinischen Befunde unterstützen bei unserem Patienten die Diagnose einer EoE?

Der Patient leidet unter Sodbrennen, PPI bringen eine gewisse Beschwerdelinderung. Außerdem ist es bereits zu einer Bolusobstruktion, einem typischen Symptom der eosinophilen Ösophagitis, gekommen.

Für das Vorliegen einer eosinophilen Ösophagitis sprechen auch die langsame Progredienz, die Assoziation mit atopischen Erkrankungen, das junge Alter und der frühe Beginn der Beschwerden sowie das Geschlecht des Patienten. Die EoE befällt überwiegend Männer (M : F = 7 : 3) und tritt sowohl im Kindes- als auch im jüngeren Erwachsenenalter auf. Das endoskopische Bild (weißliche Plaques) in Kombination mit dem histologischen Befund (eosinophiles Infiltrat in der Ösophagusschleimhaut, Mikroabszesse) sichert die Diagnose der eosinophilen Ösophagitis.

Ferner unterstützen die charakteristische Anamnese (s. o.), eine erhöhte Bluteosinophilie und das Vorliegen einer Nahrungsmittelallergie die Diagnose. Auch die positive Familienanamnese in Bezug auf die atopische Diathese ist ein klinisches Charakteristikum der EoE (zumindest bei der am häufigsten vorkommenden atopischen Form).

Was wissen Sie über die Pathogenese der EoE und welche therapeutischen Optionen leiten sich daraus ab?

Bei der eosinophilen Ösophagitis handelt es sich um eine immunvermittelte, chronisch-entzündliche Erkrankung des Ösophagus. Neben genetischen Faktoren spielen in der Pathogenese Umwelteinflüsse, Nahrungsmittelantigene und eine immunologische Prädisposition eine Rolle.

Ca. 30% der Patienten sprechen auf PPI an, ca. ¾ von diesen auch dauerhaft. Im vorgestellten Fall war eine probatorische Behandlung mit PPI aber nicht ausreichend wirksam.

Aus diesem Grund sind hier topische Steroide Therapie der ersten Wahl (z. B. Budesonid oder Fluticason). Diese werden nicht inhaliert (!), sondern über einen Zeitraum von 8–12 Wochen 2 × tägl. geschluckt (jeweils 1 h nach dem Essen, dabei kein Genuss von Grapefruit). Anschließend muss der Mund ausgespült und ca. 2 h auf Essen und Trinken verzichtet werden. Der Leukotrienrezeptorantagonist Montelukast kann zu einer guten klinischen Besserung führen, jedoch wird das histologische Bild nicht beeinflusst (eosinophiles Infiltrat bleibt bestehen).

Nach Absetzen der topischen Steroide, die innerhalb weniger Tage Beschwerdefreiheit erbrachten, verschlechtern sich die Symptome des Patienten erneut.

Wie hoch ist die Rezidivrate nach Absetzen der Steroide und wie gehen Sie therapeutisch bei einem Rezidiv vor?

Die Rezidivrate nach Absetzen topischer Steroide ist mit > 50 % im ersten Jahr relativ hoch und die meisten Patienten zeigen ca. 3 Wochen nach Absetzen erneut Symptome.

Es erfolgt dann eine erneute Initiierung einer topischen Therapie und nach Einsetzen einer klinischen Remission Reduktion auf eine Erhaltungstherapie, deren Dosis und Dauer zurzeit diskutiert werden. Nach neueren Daten scheint auch bei längerer Budenosidtherapie nur ein kleiner Teil der Patienten (<10%) eine therapiefreie Remission zu erreichen. Bei Therapierefraktärität kommen auch systemische Steroide zum Einsatz (Prednisolon 1 mg/kg KG/d, verteilt auf 2 Dosen über 4 Wochen, dann in absteigender Dosierung ausschleichen), die Rezidivrate ist jedoch ähnlich hoch und mit systemischen Nebenwirkungen muss gerechnet werden.

Außerdem kann eine Eliminationsdiät hilfreich sein, sofern die Allergene bekannt sind. Hierzu liegen in erster Linie Erfahrungen bei Kindern vor; aber auch bei Erwachsenen können probatorische Allergenvermeidungen eine sinnvolle und ergänzende Therapieoption darstellen. Die häufigsten Nahrungsmittelallergene wie Milchprotein, Soja, Ei, Weizen, Erdnüsse und Fisch können bei der sog. 6-Nahrungsmittel-Eliminationsdiät (SFED) zunächst vermieden werden. Bei klinischer Besserung kann anschließend eine stufenweise Wiedereinführung der Nahrungsmittel erprobt werden. Bei erneuter Aufnahme des allergenen Triggers ist eine Symptomverschlechterung zu erwarten und im Rückschluss kann diese Substanz gezielt vermieden werden.

Immunsuppressiva, z. B. Azathioprin oder der Anti-Interleukin-5-Antikörper Mepolizumab, werden als „Rescue-Therapie“ nur in Studien eingesetzt.

Welche Komplikationen der Erkrankung kennen Sie?

Infolge der chronischen Entzündung kommt es nicht selten zu einem sogenannten Remodelling der Speiseröhre mit Ausbildung von längerstreckigen Stenosierungen. Im Falle einer relevanten Stenosierung ist eine endoskopische Dilatationstherapie mit Savary-Bougies ein probates Mittel der Symptombekämpfung. Auch wenn das Perforationsrisiko überschätzt wird, muss eine Dilatationsbehandlung sehr vorsichtig durchgeführt werden.

LITERATUR

Lucendo A et al. Guidelines on eosinophilic esophagitis: evidence-based statements and recommendations for diagnosis and management in children and adults. United Eur Gastroenterol J. DOI: 10.1177/2050640616689525.

REFERENZ-KAPITEL IN LAYER P, ROSIEN U (2017) FACHARZTWISSEN GASTROENTEROLOGIE

1.1 Dysphagie
1.2 Retrosternaler Schmerz, Sodbrennen
3.3 Eosinophile Ösophagitis

1.2 Dysphagische Beschwerden mit nächtlicher Regurgitation

V. Meier, J. Keller

KASUISTIK

Ein 71-jähriger Patient stellt sich zur Abklärung von seit 2 Jahren bestehendem nächtlichem Husten und Regurgitation von Speiseresten und Flüssigkeit bei Ihnen vor. Zeitgleich seien auch zunehmende dysphagische Probleme aufgetreten. Der Patient berichtet, Speisen zunächst problemlos schlucken zu können, nun blieben aber vor allem Fleisch und auch andere feste Speisen und Flüssigkeiten häufig „weiter unten" stecken oder würden regurgitiert. Er bemühe sich zu essen, habe aber im letzten Jahr 12 kg Gewicht verloren. Außerdem habe er vor 3 Monaten eine Pneumonie gehabt, die nur zögerlich auf Antibiotika ansprach (Pat. hat mehrere Antibiotika erhalten). Ein im Anschluss ambulant durchgeführtes Thorax-CT zeigte zum einen am ehesten postentzündliche Veränderungen der Lunge und zum anderen eine Wandakzentuierung des Ösophagus (schriftlicher Befund liegt vor). Vor 3 Jahren habe der Patient „einen leichten Schlaganfall" erlitten. Vor allem der linke Arm sei betroffen gewesen, die hier initial bestehenden Lähmungserscheinungen hätten sich aber innerhalb von 3 Wochen zurückgebildet. Er nehme seither ASS zur Gerinnungshemmung und außerdem einen Lipidsenker. Es bestehe keine weitere Medikation und ihm seien auch keine sonstigen chronischen Erkrankungen bekannt. Die **körperliche Untersuchung** ergibt keine wegweisenden Befunde.

Welche Differenzialdiagnosen ziehen Sie in Betracht?

Die Anamnese des Patienten mit chronischem Husten und Pneumonie lässt grundsätzlich an eine zugrunde liegende pulmonologische Erkrankung denken. Führend scheint aber die Schluckstörung/ösophageale Passagebehinderung zu sein, die zur Aspiration und damit zu den genannten pulmonologischen Symptomen einschließlich Aspirationspneumonie führen kann. Aufgrund der neurologischen Anamnese mit Z. n. PRIND ist die Möglichkeit einer oropharyngealen Dysphagie mit Einschluckstörung und Aspiration zu bedenken. Die Symptomatik (Schluckakt an sich problemlos, Steckenbleiben weiter unten) und der zeitliche Ablauf (PRIND vor 3 J., kein sonstiges ischämisches Ereignis, aktuelle Symptomatik seit 2 J.) sind hierfür aber nicht typisch. Die bei Dysphagie prinzipiell zu erwägenden Erkrankungen sind in ➤ Tab. 1.2 aufgeführt.

Tab. 1.2 Wichtige Differenzialdiagnosen bei Dysphagie
• Ösophaguskarzinom
• Sonstige Tumore des Ösophagus, z. B. Leiomyom
• Ösophagitiden mit/ohne Komplikationen, z. B. Stenose
• Ösophagusmotilitätsstörungen
• Medikamentennebenwirkung
• Ösophagusdivertikel einschließlich Zenker-Divertikel
• Neurologische Erkrankungen, z. B. Apoplex
• Kompression des Ösophagus von außen (z. B. mediastinale Tumore, selten: Arteria lusoria)

Wie gehen Sie weiter vor?

Dysphagie ist ein Alarmsymptom, das eine umfassende Abklärung erfordert. In aller Regel ist die ÖGD das wichtigste diagnostische Verfahren. Im Einzelfall, z. B. bei Verdacht auf eine hochgradige Stenose oder ein großes Divertikel mit Perforationsgefahr, sollte zunächst ein Röntgen-Breischluck (ggf. mit wasserlöslichem Kontrastmittel) durchgeführt werden.

Bei der ÖGD erhalten Sie folgenden Befund (➤ Abb. 1.6 und ➤ Abb. 1.7). Die Kardia lässt sich problemlos passieren. Die Schleimhaut ist durchgängig unauffällig.

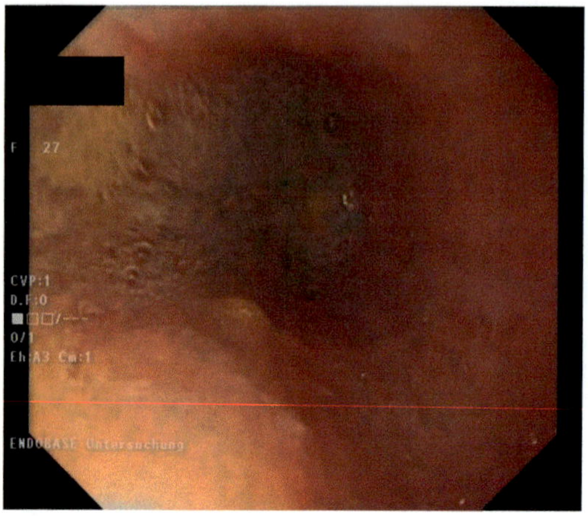

Abb. 1.6 Endoskopisches Bild im mittleren Ösophagus [M817]

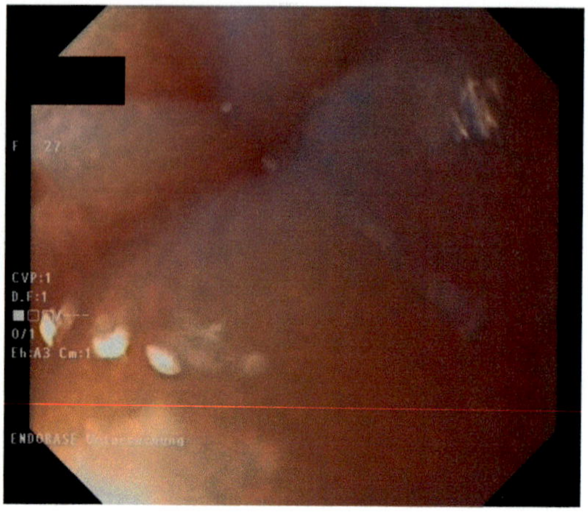

Abb. 1.7 Endoskopisches Bild unmittelbar an der Kardia [M817]

Wie lautet Ihre Diagnose?

Dilatierter Ösophagus mit geringer Flüssigkeits-, Speise- und Speichelretention. In Kombination mit der Klinik spricht der Befund für eine nichtobstruktive Dysphagie, z. B. Achalasie.

Welche Untersuchung veranlassen Sie jetzt?

Sinnvoll zur weiteren Abklärung der nichtobstruktiven Dysphagie sind ein Röntgen-Breischluck (breiter verfügbar) und/oder eine Ösophagusmanometrie.

Wie interpretieren Sie das folgende Röntgen-Bild (➤ Abb. 1.8)?

Die Abbildung zeigt das typische Bild einer Achalasie mit dilatiertem tubulärem Ösophagus und filiformer, glatt begrenzter Engstellung der Kardia („Sektglas“).

Schließt ein Normalbefund beim Röntgen-Breischluck eine Achalasie aus?

Nein, die Sensitivität des Verfahrens liegt nur bei 60 %.

Welches ist das Referenzverfahren zur Diagnose einer Achalasie?

Die Ösophagusmanometrie.

Wie lauten die manometrischen Kriterien für die Diagnose einer Achalasie?

Das wichtigste Kriterium ist die fehlende oder reduzierte Relaxation im Bereich des unteren Ösophagussphinkters (UÖS) in Antwort auf Schlucken. Der Ruhedruck des UÖS ist häufig, aber nicht obligatorisch erhöht. Der Tubulus weist keine propulsive Peristaltik auf, stattdessen finden sich oft hypotensive simultane Druckschwankungen. Beim Vollbild der klassischen Achalasie besteht tubuläre Amotilität. Bei anderen Patienten treten spastische tubuläre Kontraktionen auf.

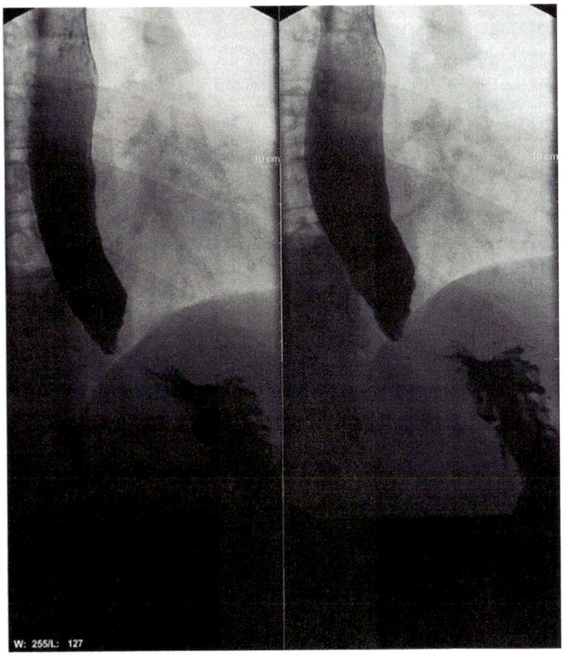

Abb. 1.8 Röntgenbreischluck des Ösophagus [T679]

Kennen Sie die Chicago-Klassifikation?

Die Chicago-Klassifikation ist eine in den letzten Jahren etablierte Klassifikation der Achalasie mit Unterscheidung von **drei Subtypen.** Allen Subtypen gemeinsam ist die Relaxationsstörung des UÖS. Bei Typ I besteht zusätzlich tubuläre Amotilität (klassische Achalasie), bei Typ II kommt es zu simultanen, niedrigamplitudigen panösophagealen Druckschwankungen, bei Typ III zu spastischen Kontraktionen. Die exakte Zuordnung ist nur mithilfe der hochauflösenden Manometrie möglich (Druckaufnehmer in ≤ 2 cm Abstand).

Eine organische Stenose (auf Höhe der Kardia) kann zu ähnlichen manometrischen Veränderungen führen und muss auch aus diesem Grund vorab sicher ausgeschlossen sein.

Ein typischer Schluckakt des Patienten beim Schlucken von 5 ml Wasser sieht in der hochauflösenden Ösophagusmanometrie folgendermaßen aus (➤ Abb. 1.9).

Passt dieses Bild zur Diagnose Achalasie?

Abgebildet sind die intraösophagealen Druckverhältnisse während eines Schluckakts. Das kräftige, rot dominierte Band im oberen Anteil der Abbildung entspricht dem oberen Ösophagussphinkter (OÖS). Der kurze Wechsel zu blau, also zu niedrigem bzw. fehlendem Druck (vgl. Farbskala links), wird durch die Öffnung des OÖS in Antwort auf das Schlucken von 5 ml Wasser verursacht. Die hierdurch normalerweise induzierte peristaltische Welle fehlt völlig. Der untere Ösophagussphinkter ist als schwächeres grünes Band im unteren Bildabschnitt erkennbar. Er öffnet sich nicht nach dem Schlucken (kein Wechsel zu blau in diesem Abschnitt). Dies ist demnach das manometrische Vollbild einer klassischen Achalasie (Typ I Chicago-Klassifikation).

➤ Abb. 1.10 zeigt einen Normalbefund.

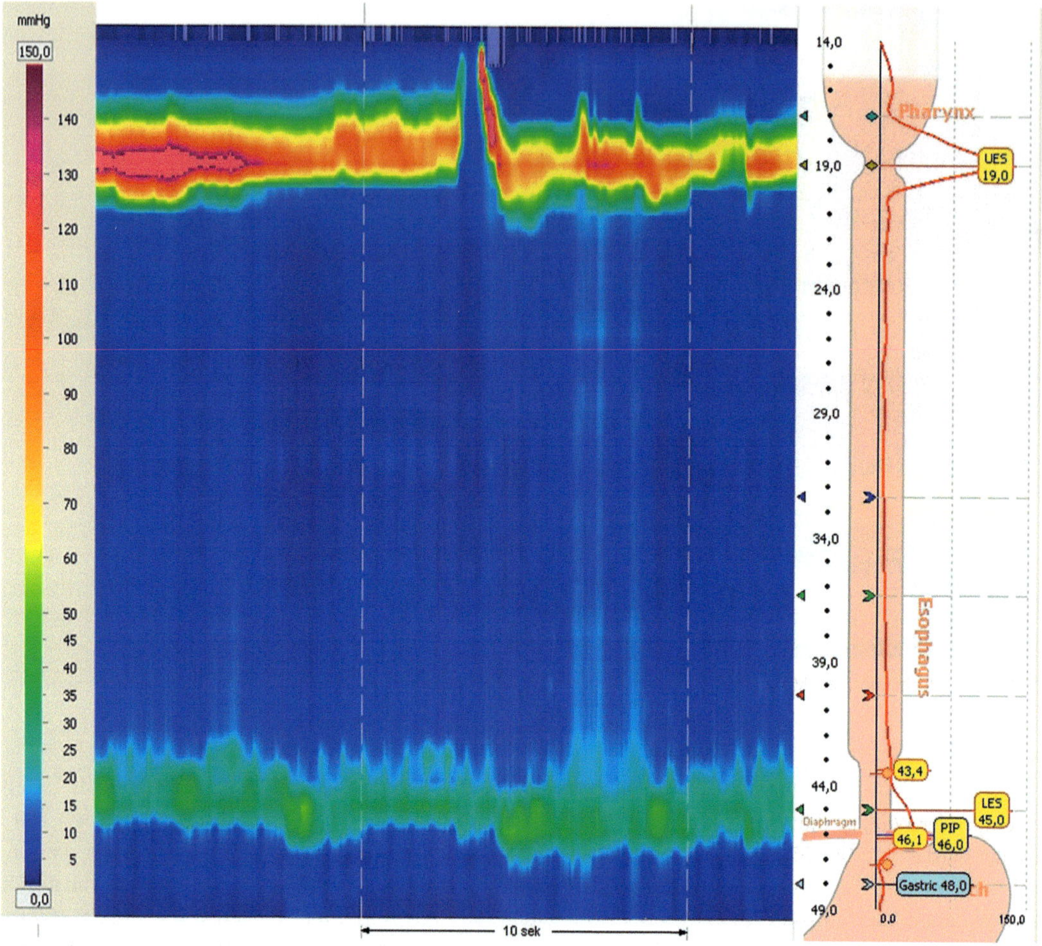

Abb. 1.9 Hochauflösende Manometrie bei Achalasie [M817]

Was wissen Sie zur Ätiologie/Pathogenese der Achalasie?

Die Zahl der inhibitorischen nichtcholinergen Neurone im distalen Ösophagus (NO als wichtigster Mediator), die eine Erschlaffung des unteren Ösophagussphinkters bewirken, ist bei Patienten mit Achalasie reduziert. Die Ursache hierfür ist meist unklar.

Es gibt Hinweise darauf, dass den meisten „idiopathischen“ Formen eine Zerstörung des lokalen Plexus myentericus durch autoimmune Prozesse zugrunde liegt, die infolge einer Virusinfektion auftreten (hier vor allem HSV als wahrscheinliche Ursache). Außerdem können Störungen der vagalen Innervation ebenso zu einem achalasieartigen Krankheitsbild führen wie die Infektion mit dem Erreger der Chagas-Krankheit (*Trypanosoma cruzi*) in Südamerika.

Welche medikamentösen Therapieoptionen gibt es?

Einige wenige Patienten sprechen auf die Therapie mit Glattmuskelrelaxanzien an (Kalziumantagonisten, Nitrate). Meist ist der Effekt dieser Medikamente aber enttäuschend bzw. ihr Einsatz durch Nebenwirkungen limitiert.

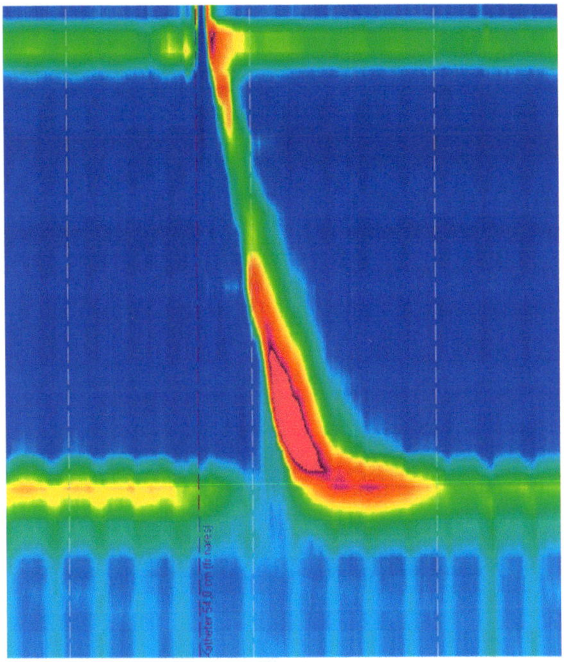

Abb. 1.10 Hochauflösende Manometrie bei Normalbefund [M817]

Welche Therapie würden Sie dem obigen Patienten empfehlen?

Therapie der Wahl ist die pneumatische Dilatation, für die verschiedene Systeme zur Verfügung stehen. Verbreitet wird ein 30 (bis 35) mm messender Ballon unter prograder, kontinuierlicher, endoskopischer Kontrolle in einem zweizeitigen Vorgehen schrittweise bis 15 psi insuffliert. Die Perforation ist die wichtigste Komplikation, das Risiko liegt bei 2–4 %. 70–80 % der Patienten sind unmittelbar nach der Dilatationsbehandlung beschwerdefrei; eine langfristige Remission wird bei einmaliger Intervention in ca. 40–60 %, bei wiederholter Therapie bei Rezidiv in ca. 80–90% nach 2 Jahren erzielt.

Welche alternativen Therapiemethoden kennen Sie?

Bei refraktären bzw. wiederholt rezidivierenden Fällen oder alternativ wird eine laparoskopische distale Myotomie in Verbindung mit einer (Hemi-)Fundoplicatio durchgeführt (postoperative Refluxösophagitis in 20–50 % der Fälle! Daher ggf. langfristige Säuresekretionshemmung erforderlich). Vor allem jüngere Patienten (< 30–40 J.) und hier vor allem Männer sprechen schlechter auf die Dilatationsbehandlung an, sodass bei diesen frühzeitig eine operative Therapie erwogen werden sollte. Gleiches gilt, wenn der residuale Druck im Sphinkter nach Dilatation hoch bleibt und wenn das Rezidiv früh auftritt.

Die perorale endoskopische Myotomie (POEM) ist ein neueres Verfahren, bei dem über einen endoskopisch geschaffenen submukosalen Tunnel die Muskulatur des distalen Ösophagus und des UÖS endoskopisch durchtrennt wird. Das Verfahren erscheint in geübten Händen mit vertretbarem Risiko durchführbar. Analog zur Hellerschen Myotomie besteht aber ein deutliches Refluxösophagitisrisiko. POEM scheint vorteilhaft bei Typ III, da auch sehr ausgedehnte Myotomien durchführbar sind.

Älteren bzw. Hochrisikopatienten vorbehalten ist die Möglichkeit der endoskopischen Injektion von Botulinustoxin in den unteren Ösophagussphinkter (80–100 IU, verteilt auf die vier Quadranten), die eine vergleichbare primäre Erfolgsrate wie die Dilatation aufweist. Die Wirkung hält jedoch stets nur einige Monate

1

bis maximal 3–4 Jahre an, die langfristige Rezidivrate beträgt 100 %. Es treten in der Regel nur geringe Nebenwirkungen auf (Thoraxschmerz, Hautausschlag, in bis zu 25 % Bildung neutralisierender Antikörper).

Wie ist Prognose der Achalasie und was müssen Sie auch nach erfolgreicher Therapie bedenken?

Im Gegensatz zu den anderen beiden Formen ist das Ansprechen der Patienten mit Typ-III-Achalasie auf therapeutische Maßnahmen wie pneumatische Dilatation und Hellersche Myotomie mäßig bis schlecht (ca. 30–80 % Therapieversager nach 2 Jahren).

Für alle Patienten ist von Bedeutung, dass die Achalasie als Präkanzerose gilt. Das Ösophaguskarzinomrisiko (Plattenepithel- und Adeno-Ca) ist einer neueren Studie zufolge ca. 10-fach erhöht. Insgesamt entwickeln 2–7 % der Patienten ein Ösophaguskarzinom (daher endoskopische Kontrollen und Biopsien alle 1–2 Jahre).

LITERATUR

Pandolfino JE, Gawron AJ. Achalasia: a systematic review. JAMA 2015; 313(18): 1841–1852.

REFERENZ-KAPITEL IN LAYER P, ROSIEN U (2017) FACHARZTWISSEN GASTROENTEROLOGIE

1.1 Dysphagie
13.1 Methoden zur Motilitätsmessung
13.2 Motilitätsstörungen des Ösophagus

1.3 Dysphagie, Odynophagie, Sodbrennen

S. Miehlke

KASUISTIK

Eine 52-jährige Patientin wird mit dysphagischen Beschwerden zur weiteren Abklärung in Ihre Klinik eingewiesen. Flüssiges kann sie noch gut zu sich nehmen, feste Nahrung dagegen kaum noch. Zudem beklagt die Patientin retrosternales Brennen und Schmerzen beim Schlucken, gelegentlich habe sie auch Sodbrennen. Anamnestisch sind ein Nikotinabusus (1,5 Schachteln pro Tag) und eine arterielle Hypertonie bekannt. Die Patientin befindet sich in einem deutlich reduzierten Allgemein- und Ernährungszustand (BMI 16 kg/m^2). Im **Aufnahmelabor** zeigt sich ein Hb-Wert von 10,1 g/dl, kein CRP, keine Leukozytose.

In der **klinischen Untersuchung** imponiert ein Mundsoor. Die sonstige körperliche Untersuchung ist bis auf ein verlängertes Exspirium unauffällig.

Welche Differenzialdiagnosen der Dysphagie kommen in Betracht?

- Refluxösophagitis
- Soor-Ösophagitis
- Eosinophile Ösophagitis
- Herpes-Ösophagitis
- CMV-Ösophagitis
- Ösophagusdivertikel
- Ösophaguskarzinom (hier Risikofaktor Rauchen)
- Motilitätsstörungen des Ösophagus
- Achalasie

Welche Untersuchung führen Sie als Nächstes durch?

Eine zeitnahe Ösophagoduodenoskopie mit Biopsien und ggf. Bürstenabstrichen.

Die Ösophagoduodenoskopie ergibt folgendes Bild (➤ Abb. 1.11):

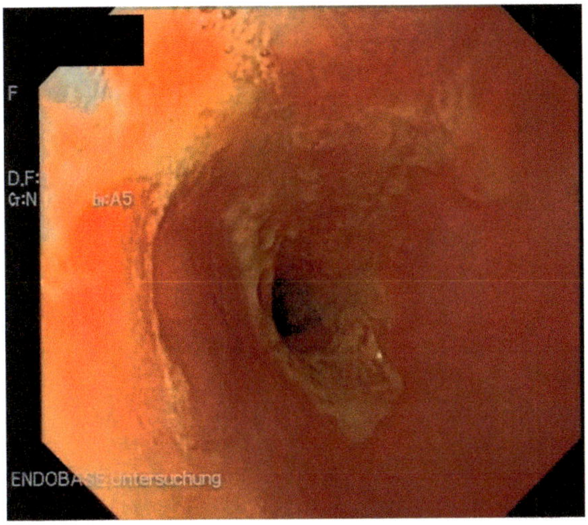

Abb. 1.11 Endoskopisches Bild des Ösophagus [M817]

Beschreiben Sie den Befund.

Es präsentieren sich flache Ulzerationen, die z. T. zu großflächigen Ulzerationen konfluieren, vor allem im mittleren und distalen Ösophagus.

In den aus den auffälligen Arealen entnommenen Biopsien werden Eulenaugenzellen nachgewiesen.

Welche Verdachtsdiagnose stellen Sie?

Aufgrund der beschriebenen Befunde (konfluierende und großflächige Ulzerationen) bei Nachweis von Eulenaugenzellen handelt es sich um eine CMV-Ösophagitis.

Welche Therapie leiten Sie ein?

Sie beginnen eine Therapie mit Ganciclovir (5 mg/kg KG 2 × tgl. i. v. über eine Dauer von 1 h) für insgesamt 14 Tage.

Welche weiterführende Diagnostik führen Sie durch?

- Anamnestische Hinweise auf Immunsuppression (Kortisontherapie? Chemotherapie? Transfusionen? Infektanamnese)?
- Augenärztliche Vorstellung zum Ausschluss einer CMV-Retinitis

- Koloskopie mit Biopsien zum Ausschluss von Darmbefall
- Ggf. HIV-Suchtest und Ausschluss einer immunsuppressiven Erkrankung

Bei der Patientin bleibt die oben genannte Diagnostik unauffällig, sodass die Ursache der CMV-Infektion und des Mundsoors am ehesten auf eine Malnutrition bei einem BMI von 16 kg/m^2 zurückzuführen ist. Nach Abschluss der antiviralen Therapie wird die Patientin beschwerdegebessert entlassen.
Einen Monat später stellt sie sich zur Kontrollendoskopie erneut bei Ihnen vor. Sie gibt erneut Schluckbeschwerden, vor allem nach faserreichen Mahlzeiten, an. Endoskopisch zeigt sich folgendes Bild (➤ Abb. 1.12).

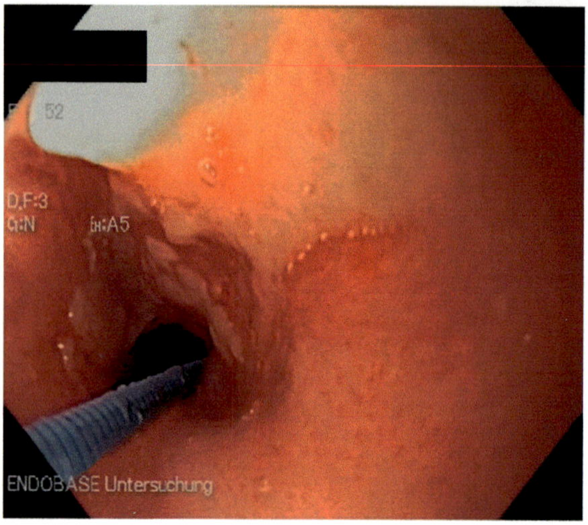

Abb. 1.12 Endoskopisches Bild bei der Kontrolle [M817]

Was sehen Sie auf dem endoskopischen Bild und welche interventionelle Maßnahme ergreifen Sie?

Es zeigt sich ein großes schmieriges und fibrinbelegtes Ulkus bei 2 Uhr. Weiter distal imponiert eine Stenose des Ösophagus. Wenn eine entsprechende Aufklärung im Vorfeld erfolgt ist, kann eine Bougierung durchgeführt werden. Zudem ist die erneute Entnahme von Biopsien aus dem Ulkus und dem Stenosebereich obligat.

Es wurde eine Bougierung zunächst auf 11 mm durchgeführt, im Verlauf auf letztendlich 14 mm. Zudem wird eine medikamentöse Therapie mit Protonenpumpeninhibitoren eingeleitet (2 × 40 mg Pantoprazol).
Die entnommenen **Biopsien** zeigten keine Eulenaugenzellen, auch in der immunhistochemischen Untersuchung findet sich kein Hinweis auf Zytomegalie-Viren.
In den Biopsien aus dem Ulkusbereich wird fibrinleukozytärer Schorf aus einer floriden Erosion oder Ulzeration nachgewiesen, spezifischere Aussagen konnten anhand des vorliegenden histologischen Materials nicht getroffen werden.

Welches ist die schwerwiegendste Komplikation der endoskopischen Therapie?

Eine Perforation tritt mit einem Risiko von 0,1–0,2 % bei einer therapeutischen Endoskopie auf.

Nach 3 Monaten stellt sich die Patientin erneut mit dysphagischen Beschwerden und verstärktem Sodbrennen bei Ihnen in der Klinik vor. Sie führen eine erneute Ösophagoduodenoskopie durch. Es zeigt sich folgender Befund (➤ Abb. 1.13).

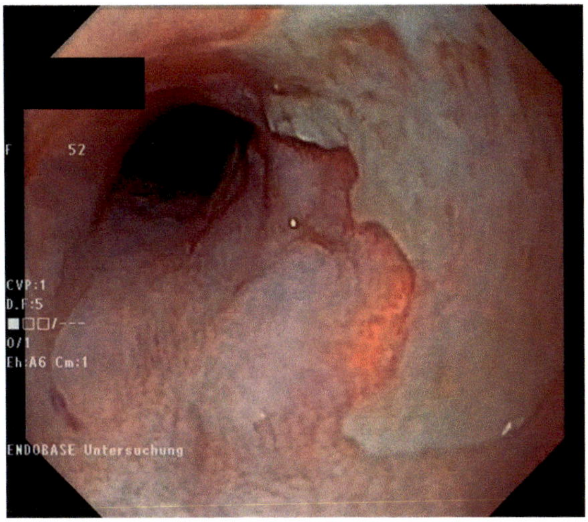

Abb. 1.13 Endoskopisches Bild bei erneuter Dysphagie [M817]

Beschreiben Sie das endoskopische Bild!

Es zeigen sich zirkuläre konfluierende Epitheldefekte, z. T. mit Strikturen in der Speiseröhre, vereinbar mit einer Refluxösophagitis Grad IV.

Welche weiteren Schritte bezüglich Diagnostik und Therapie leiten Sie ein?

Hochdosistherapie mit Protonenpumpeninhibitoren, ggf. Kontrolle einer adäquaten Säuresuppression durch pH-Metrie unter Therapie (ideal bipolar mit einer Messstelle intraösophageal und einer intragastral). Ösophagus-Manometrie zum Ausschluss einer zusätzlichen oder primären Motilitätsstörung.

Aufgrund des endoskopischen Befunds wurde bei Ihrer Patientin die Dosis auf 2 × 80 mg Pantoprazol pro Tag erhöht.

Welche endoskopische Stadieneinteilung der Refluxösophagitis kennen Sie?

➤ Tab. 1.3, ➤ Tab. 1.4, ➤ Tab. 1.5

Tab. 1.3 Endoskopische Stadieneinteilung der Refluxösophagitis nach Savary & Miller (nicht mehr state of the art)

I	isolierte Epitheldefekte
II	konfluierende Epitheldefekte
III	zirkulär konfluierende Epitheldefekte
IV	Spätkomplikationen (Striktur, Ulkus, Zylinderepithelmetaplasie [Barrett-Syndrom])

Tab. 1.4 MUSE-Klassifikation (i.d.R. nur in Studien verwendet)

Schweregrad	Metaplasie	Ulkus	Striktur	Erosion
0 keine	0	0	0	0
I gering	1 Streifen	Übergangsulkus	> 9 mm Durchmesser	1 Faltenkuppe
II mäßig	≥ 2 Streifen	Barrett-Ulkus	≤ 9 mm Durchmesser	≥ 2 Faltenkuppen
III schwer	zirkulär	beide Ulkustypen	+ Ösophagusverkürzung	zirkulär

Tab. 1.5 Endoskopische Stadieneinteilung der Refluxösophagitis nach der Los-Angeles-Klassifikation (aktueller Standard)

Stadium A	eine oder mehrere Erosionen < 5 mm Durchmesser, die sich nicht zwischen den Kuppen der Mukosafalten erstrecken
Stadium B	wie A, aber Erosionen > 5 mm Durchmesser
Stadium C	Erosionen erstrecken sich zwischen zwei oder mehr Kuppen der Mukosafalten, erfassen aber < 75 % der Zirkumferenz
Stadium D	wie C, aber > 75 % der Zirkumferenz betroffen

Welche sekundären Ursachen einer Refluxerkrankung kennen Sie?

Eine sekundäre Refluxerkrankung entsteht durch vermehrten Reflux als Folge einer organischen Veränderung am oberen Gastrointestinaltrakt.
Als Ursachen kommen infrage:

- **Kollagenosen:** systemischer Lupus erythematodes, systemische Sklerose
- **Gravidität** (verminderter Sphinktertonus und erhöhter intraabdomineller Druck)
- **Magenentleerungsstörungen:** Magenausgangsstenose, Magenatonie
- **Zerstörung des unteren Ösophagussphinkters:** Z. n. Myotomie oder Sprengung der Kardia bei Achalasie, nach Gastrektomie oder Kardiaresektion
- **Neuromuskuläre Erkrankungen:** Myasthenie, Muskeldystrophie, amyotrope Lateralsklerose

Welche weitere Diagnostik bezüglich einer Refluxösophagitis führen Sie durch und warum?

Eine 24-h-pH-Metrie kann hilfreich sein bei der Diagnostik therapieresistenter Refluxbeschwerden oder zur Therapiekontrolle unter laufender Medikation.

Bewertet werden in erster Linie die kumulative Refluxzeit (Zeit mit pH < 4 in %/24 h) in aufrechter und in liegender Position (pathologisch > 8,2 % im Liegen oder > 3,5 % bei aufrechter Körperhaltung) sowie die Dauer und Intensität der Refluxe (DeMeester-Score).

Weiterhin sollte eine Ösophagusmanometrie zur Überprüfung einer eventuell vorliegenden Fehlfunktion des unteren Ösophagussphinkters, der als Antirefluxbarriere dient, erfolgen. Darüber hinaus kann mit dieser Methode eine Motilitätsstörung im Ösophagus (z. B. Achalasie oder diffuser Ösophagussphinkter) detektiert werden.

Zur Beurteilung, ob ein nichtsaurer Volumenreflux vorliegt, ist die Durchführung einer Impedanzmessung indiziert. Etwa 40 % aller Patientin mit persistierenden Symptomen zeigen eine Assoziation der Beschwerden mit einem nichtsauren Reflux.

Welche weitere Diagnostik würden Sie bei Ihrer Patientin empfehlen?

pH-Metrie und Ösophagusmanometrie.

Es zeigte sich trotz Einnahme von 2 × 80 mg Pantoprazol ein pathologisch saurer gastroösophagealer Reflux mit einem DeMeester-Score von 20,1 (normal < 14,7).
Zudem imponierte in der hochauflösenden Ösophagusmanometrie eine hypotensive Motilitätsstörung des tubulären Ösophagus.

Welche nichtchirurgischen Therapiekonzepte der Refluxösophagitis kennen Sie?

- **Medikamentöse Therapie:**
  a. Protonenpumpeninhibitoren, Mittel der Wahl in der Akut- und Langzeitanwendung
  b. H_2-Blocker, wesentlich schwächere Wirksamkeit, Wirkungsverlust bei dauerhafter Einnahme möglich
  c. Antazida, lindern die Beschwerden, heilen jedoch die Läsionen nicht
- **Lifestyle-Modifikation:** Gewichtsreduktion, Kopfhochlagerung zum Schlafen, Nikotinkarenz, Vermeiden später Mahlzeiten, Verzicht auf auslösende Noxen (z. B. Süßspeisen, Obstsäfte, Kaffee, Wein)

Welche Komplikationen der Refluxösophagitis kennen Sie?

- **Barrett-Ösophagus:** Etwa 10 % der Patienten mit Refluxösophagitis weisen einen Barrett-Ösophagus auf. Die Prävalenz ist jedoch unklar. Der Barrett-Ösophagus stellt eine Präkanzerose für Adenokarzinome der Speiseröhre dar, hierbei wird orthotopes Plattenepithel im distalen Ösophagus durch spezialisiertes intestinalisiertes metaplastisches Zylinderepithel (Typ III der intestinalen Metaplasie) ersetzt. Er wird als Komplikation einer Refluxkrankheit aufgefasst, die sich vermutlich bereits früh im Krankheitsverlauf entwickelt und in der Regel nicht progressiv verläuft.
- Stenose des Ösophagus
- Ulzerationen, selten Blutung
- Ggf. Aspiration von Mageninhalt

Wie lange therapieren Sie eine gering ausgeprägte Refluxösophagitis im Allgemeinen?

Die Therapie einer gering ausgeprägten Refluxösophagitis (80–85 % der Fälle) sollte für 4 Wochen erfolgen, dann sollte die Dosis reduziert werden (Step-down). Wenn unter reduzierter Dosis keine Beschwerden auftreten, sollte die Dosis erneut halbiert werden. Bei Persistenz der Beschwerdefreiheit kann die PPI-Therapie abgesetzt bzw. on demand oder als intermittierende Therapie weitergeführt werden.

Welche potenziellen Nebenwirkungen einer langfristigen PPI-Therapie kennen Sie?

- Erhöhte Raten an Knochenbrüchen (keine Osteoprorose)
- Vitamin-B_{12}-Mangel (1 x jährliche Kontrolle empfohlen)
- Störung des Magnesiumstoffwechels (Kontrollen empfohlen)
- Arzneimittelinteraktionen, z.B. Senkung der Wirkung bestimmter Plättchenaggregationshemmer, direkt antiviral aktiver Substanzen (DAAs bei HIV und Hep C)

Wie würden Sie Ihre hier beschriebene Patientin weiter behandeln?

Bei der Patientin liegt eine schwere Refluxösophagitis (nur ca. 10 % aller Fälle) vor, die auch durch eine adäquate medikamentöse Therapie nicht gebessert werden konnte. Bei Versagen einer adäquaten PPI-Therapie ist daher eine chirurgische Therapie indiziert. Die Therapie der Wahl ist die laparoskopische Fundoplicatio.

> Bei Ihrer Patientin wurde erfolgreich eine laparoskopische Fundoplicatio durchgeführt. Im Verlauf konnte sie feste Speisen problemlos zu sich nehmen, wurde jedoch auf den Verzicht von faserreicher Kost und kohlensäurehaltigen Getränken hingewiesen. Sodbrennen oder dysphagische Beschwerden bestanden postoperativ nicht mehr.

LITERATUR

Koop H. et al. S2k-Leitlinie: Gastroösophageale Refluxkrankheit unter Federführung der DGVS), AWMF Register Nr. 021–013. Z Gastroenterol 2014; 52: 1299–1346.

REFERENZ-KAPITEL IN LAYER P, ROSIEN U (2017) FACHARZTWISSEN GASTROENTEROLOGIE

1.1 Dysphagie
1.2 Retrosternaler Schmerz, Sodbrennen
3.2 Gastroösophageale Refluxkrankheit (GERD)
3.6 Infektionen des Ösophagus

1.4 Progrediente Dysphagie

U. Rosien

KASUISTIK

Ein 58 Jahre alter, männlicher Patient stellt sich bei seinem Hausarzt aufgrund von Schluckbeschwerden vor. Er berichtet über eine vor Wochen erstmalig aufgetretene erschwerte Passage von festen Speisen, die z. T. unmittelbar nach dem Schlucken stecken bleiben und dann verzögert durchrutschen. Erbrechen sei nicht aufgetreten. Die Beschwerden seien langsam zunehmend, er könne jetzt nur noch Weißbrot oder Suppen zu sich nehmen und habe 5 kg Gewicht verloren. Die körperliche Untersuchung ergibt außer einem verlängerten Exspirium keinen signifikant pathologischen Befund. Der Patient ist in der Praxis aufgrund einer COPD bei chronischem Nikotinabusus sowie mäßigem Konsum von Alkohol bekannt.

Benennen und bewerten Sie die möglichen Differenzialdiagnosen anhand der Anamnese.

Eine Dysphagie kann mechanische, entzündliche, funktionelle oder neurologische Ursachen haben. Eine akute Bolusobstruktion scheidet aufgrund der Länge der Anamnese aus. Andererseits macht die deutliche Progredienz eine entzündliche Stenose, z. B. bei langjähriger Refluxkrankheit, weniger wahrscheinlich. Progrediente Dysphagie für feste Speisen kommt bei einer eosinophilen Ösophagitis vor; der Verlauf erstreckt sich jedoch über einen längeren Zeitraum und die Dysphagie betrifft eher selten Flüssigkeiten. Motilitätsstörungen wie Achalasie oder Ösophagusspasmus entwickeln sich oft über Monate oder Jahre. Die Dysphagie betrifft dann oft von Anfang an Flüssiges und Festes. Zenker-Divertikel sind nicht in so kurzen Zeiträumen progredient und durch (nächtliche) Regurgitationen gekennzeichnet.

Das Alter des Patienten, die Risikofaktoren Rauchen und Alkohol sowie das Alarmsymptom Gewichtsverlust sind Hinweise auf einen malignen Tumor. Dabei ist in erster Linie an ein Plattenepithelkarzinom des Ösophagus zu denken; weitere bei dieser Anamnese infrage kommende Tumoren sind ein (seltenes) Lymphom des Ösophagus und ein zentrales Bronchialkarzinom mit Beteiligung des Ösophagus.

Was ist Ihr nächster diagnostischer Schritt?

Ösophagogastroduodenoskopie mit Biopsie.

Der Hausarzt überweist den Patienten zum Gastroenterologen, der eine Ösophagogastroduodenoskopie durchführt. Hierbei zeigt sich folgender Befund bei 21 bis 25 cm v. d. v. Zr. (➤ Abb. 1.14).

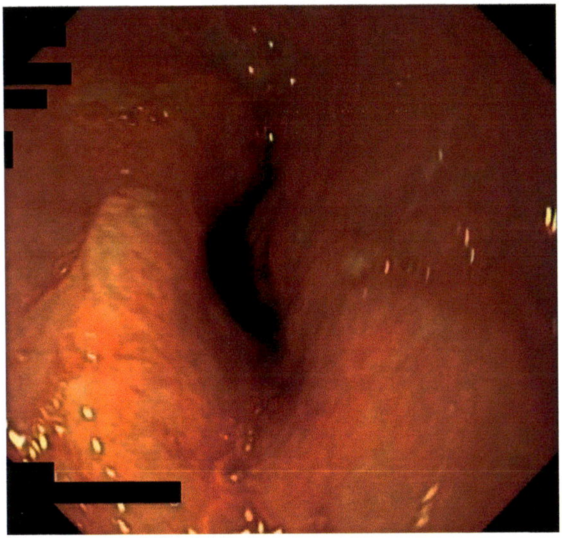

Abb. 1.14 Endoskopisches Bild im Ösophagus [M817]

Beschreiben Sie den endoskopischen Befund. Welchen histologischen Befund erwarten Sie aufgrund der klinischen Angaben und des endoskopischen Befundes?

Teils exophytischer, teils ulzerierter, offensichtlich kontaktvulnerabler und das Lumen partiell verlegender Tumor im oberen Drittel des Ösophagus. Aufgrund der Lokalisation und der typischen Risikofaktoren (Rauchen und Alkohol; ➤ Tab. 1.6) handelt es sich am ehesten um ein Plattenepithelkarzinom, was durch die entnommenen Probebiopsien bestätigt wird.

Das Plattenepithelkarzinom tritt mit einer Inzidenz von ca. 1,5/100.000 Einwohner/Jahr auf und macht ca. 1 % aller Karzinome aus. Mehr als 80 % der Patienten sind Männer, typischerweise in der 5. und 6. Lebensdekade. Dysphagie ist das häufigste Symptom (ca. 85 % der Patienten), Ausdruck einer Stenose und damit auch Zeichen eines lokal bereits fortgeschrittenen Tumors. Weitere Symptome sind Gewichtsverlust (in ca. 60 %) sowie retrosternaler Schmerz und Regurgitation/Erbrechen (jeweils um 25 %).

Tab. 1.6 Risikofaktoren Plattenepithelkarzinom
Rauchen, Alkohol (diese Patienten haben ein deutlich erhöhtes Risiko für Malignome im Hals-Nasen-Ohren-Bereich und des Pankreas)
Diätetische Faktoren (Genuss sehr heißer Speisen und Getränke, eine gemüse- und früchtearme Ernährung, Aflatoxine, Betelnüsse, Nitrosamine)
Achalasie
Ösophagusstrikturen nach Laugenverätzung
Tylosis (Howell-Evans-Syndrom)
Sklerodermie
Plummer-Vinson-Syndrom

Welches sind Ihre weiteren diagnostischen Schritte? Begründen Sie die Maßnahmen.

- Computertomografie des Thorax (lokale Tumorausdehnung, Lymphknotenmetastasen + intrathorakale Metastasen)
- Computertomografie des Oberbauchs (Lymphknoten am Truncus coeliacus, Fernmetastasen, i. e. Leber)
- Computertomografie/Sonografie des Halses (bei Tumoren oberhalb der Trachealbifurkation)
- Orale Endosonografie (lokale Tumorausdehnung und Lymphknotenmetastasierung sofern Computertomografie bezüglich Tumorkategorie nicht eindeutig)
- Bronchoskopie (bei organüberschreitend wachsendem Tumor oberhalb der Trachealbifurkation mit der Frage nach Infiltration indiziert)
- HNO-ärztliche Untersuchung (Koinzidenz von HNO-Tumoren)
- Lungenfunktionsprüfung und Echokardiografie (zur Beurteilung der Therapiefähigkeit)

Die Computertomografie ergibt eine Wandverdickung des proximalen Ösophagus und bis 1,5 cm vergrößerte Lymphknoten lokoregional. Keine Fernmetastasierung. Endosonografisch besteht ein alle Wandschichten infiltrierender Tumor mit glatter Organaußenkontur. Lokoregional Nachweis von 3 abgerundeten, echoarmen Lymphknoten von 10–15 mm Durchmesser. Abgesehen von den Zeichen einer chronischen Bronchitis kein Hinweis auf Tumorbeteiligung des Bronchialsystems. In der Lungenfunktionsprüfung geringe Ausprägung von Emphysem und Obstruktion.

Benennen Sie Tumorstadium und -kategorie.

Aus den o. g. Befunden ergibt sich ein klinisches Tumorstadium cT2N2, Stadium IIIA (➤ Tab. 1.7).

Tab. 1.7 TNM-Klassifikation von Ösophaguskarzinomen (für Plattenepithelkarzinome und Adenokarzinome des ösophagogastralen Übergangs)

Primärtumor (T)	
Tis	Carcinoma in situ/High-grade Dysplasia
T1	T1a infiltriert Lamina propria oder Muscularis mukosae
	T1b infiltriert Submukosa
T2	infiltriert Muscularis propria
T3	infiltriert Adventitia
T4	Tumor infiltriert Nachbarstrukturen: T4a Pleura, Perikard, Zwerchfell T4b Aorta, Knochen (Tracheal-Bronchial-System)
Regionärer Lymphknotenbefall (N)	
N0	keine regionären Lymphknoten befallen
N1	1–2 regionäre Lymphknoten
N2	3–6 regionäre Lymphknoten
N3	> 6 regionäre Lymphknoten

LK am Truncus coeliacus und zervikal werden als Lymphknoten und nicht mehr als Metastasen gewertet. Lediglich supraklavikuläre LK gelten weiterhin als Metastasen.

Welches Therapiekonzept wird ein interdisziplinäres Tumorboard dem Patienten vorschlagen? Begründen Sie die Entscheidung.

Aufgrund der Lokalisation des Tumors im proximalen Ösophagus kommt eine Resektion nicht infrage. Die empfohlene Therapie besteht in einer definitiven Radiochemotherapie in kurativer Intention (➤ Abb. 1.15).

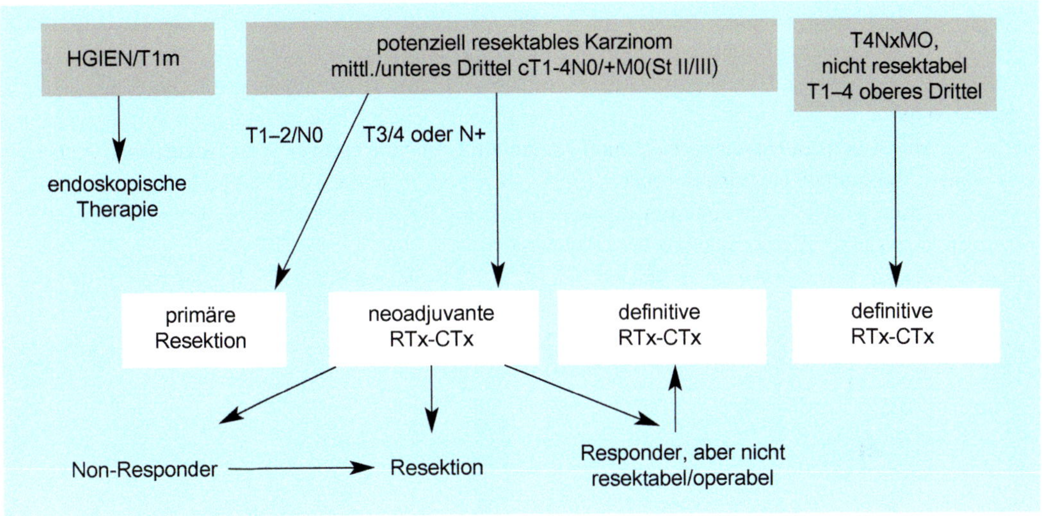

Abb. 1.15 Therapiealgorithmus beim Plattenepithelkarzinom des Ösophagus [R361]

Im vorgestellten Therapiealgorithmus erfolgt auch bei Non-Respondern im neoadjuvanten Behandlungskonzept ggf. eine Resektion. In welchen klinischen Situationen ist dies sinnvoll?

Jedes T3-Stadium und jedes T1- oder T2-Stadium mit Lymphknotenmetastasen (jeweils ohne Fernmetastasen) qualifiziert für ein neoadjuvantes Vorgehen. Diese Tumorstadien implizieren jedoch nicht Inoperabilität. Bei technisch R0-resektabel-Tumoren bietet die Operation bei ausgewählten Non-Respondern immer noch eine Chance auf Heilung.

Nennen Sie die Grundzüge einer Standardtherapie zur definitiven Radiochemotherapie eines Plattenepithelkarzinoms des Ösophagus.

Die Standardtherapieprotokolle beinhalten Cisplatin in Kombination mit infusionalem 5-FU plus simultane Radiatio; Gesamtreferenzdosis > 50 Gy; 1,8 Gy/fx. Die aktuell geprüfte Kombination aus Oxaliplatin kombiniert mit 5-FU (FolFox) scheint bei gleichem Ergebnis (5-Jahres-Überleben bei 20 %) weniger toxisch. Eine neoadjuvante Therapie bringt gegenüber der definitiven Radiochemotherapie keinen Überlebensvorteil. Eine flankierende ernährungsmedizinische Intervention sollte parallel initiiert werden (Trinksupplemente, kalorische Anreicherung).

Der Patient erhält eine definitive **Radiochemotherapie** mit vollständiger Remission in Bildgebung und Biopsien. Der asymptomatische Patient wird ein halbes Jahr nach Ende der Therapie erstmalig in Ihrer gastroenterologischen Praxis zu Kontrollendoskopie vorgestellt.

Durch welche Maßnahmen werden Sie versuchen, die diagnostische Ausbeute ihrer Untersuchung zu verbessern?

Absorptive Färbung des Plattenepithels mit 0,5- bis 3-prozentiger Kaliumjodid-Lösung (Schiller- oder verdünnte Lugol-Lösung) durch Besprühen. Das normale Plattenepithel färbt sich braun, Areale mit Dysplasien oder (Früh-)Karzinomen nehmen keinen oder vermindert Farbstoff auf. Als Screening ist der Einsatz der

Färbung bei Hochrisikopatienten indiziert (Z. n. oder bei Plattenepithelkarzinomen des HNO-Bereichs, Achalasie, Verätzungen am Ösophagus). Durch die Chromoendoskopie kann die Dysplasie-Detektionsrate um ca. ⅓ gesteigert werden. Um falsch-positive Ergebnisse zu reduzieren, sollten bekannte entzündliche Veränderungen durch die Gabe von PPI vorbehandelt werden. Mögliche Nebenwirkungen sind retrosternales Brennen, Übelkeit, selten allergische Reaktionen. Kaliumjodid reizt die Atemwege und sollte daher im oberen Ösophagus zurückhaltend eingesetzt werden.

Beschreiben Sie die folgenden endoskopischen Bilder und Ihre Schlussfolgerungen (➤ Abb. 1.16, ➤ Abb. 1.17).

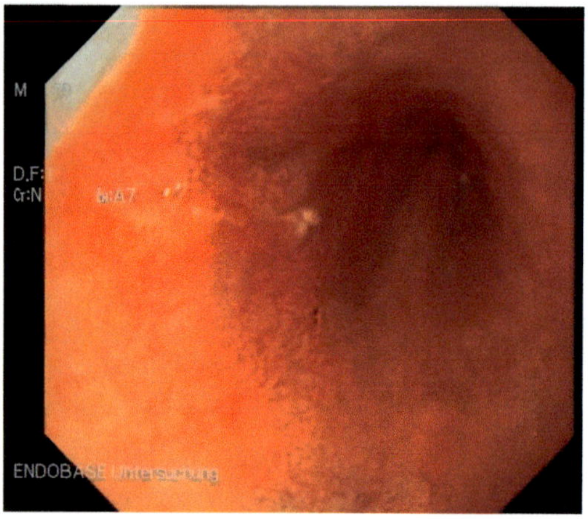

Abb. 1.16 Natives endoskopische Bild im Ösoophagus [M817]

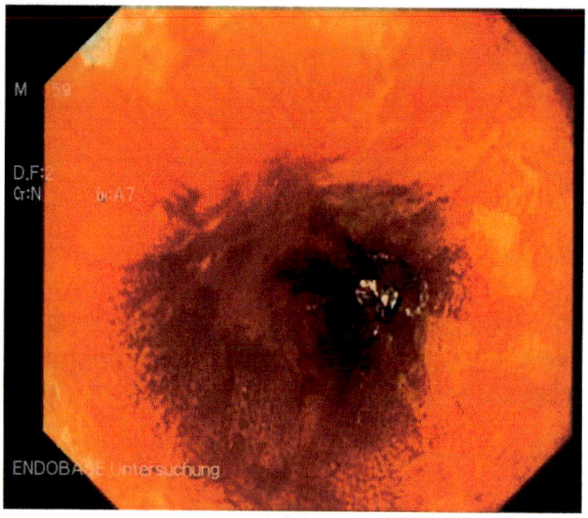

Abb. 1.17 Gleiche Einstellung wie in ➤ Abb. 1.16, jedoch nach Kaliumjodid-Färbung [M817]

Im nativen Bild zeigt sich bei 9 bis 11 Uhr eine vermehrte Rötung mit zentral etwas unregelmäßiger Oberfläche. In der Kaliumjodid-Färbung findet sich korrespondierend zwischen 9 und 1 Uhr ein unregelmäßig konturiertes dysplasiesuspektes Areal im Niveau der Schleimhaut, das aufgrund der verminderten Aufnahme des Kaliumjodids heller ist.

Histologisch bestätigt sich eine hochgradige intraepitheliale Neoplasie des Plattenepithels, endoskopisch zwischen 29 und 31 cm gelegen. Endosonografisch kein Nachweis von infiltrativem Tumorwachstum oder signifikant vergrößerten Lymphknoten.

Welche Therapie schlagen Sie vor? Begründen Sie Ihre Maßnahme.

Vollständige endoskopische Resektion des gesamten Areals in einem Stück. Aufgrund der Ausdehnung ist dies als endoskopische submukosale Dissektion (ESD) zu planen.

Histologisch bestätigt sich am Resektat eine hochgradige intraepitheliale Neoplasie mit umschriebenem (Durchmesser 15 mm) Übergang in ein mittelgradig differenziertes Plattenepithelkarzinom, das bis in die Muscularis mucosae, jedoch nicht in die mit entfernte Submukosa infiltriert. Zu den Seiten und basal ist das Resektat tumorfrei.

Benennen Sie das histologische Tumorstadium. Wie hoch ist das statistische Risiko von Lymphknotenmetastasen? Diskutieren Sie mögliche Konsequenzen.

Das histologische Stadium anhand des endoskopischen Resektats lautet: pT1a(m3)NxMxR0G2.

Die Langzeitprognose von Patienten nach endoskopischer Resektion einer hochgradigen intraepithelialen Neoplasie, eines Carcinoma in situ oder eines Low-Risk-Karzinoms (≤ 2 cm, flache Läsion, Infiltration bis in die oberen ⅔ der Mukosa) unterscheidet sich nicht signifikant von der gesunder Personen der gleiche Altersgruppe. Im Gegensatz zum Adenokarzinom des Ösophagus muss jedoch beim Plattenepithelkarzinom bereits bei einer Infiltration in das basale Drittel der Mukosa mit einer Lymphknotenmetastasierungsrate von bis zu 18 % gerechnet werden.

Häufigkeit von Lymphknotenmetastasen bei:

- M1 (bis ein Drittel der Dicke der Mukosa infiltriert): 0 %
- M2 (bis zwei Drittel der Dicke der Mukosa infiltriert): 6 %
- M3 (Infiltration bis maximal gesamte Dicke der Mukosa): 18 %
- SM1 (Infiltration bis ein Drittel der Submukosadicke): 53 %
- SM2–3 (Infiltration des Tumors reicht bis maximal durch die gesamte Submukosa): 54 %

Somit bestand bei dem diskutierten Fall grundsätzlich die Indikation zur chirurgischen Resektion. Aufgrund der Begleiterkrankungen fiel jedoch die Entscheidung im Tumorboard gegen eine Operation. Es erfolgten chromoendoskopische Kontrollen mit wiederholten endoskopischen Resektionen metachroner Dysplasien.

LITERATUR

Porschen R, Buck A, Fischbach W et al. S3-Leitlinie Diagnostik und Therapie der Plattenepithelkarzinome und Adenokarzinome des Ösophagus. Z Gastroenterol 2015; 53(11): 1288–1347.

REFERENZ-KAPITEL IN LAYER P, ROSIEN U (2017) FACHARZTWISSEN GASTROENTEROLOGIE

1.1 Dysphagie
3.7 Ösophagustumoren

1.5 Akutes Erbrechen mit Durchfall

A. Gaus, U. Rosien

KASUISTIK

Während eines Heimbesuchs wird Ihnen eine 78-jährige Bewohnerin mit am Vortag plötzlich einsetzendem Erbrechen vorgestellt. Zusätzlich bestehe seit dem Morgen wässriger Durchfall. Nach Aussage des Pflegepersonals bestünden weder abdominale Schmerzen noch Fieber.

Welche Differenzialdiagnosen kommen neben infektiösen Erkrankungen in Betracht?

Unter den nichtinfektiösen Ursachen ist in dieser Altersgruppe vor allem an (Sub-)Ileuszustände mit paradoxer Diarrhö bei Tumoren (Kolonkarzinom, Dünndarmlymphom, Karzinoid) und an ischämische Darmerkrankungen zu denken. Medikamentennebenwirkungen, z. B. bei Digitalis, Laxanzienabusus, Antibiotika, Zytostatika und NSAR-bedingten Enteropathien. Lebensmittelvergiftungen können durch bakterielle Toxine, z. B. *Staphylococcus aureus, Clostridium botulinum* und *Bacillus cereus,* Erbrechen und Durchfälle verursachen. Selten kann auch eine respiratorische Azidose als Kompensationsmechanismus zu Diarrhö führen. Fremdanamnestisch besteht im vorgestellten Fall eine akute Erkrankungsepisode, sodass chronisch-entzündliche Darmerkrankungen, postradiogene Schädigungen, eine Hypothyreose oder eine Amyloidose und auch ein Reizdarmsyndrom primär nicht in die Differenzialdiagnose einzubeziehen sind.

Welche Erreger verursachen eine infektiöse (Gastro-)Enteritis?

Klassische Erreger einer infektiösen Enteritis sind Viren (Rota, Adeno, Norwalk, Hepatitis A, HIV) und Bakterien (Campylobacter, Clostridien, *E. coli,* Salmonellen, Shigellen, Yersinien, *Vibrio cholerae*). Protozoen (Amöben, Lamblien, Kryptosporidien) und Würmer (Schistosomen, Askariden, *Diphylobotrium latum*) manifestieren sich klinisch deutlich schleichender. Bei Patienten mit entsprechender Reiseanamnese sollte man auch an die Malaria tropica denken, die in 20 % der Fälle mit Diarrhö und gastrointestinalen Symptomen einhergeht.

Bei der Patientin ist die **körperliche Untersuchung** bis auf in allen vier Quadranten vermehrte Darmgeräusche sowie trockene Haut und Schleimhäute unauffällig. Der Blutdruck beträgt 90/60 mmHg bei einer Herzfrequenz von 110/min. Die Patientin leidet unter einer fortgeschrittenen Demenz. Die nach Angaben des Pflegepersonals sonst eher lebhafte Patientin ist deutlich schläfrig.

Welche Angaben eines Patienten – oder in diesem Fall des Personals im Pflegeheim – sind für Sie interessant?

Zu klären ist, ob es weitere, mit ähnlichen Symptomen Erkrankte gibt, welche Medikation die Patientin regelmäßig oder neu verordnet einnimmt, insbesondere mit der gezielten Frage nach Antibiotikatherapie in den letzten Wochen, und welche Begleiterkrankungen vorliegen.

Außer der Demenz sind keine wesentlichen Vorerkrankungen bekannt. Eine Änderung der Medikation ist nicht erfolgt. Weitere Heimbewohner sind nicht erkrankt. Eine Mitarbeiterin der Frühschicht hat sich jedoch mit akuter Übelkeit krankgemeldet.

Wie lautet Ihre Verdachtsdiagnose und wie gehen Sie weiter vor?

Aufgrund des plötzlichen Beginns mit Erbrechen und Diarrhö bei ausbleibendem Abdominalschmerz und lebhaften Darmgeräuschen besteht der Verdacht auf eine infektiöse Gastroenteritis, viral oder bakteriell bedingt. Aufgrund der Exsikkose sowie der Kreislaufparameter erfolgt die stationäre Einweisung der Patientin.

Was müssen Sie Krankentransport und Klinik mitteilen?

Sie informieren den Krankentransport und die Klinik im Vorfeld über die Notwendigkeit von Isolationsmaßnahmen bei Verdacht auf infektiöse Gastroenteritis.

Was müssen Sie mit der Heimleitung klären?

Weiterhin muss im Heim geklärt werden, ob weitere Bewohner Symptome aufweisen, mit entsprechender Meldung an das Gesundheitsamt und Einleitung von Hygienemaßnahmen und ggf. Einzel-/Kohortenisolation.

Welche Hygiene-/Isolationsmaßnahmen müssen bei Verdacht auf eine infektiöse Gastroenteritis erfolgen?

Maßnahmen zum Schutz von Patienten und Kontaktpersonen sollten bei begründetem Verdacht umgehend eingeleitet werden, eine Bestätigung durch das Labor darf nicht abgewartet werden. Folgende Hygienemaßnahmen müssen durchgeführt werden:

- Absonderung erkrankter Personen, falls nötig Kohortenisolation.
- Tragen von Handschuhen und Schutzkittel. Atemschutz ist indiziert, wenn sich – wie in diesem Fall bei Erbrechen – Aerosole bilden können. Der Atemschutz muss Viruspartikel abhalten können (FFP-2-Masken).
- Konsequente Händedesinfektion mit viruzidem Desinfektionsmittel.
- Desinfektion von patientennahen Flächen, Toiletten, Waschbecken und Türgriffen mit viruzidem Desinfektionsmittel.
- Sofortiges gezielt desinfizierendes Reinigen mit Stuhl oder Erbrochenem kontaminierter Flächen nach Anlegen eines Atemschutzes.
- Pflegeutensilien personenbezogen verwenden und desinfizieren.
- Bett- und Leibwäsche als infektiös gekennzeichnet in einem geschlossenen Waschsack transportieren und > 60 °C waschen.
- Unterweisung von Patienten und Kontaktpersonen (Familien, Besucher) bezüglich Übertragungsweg und Händedesinfektion.

Erkrankte Kinder unter 6 Jahren (§ 34 Abs. 1 IfSG) dürfen während der Erkrankung und 2 Tage nach Abklingen der Symptome keine Gemeinschaftseinrichtungen besuchen. Für erkrankte Personen in Lebensmittelberufen gelten die gleichen Vorgaben (§ 42 IfSG).

Welche weiteren Erreger mit verpflichtenden Isolationsmaßnahmen im Krankenhaus sind Ihnen bekannt, welche Maßnahmen sind zu ergreifen?

Clostridium difficile: Hauptreservoir ist der Mensch. Fäkal-oraler Infektionsweg, insbesondere nach vorangegangener Antibiotikaeinnahme. Eine Isolierung der Patienten und Hygienemaßnahmen wie Handschuhe und Hygienekittel sind erforderlich. Da es sich um einen Sporenbildner handelt, mit Resistenzen gegenüber den üblichen Desinfektionsmitteln, können die Erreger über Monate auf Oberflächen persistieren, daher sind eine mechanische Reinigung der Oberflächen sowie Händewaschen erforderlich.

MRGN: Als **m**ulti**r**esistente **g**ram**n**egative **E**rreger werden gramnegative Stäbchenbakterien bezeichnet, die eine zunehmende Resistenzentwicklung gegenüber verschiedenen Antibiotika aufweisen (*E. coli, Klebsiella pneumoniae, Proteus* spp, *Enterobacter* spp, *Pseudomonas aeruginosa* und *Acinetobacter baumanii*). Die Zuordnung basiert auf der Resistenz gegen Leitsubstanzen aus den vier in der Klinik wichtigsten bakterizid wirksamen Antibiotikagruppen, die bei schweren Infektionen mit gramnegativen Stäbchen eingesetzt werden (Piperacillin, Cefotaxim/Ceftazidim, Imipenem/Meronem und Ciprofloxacin). Nach Definition der KRINKO gelten die Erreger als multiresistent, wenn mindestens drei der Antibiotikagruppen nicht wirksam sind (MRGN3: noch eine Antibiotikagruppe ist wirksam, MRGN 4: Resistenz gegen alle vier Gruppen). Die Maßnahmen zur Prävention der Erregerübertragung richten sich nach dem Resistenzgrad sowie dem Risikobereich im Krankenhaus (Intensiv- vs. Normalstation) und reichen nach den Empfehlungen der KRINKO von Standardhygienemaßnahmen bis zur strikten Isolation der Patienten.

MRSA: Methicillinresistenter *Staphylococcus aureus,* Infektionsquelle ist der kolonisierte oder infizierte Mensch, die Übertragung erfolgt über Schmier- und seltener Tröpfcheninfektion. Bei Nachweis, idealerweise im Rahmen eines Aufnahmescreenings, sind Einzelunterbringung und Schutzvorkehrungen wie Schutzkittel, Handschuhe, Mund-, Nase- und Haarschutz sowie entsprechende Desinfektionsmaßnahmen erforderlich. Eine konsequente Händedesinfektion ist selbstverständlich.

Bei Patienten, die für eine PEG- oder PEJ-Anlage im Durchzugsverfahren geplant sind, wird ein MRSA-Screening von Nase und Rachen vor der endoskopischen Maßnahme empfohlen, mit dem Ziel der Prävention einer möglichen Infektion der PEG-/PEJ-Einstichstelle. Bei Nachweis ist eine Dekolonisation im Vorfeld anzustreben, alternativ muss eine entsprechende antibiotische Therapie bei Anlage erfolgen.

In der Klinik angekommen, zeigt das Labor folgende pathologischen Werte: Kalium 3,0 mmol/l und Kreatinin 3,0 mg/dl. Im Normbereich liegen CRP, Leukozyten, Hämoglobin, GPT, GOT, Bilirubin, Laktat und TSH. Abdomensonografisch zeigen sich bis auf leicht vermehrt flüssigkeitsgefüllte Dünndarmschlingen mit reger, gerichteter Peristaltik keine wesentlichen Auffälligkeiten. Das EKG zeigt einen Sinusrhythmus mit einer Frequenz von 100/min.

Welche weiteren Untersuchungen führen Sie bei der Patientin durch?

Stuhl und Erbrochenes sind insbesondere auf Norovirus zu untersuchen. Stuhl muss in Kulturen auf pathogene Keime und *Clostridium-difficile*-Toxin/-Antigen untersucht werden. Im vorliegenden Fall erst ergänzend bei unauffälligen Befunden für die zuvor genannten Untersuchungen sollte nach Antikörpern auf Yersinien und Campylobacter im Serum gesucht werden. Falls die Ergebnisse bei persistierender Klinik nicht zielführend sind, sind endoskopische Untersuchungen mit Biopsie indiziert (z. B. Lamblien, CMV etc.).

Welche Nachweismethoden für Noroviren kennen Sie?

Für den Nachweis von Noroviren im Stuhl stehen drei Methoden zur Verfügung:

1. Amplifikation viraler Nukleinsäuren (PCR): Goldstandard mit hoher Sensitivität und Spezifität, eine molekulare Differenzierung der Viren zur Aufklärung von Ausbrüchen und Übertragungswegen und epidemiologischen Fragestellungen ist möglich.
2. Nachweis viraler Proteine (Antigen EIA).
3. Elektronenmikroskopischer Nachweis von Viruspartikeln.

Eine Indikation zur Diagnostik besteht bei akuter Symptomatik, insbesondere bei Häufung von Diarrhö und Erbrechen in Gemeinschaftseinrichtungen. Bei untypischer Symptomatik oder Umgebungsuntersuchungen bei asymptomatischen Personen ist eine Diagnostik nicht indiziert.

Bei größeren Ausbrüchen ist es nicht notwendig, alle Betroffenen zu untersuchen, in der Regel genügt in diesen Fällen der Nachweis bei maximal fünf Patienten, um bei Umgebungserkrankten mit ähnlichen Symptomen eine Norovirusinfektion zu diagnostizieren.

Mittels PCR ist im Stuhl der Patientin das Norovirus nachweisbar.

Erläutern Sie die Meldepflicht gegenüber den Gesundheitsbehörden.

Für Leiter von Laboratorien ist nach § 7 IfSG der direkte Nachweis von Noroviren meldepflichtig.

Der behandelnde Arzt hat jede Durchfallerkrankung mit Erregernachweis zu melden. Ärzte sind nach § 6 IfSG zu einer Meldung an das Gesundheitsamt verpflichtet, wenn zwei oder mehr gleichartige Erkrankungen auftreten, bei denen ein epidemiologischer Zusammenhang wahrscheinlich ist oder vermutet wird.

Welche therapeutischen Maßnahmen ergreifen Sie bei unserer Patienten?

Bakterielle und virale Gastroenteritiden sind fast immer selbstlimitierend, eine antibiotische Therapie bleibt schweren bakteriellen Infektionen vorbehalten. Die Therapie erfolgt symptomatisch, bei Kleinkindern und älteren Patienten kann – wie in diesem Fall – eine kurzzeitige Hospitalisierung notwendig sein. Eine kausale antivirale Therapie oder Impfung steht nicht zur Verfügung. Die symptomatische Behandlung besteht somit in Flüssigkeitssubstitution und von Elektrolytverlusten (Beispiel: WHO-Rehydratationslösung mit Natrium 90 mmol/l, Kalium 20 mmol/l, Chlorid 80 mmol/l, Zitrat 30 mmol/l, Glukose 20 g/l ODER 8 Teelöffeln Zucker und 1 Teelöffel Salz auf 1 l Wasser). Antiemetika können gegeben werden, spielen im klinischen Alltag aber keine Rolle; der Einsatz von Probiotika ist nicht durch Studien gesichert.

Unter Flüssigkeits- und Elektrolytsubstitution stabilisieren sich unter Erreichen der Normovolämie die Kreislaufparameter sowie das Kreatinin. Die Schläfrigkeit wandelt sich in eine durch die notwendigen Isolationsmaßnahmen aggravierte Aggressivität.

Erläutern Sie den wahrscheinlichen weiteren Verlauf der Erkrankung.

Noroviren verursachen akut beginnende Gastroenteritiden mit schwallartigem Erbrechen und starker wässriger und nichtblutiger Diarrhö. Dies kann zu einem erheblichen Flüssigkeitsdefizit führen. In Einzelfällen kann die Symptomatik auch in alleinigem Erbrechen oder alleiniger Diarrhö bestehen. Meist besteht ein ausgeprägtes Krankheitsgefühl mit abdominalen Schmerzen, Kopfschmerzen, Myalgien und Abgeschlagenheit. Die Körpertemperatur kann leicht erhöht sein, meist besteht kein hohes Fieber. Auch die Laborwerte sind bis auf eine optionale leichte Leukozytose in der Regel normwertig. Insgesamt ist der Verlauf nach 12–48 h selbstlimitierend. Auch leichte oder asymptomatische Verläufe treten auf. Ein postinfektiöses Reizdarmsyndrom kann sich entwickeln. Die Letalität der Noroviruserkrankung ist sehr gering (< 0,1 %) und betrifft vor allem alte Menschen.

Was wissen Sie über die Histopathologie und intestinale Physiologie?

Akute Norovirusinfektionen führen zu reversiblen Läsionen (blunted villi) im Jejunum, seltener auch im Magen und Rektum. Die Mukosa bleibt intakt, es finden sich mono- und polymorphnukleäre Leukozyteninfiltrate in der Lamina propria. Die Diarrhö ist assoziiert mit einer transienten Malabsorption von Oligosacchariden und Fett. Während der akuten Phase wird intestinal eine größere Menge Flüssigkeit produziert, die genauen Mechanismen viral induzierter Diarrhö bleiben, ebenso wie der Pathomechanismus des Erbrechens, unklar. Das Norovirus bindet an Blutgruppenantigene (komplexe Carbohydratstrukturen, die u. a. auf gastrointestinalen Epithelzellen exprimiert werden). Norovirus-Genotyp-I präferiert die Bindung an die Blutgruppenantigene A und 0. Norovirus-Genotyp-II bindet vor allem an die Blutgruppenantigene A und B.

Leider treten 2 Tage später auf der Station drei weitere Erkrankungen von Patienten und von zwei Mitarbeitern auf.

Wie ist das weitere Vorgehen bei Ausbrüchen in Krankenhäusern, Altenheimen oder Gemeinschaftseinrichtungen?

Wenn die Symptome und die epidemiologischen Merkmale auf eine Norovirusinfektion hindeuten, sollten die bereits genannten Maßnahmen zur Isolation und Eindämmung einer Ausbreitung rasch umgesetzt werden, auch ohne virologischen Nachweis. Patienten-/Bewohner- und Personalbewegung zwischen den Stationen/Bereichen sollte möglichst reduziert werden. Strenge Indikation bei Verlegungen von Erkrankten innerhalb von Krankenhäusern/Altenheimen, die aufnehmende Institution/Station ist vorab zu informieren.

Eine Erkrankung von zwei oder mehr Patienten/Mitarbeitern einer Station ist der Gesundheitsbehörde anzuzeigen, die zusammen mit den zuständigen Hygieneinstitutionen des Krankenhauses eine Ausbruchssituation mit definierten Maßnahmen ausrufen kann. Zur Kontrolle der Ausbruchssituation kann die Sperrung einzelner Stationen oder ganzer Abteilungen notwendig werden. Stationen/Bereiche, die aufgrund eines Norovirus-Ausbruchs für Neuaufnahmen gesperrt waren, sollten nach Auftreten des letzten Krankheitsfalls (unter Berücksichtigung der Inkubationszeit) erst nach Schlussdesinfektion wieder geöffnet werden.

Freistellung der erkrankten Mitarbeiter, auch bei geringen gastrointestinalen Beschwerden, mit Wiederaufnahme der Arbeit frühestens zwei Tage nach Ende der Symptomatik.

Händehygienische Maßnahmen sind auch nach Sistieren der Symptomatik dringend erforderlich, da der Erreger noch nach Monaten im Stuhl nachweisbar sein kann. Ein Monitoring bezüglich der Virusausscheidung ist nicht erforderlich.

Wie ist der Übertragungsweg und wie gehen Sie weiter vor, wann kann die Isolierung eines Patienten wieder aufgehoben werden?

Die Viren werden über den Stuhl und das Erbrochene des Menschen ausgeschieden. Sie sind umweltstabil und die Infektiosität ist sehr hoch, die minimale Infektionsdosis liegt bei ca. 10–100 Viruspartikeln (ein Aerosoltropfen enthält bis zu 10^{11} Partikel). Die Übertragung erfolgt fäkal-oral oder durch die orale Aufnahme virushaltiger Tröpfchen bei Erbrechen. Der häufigste Übertragungsweg ist von Mensch zu Mensch, seltener durch kontaminierte Speisen oder Getränke. Die Inkubationszeit beträgt 6–50 h.

Erkrankte sind während der symptomatischen Phase einschließlich der ersten 48 h nach Sistieren der Symptome hoch ansteckungsfähig. Das Virus wird in der Regel noch 7–14 Tage, selten noch über Wochen nach der akuten Phase über den Stuhl ausgeschieden. Daher ist auch im weiteren Verlauf eine sorgfältige Hygiene erforderlich. Die Isolationsmaßnahmen können jedoch 48 h nach Sistieren von Diarrhö und Erbrechen aufgehoben werden.

Die neuerlich Erkrankten müssen auf der Station isoliert werden, eine Kohortenioslierung ist möglich. Die betroffenen Mitarbeiter dürfen erst 48 h Stunden nach Abklingen der Symptomatik an ihren Arbeitsplatz zurückkehren. Eine Meldung an das Gesundheitsamt ist notwendig.

In Einzelfällen kann das Norovirus insbesondere bei immunsupprimierten Patienten langfristig persistieren und chronische Diarrhö mit Gewichtsverlust verursachen. Auch das Vorkommen von Dauerausscheidern unter asymptomatischen immunsupprimierten Patienten ist möglich.

Was wissen Sie über das Vorkommen der Noroviren?

Noroviren sind weltweit verbreitet und für einen Großteil der nicht bakteriell bedingten Gastroenteritiden bei Kindern (30 %) und Erwachsenen (bis 50 %) verantwortlich. Meldedaten zeigen, dass Kinder unter 5 Jahren und Erwachsene über 70 Jahre besonders häufig betroffen sind. Dies erklärt, dass Norovirusinfektionen die überwiegende Ursache von akuten Gastroenteritisausbrüchen in Gemeinschaftseinrichtungen wie Altenheimen sind. Bei Säuglingen und Kleinkindern stellen sie nach den Rotaviren die zweithäufigste Ursache akuter Gastroenteritiden dar. Infektionen treten das gesamte Jahr über auf, es sind jedoch saisonale Gipfel im Oktober und März zu beobachten.

In den Wintermonaten der Jahre 2003–2008 und 2012 wurde eine erhebliche Zunahme der Norovirusausbrüche weltweit beobachtet, mit überwiegender Diagnose von antigenen Driftvarianten des Genotyps II.4.

Der Mensch ist das einzige bekannte Reservoir des Erregers. Eine langfristige Immunität kann nicht erworben werden, da der häufigste Genotyp II.4 sein Kapsidprotein immer wieder verändert.

LITERATUR

RKI Ratgeber für Ärzte – Noroviren-Infektion (www.rki.de)

REFERENZ-KAPITEL IN LAYER P, ROSIEN U (2017) FACHARZTWISSEN GASTROENTEROLOGIE

1.5 Erbrechen
2.1 Hygiene als Qualitätsmerkmal
9.6 Erkrankungen durch Viren

KAPITEL

2 Leitsymptom: Schmerzen im Abdomen

2.1 Gürtelförmige Oberbauchschmerzen

A. Müller, S. Michaelis, U. Rosien

KASUISTIK

Ein 67-jähriger Patient stellt sich beim Hausarzt mit seit 2 Tagen bestehenden gürtelförmigen Oberbauchschmerzen vor, die spontan aufgetreten seien, an Intensität zugenommen hätten und auch in den Rücken ausstrahlen würden. Bei ambulant erhöhten Lipasewerten von 180 U/ml und erhöhten Infektparametern (CRP 233 mg/l, Leukozyten 11,7 Tsd/µl) erfolgt eine Sonografie des Abdomens. Hierbei zeigt sich ein erweiterter DHC von 11 mm ohne eindeutigen Konkrementnachweis. Es erfolgt die stationäre Einweisung des Patienten zur weiteren Diagnostik.

Der Patient präsentiert sich in einem reduzierten Allgemeinzustand, das Abdomen ist prall-elastisch ohne Abwehrspannung bei spärlicher Peristaltik. Der Patient ist Nichtraucher und trinkt nur selten Alkohol. Erbrechen und/oder Diarrhöen werden verneint. Jedoch habe er eine ausgeprägte Übelkeit sowie eine erhöhte Körpertemperatur bis 38,5 °C bemerkt. Der Stuhlgang sei regelmäßig, eine Entfärbung des Stuhls sei ihm nicht aufgefallen.

Welche Differenzialdiagnosen sind zu klären?

Differenzialdiagnostisch zu bedenken sind Erkrankungen, die dem Überbegriff „akutes Abdomen" zuzuordnen sind, wie z. B. eine akute Cholezystitis sowie ein peptisches Ulkus. Auch ein abdominales Aortenaneurysma sowie ein Mesenterialinfarkt oder auch ein myokardialer Hinterwandinfarkt können in seltenen Fällen eine ähnliche Symptomatik verursachen. Weiterhin ist an eine Nierenkolik oder eine akute intermittierende Porphyrie sowie einen Bridenileus zu denken.

Die beschriebene Symptomatik passt jedoch am ehesten zu einer akuten Pankreatitis. Leitsymptom ist der starke, andauernde Oberbauchschmerz, der in vielen Fällen linksbetont in den Rücken oder in die Schulter ausstrahlt. Mit Zunahme der Schmerzintensität treten regelmäßig Übelkeit und Erbrechen auf.

In der körperlichen Untersuchung fällt ein prall-elastisches, tief palpierbares Abdomen mit Meteorismus und ggf. paralytischem (Sub-)Ileus auf. Dieser charakteristische Befund des „Gummibauchs" ist für die Abgrenzung von einem brettharten Abdomen, z. B. bei Perforation, von differenzialdiagnostischer Bedeutung.

Erhöhte Temperaturen können im Rahmen einer bakteriellen Infektion, z. B. einer Cholangitis, auftreten.

Wie sichern Sie die Verdachtsdiagnose akute Pankreatitis?

Die Diagnose wird aufgrund der klinischen Symptomatik in Kombination mit einer mindestens 3-fachen Erhöhung von Amylase/Lipase im Serum gestellt. Bei Enzymerhöhung ohne typisches klinisches Bild sind zur Diagnosesicherung weitere Untersuchungen zur Abgrenzung anderer Erkrankungen mit unspezifischer Pankreasenzymerhöhung (Sonografie/Computertomografie/EKG/„Herzenzyme") erforderlich.

Die Lipase i. S. beträgt bei Aufnahme 2.300 U/l. Weitere **Laborbefunde:** Leukozyten 17.000/µl, CRP 180 mg/l, LDH 350 U/l, S-Kreatinin 2,2 mg/dl, Kalzium 1,95 mmol/l, BZ 120 mg/dl, GOT 60 U/l, GPT 180 U/l, γGT 630 U/l, Bilirubin 1,3 mg/dl. Die Abdomensonografie zeigt zahlreiche kleine Konkremente in der nicht wandverdickten Gallenblase. Im 9 mm weiten DHC ist kein Konkrement erkennbar. Das Pankreas ist luftüberlagert. Keine freie Flüssigkeit.

Welche Ursachen der akuten Pankreatitis kennen Sie und welche liegt in diesem Fall nahe?

Die häufigsten Ursachen der akuten Pankreatitis sind die Choledocholithiasis, Alkoholabusus sowie die idiopathische Pankreatitis. Relevante iatrogene Ursachen sind ERCP und Medikamente (Azathioprin, Kalzium, Furosemid, Östrogen, Salizylate, Sulfonamide, Tetrazykline, Thiazide, Valproinsäure, Vinca-Alkaloide u. a.). Bei akuter Pankreatitis unklarer Ätiologie sollte immer auch nach Pankreastumoren gesucht werden (duktales Karzinom und intraduktal-muzinöse Neoplasie). Seltene Ursachen sind traumatische Verletzungen, Pancreas divisum, Stoffwechselstörungen (Hyperlipoproteinämie, Hyperparathyreoidismus) und Virusinfektionen (Mumps, Coxsackie B, VZV u. a.; ➤ Tab. 2.1).

Im vorliegenden Fall legen das Fehlen eines exzessiven Alkoholkonsums, ein leicht erweiterter DHC bei deutlich erhöhte γGT sowie das Vorhandensein einer Cholezystolithiasis eine biliäre Genese nahe.

Tab. 2.1 Akute Pankreatitis: Ursachen

Häufig	Cholelithiasis (auch: Mikrolithiasis[1]), Alkoholabusus
Weniger häufig/selten	Iatrogen (ERCP, postoperativ/ischämisch, Peritoneal-/Hämodialyse) Medikamentös (generell milde Verlaufsformen): • gesichert: Azathioprin, L-Asparaginase, 2',3'-Dideoxyinosin, Fenofibrat, Furosemid, Mesalazin und sonstige Salizylate, Östrogen, Pentamidin, Sulfonamide, Tetrazykline, Thiazide, Valproinsäure, Vinca-Alkaloide • wahrscheinlich: ACE-Hemmer, Chlorthalidon, Codein, Ciclosporin A, Etacrynsäure, FK-506/Tacrolimus, Lefunomid, Metronidazol, 6-Mercaptopurin, Paracetamol, Rifampicin, Steroide, Tocilizumab Tumoren: Pankreaskopfkarzinom, intraduktale papillär-muzinöse Neoplasien (IPMN) Traumatisch Chron. Niereninsuffizienz Pancreas divisum[1] Diabetes mellitus Viszerale Adipositas (nur vermehrtes Bauchfett ist ein Risikofaktor!) Glykämische Ernährung Hyperlipoproteinämien Mumps, andere Virusinfektionen (Coxsackie B, Hepatitis B, CMV, HSV2, VZC, HIV, Mykoplasmen, *Salmonella typhi,* Leptospiren, Legionellen, Aspergillus, Toxoplasmen, Kryptosporidien, Ascaris) Sphincter-Oddi-Dysfunktion[1] Juxtapapilläres Duodenaldivertikel (gehäuft Choledocholithiasis) Autoimmun: isoliert oder im Rahmen anderer Erkrankungen, z. B. bei systemischer IgG4-Autoimmunkrankheit Hereditär Parasiten: Echinokokkose, Ascaris Hyperparathyreoidismus, Hyperkalzämien

[1] v. a. bei rezidivierenden Verläufen

Welche weiteren diagnostischen Schritte führen Sie durch?

Bei Verdacht auf eine biliäre Pankreatitis ohne eindeutigen Steinnachweis in der transabdominellen Sonografie ist eine weitere Klärung durch EUS, MRCP oder ERCP notwendig. Bei einem Bilirubin-Wert über 2,5 mg/dl kann aufgrund der hohen Wahrscheinlichkeit eines intraduktalen Konkrements primär eine ERCP erfolgen. Da das Bilirubin in diesem Fall nahezu normal ist, sollten weniger invasive Verfahren wie MRCP und EUS eingesetzt werden (letztere ist das sicherste Verfahren zum Ausschluss einer Choledocholithiasis). Bei einer biliären Pankreatitis sollte nach Studienlage die ERCP mit Papillotomie und Steinentfernung innerhalb von 72 Stunden erfolgen.

Endosonografisch konnte eine Choledocholithiasis ausgeschlossen werden. Es zeigten sich deutliche akut-entzündliche Veränderungen des Pankreas und es bestand der Verdacht auf Parenchymnekrosen im Pankreaskorpus. Zur Beurteilung der Ausdehnung der Nekrosen erfolgte am nächsten Tage eine Computertomografie, die eine akute Pankreatitis mit Nekrosestraße links entlang der parakolischen Rinne bei weitgehend regelrechtem Pankreasparenchym ohne Aufstau des Ductus Wirsungianus ergab (➤ Abb. 2.1).

Wie können Sie Schweregrad und Prognose der Erkrankungen abschätzen und wie ordnen Sie den vorliegenden Fall ein?

Die möglichst frühzeitige Bestimmung des Schweregrades und der damit verbundenen Prognose ist wegen der damit einhergehenden Überwachungs- und Behandlungskonsequenzen von großer Bedeutung.

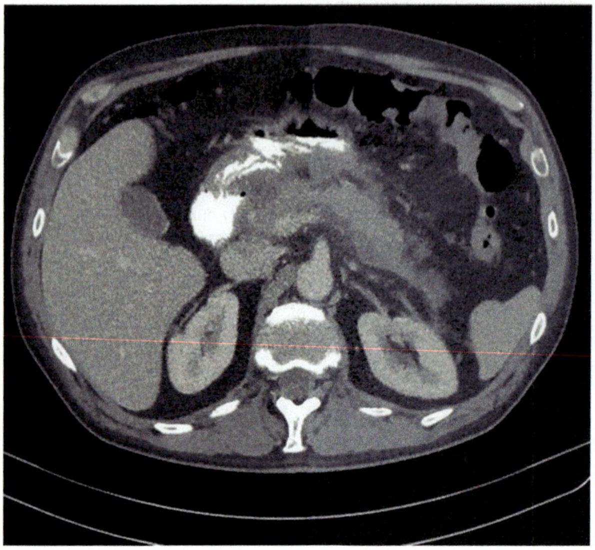

Abb. 2.1 Computertomografisches Bild des Abdomens [T679]

Man unterscheidet eine leichtere akute, interstitielle Form der Pankreatitis (ca. 80 %) von einer nekrotisierend-hämorrhagischen Verlaufsform (ca. 20 %).

Der Schweregrad der akuten Pankreatitis hängt vom Ausmaß lokaler und systemischer Determinanten ab. Lokal wird die Erkrankung bestimmt von Nekrosen, die steril oder infiziert sein können. Systemisch bestimmt ein transientes oder persistierendes Organversagen den Verlauf. Die **klassische Einteilung der Pankreatitisverlaufsformen** in eine leichte mit meist vollständiger Organerholung und eine schwere mit Organnekrosen und relevanter Mortalität bzw. Defektheilung lässt sich anhand der genannten Determinanten weiter differenzieren:

- Eine milde Pankreatitis geht ohne Nekrosen und Organversagen einher.
- Bei der mäßigen Pankreatitis bestehen evtl. Nekrosen, ein peripankreatisches Ödem und Pseudozysten und/oder es besteht ein transientes Organversagen.
- Eine Nekroseninfektion oder persistierendes Organversagen charakterisiert die schwere Pankreatitis.
- Kommen Nekroseninfektion und persistierendes Organversagen zusammen, handelt es sich um eine sog. kritische akute Pankreatitis.

Trypsinogen-Aktivierungs-Peptid (TAP), PMN-Elastase, Interleukine und Procalcitonin erlauben als Einzelparameter keine zufriedenstellenden Aussagen über den Verlauf. Auch die Multiscore-Systeme wie Ranson, Glasgow, APACHE II und Balthazar haben sich bisher nicht in der akuten Phase einer Pankreatitis durchgesetzt und erlauben erst nach 48–72 Stunden eine ausreichende Prognose hinsichtlich des Verlaufs. Sie werden im Rahmen klinischer Studien verwendet.

Parameter aus dem **Standardlabor** können aber durchaus Hinweise zur Prognose geben: Eine CRP-Erhöhung über 15 mg/dl bzw. 150 mg/l spricht für eine nekrotisierende Pankreatitis. Eine Erhöhung des Hämatokrits > 43 % beim Mann oder > 39,6 % bei der Frau, eine Hyperglykämie, eine Leukozytose > 16 g/l, Alter > 55 Jahre, ein BMI > 30 kg/m^2, eine Serum-Kalziumkonzentration < 2 mmol/l sowie eine Laktatdehydrogenase > 350 U/l gelten als prognostisch ungünstige Parameter.

Die Höhe der Pankreasenzyme im Serum korreliert nicht mit dem Schweregrad der Pankreatitis.

Der vorliegende Fall ist also mindestens als mäßige Pankreatitis mit Nekrosen und Organversagen (Nierenfunktion) einzuschätzen und sollte initial auf der Intensivstation behandelt werden.

Wie sollte man weiter vorgehen? Wie reagieren Sie auf Komplikationen?

Je nach Ausprägung der Beschwerden und Ausmaß der Pankreatitis sollte eine vorübergehende Nahrungskarenz eingehalten werden, bis Schmerzfreiheit besteht. Eine parenterale Volumensubstitution z.B. mit Ringer-Laktat-Lösung (mindestens 3 l/d) ist insbesondere in den ersten 48 Stunden für den weiteren Verlauf von Bedeutung, da hierdurch ein hypovolämisch induziertes Organversagen günstig beeinflusst wird. Ist – wie in diesem Fall – aufgrund der Erkrankungsschwere eine mehrtägige Nahrungskarenz zu erwarten, ist eine parenterale Ernährung indiziert (initial ohne Lipide, ca. 2000 kcal/d ausreichend). Wichtig ist auch eine ausreichende Analgesie. Hierbei hat sich die Gabe von Procain-Hydrochlorid 2 g/d i. v. als Dauerinfusion, ggf. mit zusätzlicher Gabe von Paracetamol, Metamizol, Tramadol oder Buprenorphin, bewährt. Bei schweren Verläufen ist eine Periduralkatheter-gesteuerte Analgesie sinnvoll (auch aufgrund des positiven Effekts auf die durch die Pankreatitis gestörte Motilität).

Weiterhin ist eine engmaschige Kontrolle des Blutbildes, der Elektrolyte, der Infekt- und Retentionswerte, Blutgase, des Albumins und des Blutzuckerspiegels indiziert, um einen komplikativen Verlauf rasch zu erkennen.

Zur **Verlaufskontrolle,** speziell zur Frage nach Nekrosen, Pseudozysten und weiteren Komplikationen, ist die Sonografie gut geeignet. Bei klinischer Verschlechterung kann ein Kontrastmittel-CT weitere Hinweise liefern, z. B. ob eine Nekroseninfektion vorliegt.

Zusammengefasst im akuten Stadium einer Pankreatitis engmaschige Überprüfung von

- Stärke der Bauchschmerzen
- Blutdruck
- Hämoglobin und Erythrozytenzahl
- Leukozytenzahl
- Entzündungsparameter (CRP/Procalcitonin)
- Blutzucker
- Temperatur
- Sonografie und/oder CT bzw. MRT auf mögliche Nekrosen/Einblutungen

Nach zunächst stabilisiertem Verlauf entwickelt der Patient nach 10 Tagen Fieber und der klinische Zustand verschlechtert sich deutlich. Sonografisch zeigt sich eine Pseudozyste von 5 × 6 cm, die sich in der Computertomografie mit einem randständigen Kontrastmittelenhancement bestätigt.

Wie bewerten Sie die aktuelle Situation und welche Maßnahmen ergreifen Sie?

Die Infektion von Nekrosen und Pseudozysten kann über die Ausbildung einer Sepsis zu einem Multiorganversagen führen und stellt die wichtigste Ursache für die Mortalität bei akuter Pankreatitis dar. Oft entwickelt sich diese Infektion erst, nachdem die erste Phase der akuten Pankreatitis mit inflammatorischer Reaktion unter intensivmedizinischen Maßnahmen überwunden ist. Eine prophylaktische Antibiotikagabe bei gesicherten Nekrosen kann nicht generell empfohlen werden. Bei als schwer oder kritisch einzuschätzenden Verläufen wird sie jedoch empfohlen. Geeignete Antibiotika sind Cephalosporine der dritten Generation oder Gyrasehemmer in Kombination mit Metronidazol.

Die aktuellen Befunde des Patienten sprechen für eine bakterielle Infektion, die üblicherweise durch Translokation von Keimen aus dem Darm hervorgerufen wird. Daher sind die genannten Antibiotikakombinationen auch als Primärtherapie geeignet. Imipenem oder Meropenem sollten auch in diesen Situationen erst als Reserveantibiotika bei unzureichender Wirksamkeit der First-Line-Therapie eingesetzt werden.

Eine gezielte Feinnadelpunktion einer infizierten Zyste zur Keimgewinnung ist vor dem Hintergrund der o. g. zu erwartenden Keimspektrums nur in ausgewählten Fällen bei Versagen der Second-Line-Therapie zu erwägen. Therapieversagen nach der Second-Line-Therapie wird häufiger durch Pilze verursacht.

Welche Therapieoptionen haben Sie bei Versagen der konservativen (antibiotischen) Therapie?

Entwickelt sich bei infizierten Nekrosen trotz adäquater Antibiotikatherapie ein progredientes Krankheitsbild mit Zeichen einer Sepsis oder eines Multiorganversagens, sollte eine Drainage der Nekrose angestrebt werden. Hierfür gelten zwei Grundsätze: Zum einen sollte die Indikation zur Intervention zu einem vertretbar späten Zeitpunkt gestellt werden, damit die Wandung der Nekrose für eine Intervention konsolidiert ist (i. e. nach 3–4 Wochen Krankheitsverlauf). Zum anderen sollte die Art der Intervention möglichst wenig invasiv sein. Hierfür sind alle minimalinvasiven Methoden und insbesondere die transgastrale Drainage/Nekrosenausräumung geeignet (Auswahl richtet sich nach lokaler Expertise). Dagegen geht eine frühe, offenchirurgische Nekrosektomie mit einer hohen Mortalität bis 70 % einher und gilt daher als obsolet.

Nichtinfizierte Pseudozysten sind nur bei lokaler Symptomatik (Obstruktion, Blutung, wesentliche Größenzunahme im Verlauf) zu therapieren, da sie sich in bis zu 50 % der Fälle spontan zurückbilden.

Nach Infusionstherapie und unzureichender intravenöser Schmerztherapie mit Piritramid wird der Patient passager mittels Procain-Perfusor auf der Intensivstation behandelt. Hierunter kommt es zu einer deutlichen Regression der Schmerzen. Es wird eine antibiotische Therapie mit Ceftriaxon und Metronidazol i. v. durchgeführt, die zu einer deutlichen Verbesserung sowohl der klinischen Symptome als auch der Laborparameter führt. Die Pseudozyste ist nicht mehr nachweisbar.

Wann können Sie mit dem oralen Kostaufbau beginnen?

Eine enterale Ernährung sollte begonnen werden, sobald die akute Phase des reflektorischen Subileus überwunden ist (klinischer Befund, positive Peristaltik, Stuhlgang). Eine jejunale Applikation scheint bei guter Peristaltik nicht zwingend notwendig. Ist der Patient so weit gebessert, dass er Appetit hat, kann auch bei Nekrosen ein oraler Kostaufbau begonnen werden.

LITERATUR

Kumar N, Conwell DL, Thompson CC. Direct endoscopic necrosectomy versus step-up approach for walled-off pancreatic necrosis: comparison of clinical outcome and health care utilization. Pancreas 2014; 43(8): 1334–1339.

Ockenga J et al. und das DGEM Steering Committee. S3-Leitlinie der Deutschen Gesellschaft für Ernährungsmedizin (DGEM) in Zusammenarbeit mit der GESKES, der AKE und der DGV. Klinische Ernährung in der Gastroenterologie (Teil 2) – Pankreas. Aktuelle Ernährungsmed 2014; 39(01): e43–e56

Ukai T et al. Early prophylactic antibiotics administration for acute necrotizing pancreatitis: a meta-analysis of randomized controlled trials. J Hepatobiliary Pancreat Sci 2015; 22(4): 316–321.

http://www.awmf.org/uploads/tx_szleitlinien/001-020k_S3_Intravasale_Volumentherapie_ Erwachsenen_2014-09.pdf.

REFERENZ-KAPITEL IN LAYER P, ROSIEN U (2017) FACHARZTWISSEN GASTROENTEROLOGIE

1.4 Akutes Abdomen, Ileus
12.2 Akute Pankreatitis

2.2 Akute Unterbauchschmerzen

M. de Greck, J. Szuba, B. Keck

KASUISTIK

Eine 39-jährige Frau stellt sich mit seit 3 Stunden bestehenden Schmerzen im Mittel-/Unterbauch rechts > links in der Notaufnahme vor.

Das Abdomen zeigt sich bei der **klinischen Untersuchung** diffus druckdolent mit beginnender Abwehrspannung im rechten Mittelbauch.

Was ist Ihnen in der Anamnese besonders wichtig?

- Schmerzbeschreibung (Beginn, Schwere, Lokalisation und Ausstrahlung, Dauer und Charakter, verschlimmernde Faktoren)
- Letzter Stuhl- und Windabgang, Beschaffenheit des letzten Stuhlgangs, gewöhnliche Stuhlgewohnheiten
- Letzte Nahrungsaufnahme, Erbrechen
- Fieber
- Letzte Miktion, Dysurie
- Letzte Menstruation
- Frühere Bauchoperationen, Bestrahlungen, allgemeine Vorerkrankungen, Medikamente

Die Patientin gibt einen akut aufgetretenen, nun krampfartigen Schmerz an mit z. T. schmerzfreien Intervallen, Erbrechen besteht nicht, jedoch latente, im Verlauf zunehmende Übelkeit. Fieber wird verneint.
Ferner berichtet sie über die operative Entfernung einer Extrauteringravidität vor 10 Jahren sowie 2-malige Sectio vor 6 und 2 Jahren.
An Vorerkrankungen war im Alter von 25 Jahren bei rezidivierenden Diarrhöen der V. a. einen Dünndarm-Crohn gestellt worden, der sich im Verlauf jedoch nicht bestätigte. Der letzte Stuhlgang war vor 2 Tagen, sonst bestehen keine Stuhlunregelmäßigkeiten, auch eine Dysurie wird verneint.

Was ist bei der körperlichen Untersuchung bei akuten abdominalen Schmerzen unerlässlich?

- Palpation der Schmerzpunkte: Abwehrspannung? Peritonismus?
- Beurteilung der Darmgeräusche als Hinweis auf Passagestörung
- Digital-rektale US: Schmerz? Stuhl in der Ampulle? Raumforderung?
- Temperatur? Differenz zwischen rektaler Temperatur und Temperatur im Ohr/sublingual?

Welches sind die häufigsten Differenzialdiagnosen bei akut aufgetretenen Schmerzen im rechten Unterbauch/Mittelbauch?

- Akute Appendizitis
- Bridenileus
- Ileitis terminales (bei M. Crohn oder seltener auch bei Yersiniose oder Campylobacterinfektion)
- Urologische Ursachen wie Nephrolithiasis, Harnleiterkolik (häufig Schmerzausstrahlung in die Leiste), Pyelonephritis (Nierenlagerklopfschmerz)
- Rechtsseitige Divertikulitis
- Bei Frauen stielgedrehte Ovarialzyste, EUG, Adnexitis, Endometriose

Beschreiben Sie die typische Klinik der akuten Appendizitis.

Typisch ist die sogenannte Schmerzwanderung mit häufig periumbilikal oder im Oberbauch beginnendem Schmerz, der erst im Verlauf (z. T. nach 2–3 Tagen) in den Bereich der Appendix wandert. Die Schmerzen sind bei Erschütterung deutlich verstärkt. Zusätzlich bestehen häufig Übelkeit und 1- bis 2-maliges Erbrechen sowie Fieber mit Differenz > 1 °C sublingual/rektal.

Welches sind die typischen Druckpunkte bei der akuten Appendizitis?

- **McBurney:** Mitte zwischen Spina iliaca anterior superior und Nabel (etwa Lage des Zökums).
- **Lanz:** Übergang rechtes zum mittleren Drittel zwischen beiden Spina iliacae ant. sup. (etwa Lage der Appendix).
- **Blumberg-Zeichen** (kontralateraler Loslassschmerz): Eindrücken der Bauchdecke auf der Gegenseite und plötzliches Loslassen erzeugt peritonealen Dehnungsschmerz im Bereich der Appendix.
- **Douglas-Schmerz:** Peritoneale Reizung durch rektale Palpation, insbesondere bei Lage im kleinen Becken.
- **Psoas-Zeichen:** Schnelle Streckung im zuvor gebeugten rechten Hüftgelenk erzeugt Schmerz durch Dehnung des über dem M. psoas liegenden entzündlich veränderten Peritoneums.
- **Rovsing-Zeichen:** Retrogrades Ausstreichen des Kolonrahmens führt zu Dehnungsschmerz im Zökum.

Bei der Patientin imponieren neben der progredienten Abwehrspannung hochgestellte Darmgeräusche im rechten Mittelbauch. Sie beklagt zunehmende Übelkeit und Brechreiz.

Welche Laboruntersuchungen ordnen Sie bei der Patientin an?

BB, BSG, CRP, Elektrolyte, Kreatinin, Transaminasen und Cholestaseparameter, INR, Urinstatus, β-HCG, ggf. BGA mit Laktat bei V. a. Ischämie.

Es findet sich eine dezente Erhöhung der Leukozyten ($10{,}3 \times 10^3$ Einheiten/µl) bei sonst normwertigem CRP. Auch die übrigen Laborparameter liegen im Normbereich, das β-HCG ist negativ.

Wie interpretieren Sie die Laboruntersuchungen?

Eine fehlende laborchemische Entzündungskonstellation schließt eine akute Entzündung nicht aus, insbesondere da die Schmerzen erst seit 3 Stunden bestehen.

Insgesamt sollte man bei der Interpretation der Leukozytenzahl vorsichtig sein: Bei fulminanten entzündlichen Prozessen (z. B. akute Peritonitis nach Perforation) kann die Leukozytose fehlen, initial kann die Leukozytenzahl sogar absinken.

Welche DD ziehen Sie aktuell in Betracht, insbesondere unter Berücksichtigung des Untersuchungsbefundes?

Die metallischen Darmgeräusche im rechten Mittelbauch sprechen für eine Passageproblematik. Bei drei stattgehabten OPs im kleinen Becken ist ein mechanischer Ileus bei Briden durchaus möglich. Das fehlende Erbrechen schließt dies, insbesondere bei distal gelegenem Dünndarmileus, nicht aus.

Randnotiz: Häufigste Ursache des mechanischen Ileus beim jüngeren Menschen ist der Bridenileus nach Appendektomie.

Welche Untersuchung ordnen Sie als Nächstes an?

Sonografie des Abdomens (➤ Abb. 2.2).

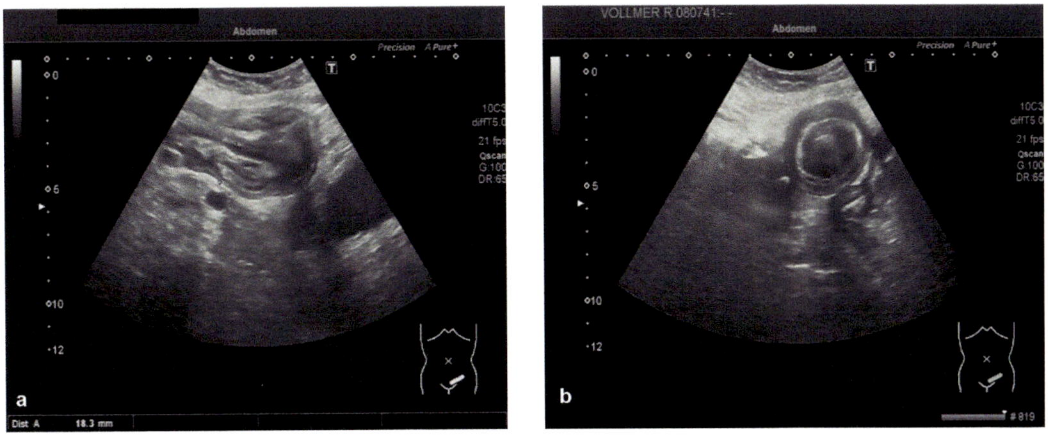

Abb. 2.2 a und b: Sonografisches Bild rechter Unterbauch [M817]

Was ist auf der Abbildung zu erkennen?

Zu sehen sind kreisrunde Anschnitte des Dünndarms, der teleskopartig invaginiert und ein weiteres Dünndarmsegment mit echoreichem Mesenterium einschließt. Es besteht somit der V. a. eine Dünndarminvagination.

Was versteht man unter einer Invagination?

Eine Invagination (Synonym Intussuszeption) ist eine Einstülpung eines Darmabschnitts in einen anderen. Meist stülpt sich der orale Darm, der Peristaltik folgend, in den aboralen ein.

Am häufigsten tritt eine ileokolische Invagination auf, seltener ist die ileoileale Form. Auch multiple Invaginationen sind möglich.

Durch Störungen der Blutversorgung der Darmwand kann es zu Ödembildung und so zur Ausbildung eines inkompletten oder kompletten Darmverschlusses kommen.

Was sind die häufigsten Ursachen?

80 % der Invaginationen treten im ersten Lebensjahr auf. Ursache ist häufig eine Motilitätssteigerung des Darms, wie sie z. B. bei einer Gastroenteritis auftritt.

Bei Erwachsenen sind Raumforderungen (Tumoren, Darmpolypen, vergrößerte mesenteriale Lymphknoten, Meckel-Divertikel) die häufigsten Ursachen.

Welche Therapie streben Sie an?

Die Invagination des Erwachsenen wird in der Regel operativ versorgt, insbesondere um auch die Ursache zu klären bzw. zu beseitigen. Zuvor sollte ein Abdomen-CT zur Bestätigung der Diagnose erfolgen.

Bei älteren Patienten oder Kindern ist abhängig von der Klinik auch ein konservativer Therapieversuch mit einem Einlauf zu rechtfertigen. Hierbei wird durch ein rektal eingeführtes Darmrohr körperwarme Flüssigkeit (ggf. mit Kontrastmittel) zugeführt. Im Ultraschall ist bei Erfolg die Ausstülpung des Darms sichtbar. Führt der Einlauf zu keiner Besserung, sollte zeitnah die Operation erfolgen.

Gelegentlich löst sich die Invagination auch spontan (u. a. auch durch das abführend wirkende Kontrastmittel beim CT).

Welche topografischen Besonderheiten hat der rechte Unterbauch?

2

- Vom ileozökalen Übergang entspringt die Appendix, zudem ist er ein Ort ausgeprägter immunologischer Vorgänge (das lymphatische Gewebe des Appendix besitzt einen hohen Anteil an T-Lymphozyten).
- Viele Kompartimente treffen aufeinander: das Dünndarmmeso mit dem Kolon, die Bauchwand mit dem Retroperitoneum, das Peritoneum mit seinen physiologischen Ausstülpungen wie dem Leistenkanal beim Mann.
- Krankheiten der Organe des Beckens (z. B. Adnexe) und des Retroperitoneums (Niere, Ureter) können in den rechten Unterbauch ausstrahlen.

REFERENZ-KAPITEL IN LAYER P, ROSIEN U (2017) FACHARZTWISSEN GASTROENTEROLOGIE

1.4 Akutes Abdomen, Ileus
5.9 Invagination

2.3 Progrediente Schmerzen im rechten Oberbauch

S. Thiel, U. Rosien

KASUISTIK

Eine 47-jährige Patientin wird mit zunehmenden abdominellen Schmerzen im rechten Oberbauch stationär aufgenommen. Es besteht kein Fieber, eine ähnliche Episode vor 4 Monaten in geringerer Ausprägung wurde erfolgreich vom Hausarzt antibiotisch mit Ciprofloxacin und Metronidazol behandelt.

Welche Differenzialdiagnosen sind zu klären?

Der beschriebene Befund passt am ehesten zu einer symptomatischen Cholecystolithiasis, differenzialdiagnostisch muss auch an eine akute Cholezystitis, Choledocholithiasis, Pankreatitis, ein Gallenblasen- oder Cholangiokarzinom gedacht werden. Weniger wahrscheinlich sind Ulcera ventriculi oder duodeni, rechtsseitige Nierenkolik, Herzinfarkt, Mesenterialinfarkt oder Sphincter-Oddi-Dysfunktion.

Eine symptomatische **Cholecystolithiasis** ist gekennzeichnet durch dumpfe Schmerzen, meist im rechten Oberbauch, insbesondere postprandial, z. T. in Assoziation mit bestimmten Nahrungsmitteln.

Oberbauchschmerzen mit oder ohne Kolik stehen meist am Beginn einer akuten **Cholezystitis,** darüber hinaus bestehen häufig Übelkeit, Erbrechen und – meist mildes – Fieber.

Auch eine **Choledocholithiasis** kann sich in Oberbauchschmerzen äußern, wobei die Schmerzen meist kolikartigen Charakter haben und häufig mit Ikterus, Nausea und Vomitus einhergehen.

Leitsymptom der **akuten Pankreatitis** ist der starke, andauernde Oberbauchschmerz, allerdings weniger rechtsbetont als öfter mit linksbetonter, gürtelförmiger Ausstrahlung in den Rücken oder die Schulter. Mit Zunahme der Schmerzintensität treten regelmäßig Übelkeit und Erbrechen auf. Häufig, aber nicht obligat sind Temperaturen bis 38,5 °C (bei höheren Temperaturen V. a. bakterielle Infektion, z. B. Cholangitis), leichter Ikterus und/oder Gesichtsrötung (Kinine).

Gallen- oder Gallengangskarzinome sind ebenfalls differenzialdiagnostisch einzubeziehen, wobei die Schmerzen meist erst im fortgeschrittenen Stadium auftreten. Leitsymptom ist hier der schmerzlose Ikterus.

Magenulzera können assoziiert sein mit Schmerzen nach der Nahrungsaufnahme, während **Duodenalulzera** zu 50 % das klassische Symptom des Nüchternschmerzes mit Besserung nach Nahrungsaufnahme zeigen. Oft bestehen aber nur uncharakteristische oder gar keine Schmerzen, das Ulkus präsentiert sich primär mit einer Komplikation (Blutung, Perforation).

Welches sind die nächsten diagnostischen Schritte?

Körperliche Untersuchung. Schmerzen bei Palpation im rechten Oberbauch, insbesondere mit Zunahme bei gleichzeitig tiefer Inspiration (**Murphy-Zeichen**), sind ein Hinweis auf eine symptomatische Cholelithiasis oder auch Cholezystitis, sind auch bei Karzinomen in diesem Bereich möglich und finden sich weniger wahrscheinlich bei Ulzera oder Pankreatitis.

Gallenkoliken sind Ausdruck eines passageren Gangverschlusses. Sie treten häufig in Assoziation mit der Nahrungsaufnahme auf, werden als krampfartige, rechtsseitige Oberbauchschmerzen, ausstrahlend in die rechte Schulter oder den Rücken, empfunden, dauern 1–6 Stunden und sind häufig von Übelkeit und Erbrechen begleitet. Fakultativ kommt es zu einem passageren, leichten Ikterus.

Bei Gallenblasen- oder Cholangiokarzinomen wachsen die Tumoren lange Zeit symptomlos oder -arm, erst im fortgeschrittenen Stadium ist das Leitsymptom der **Ikterus** mit oder ohne Bauchschmerzen, manchmal auch Juckreiz. Fakultativ finden sich eine tastbare Resistenz im rechten Oberbauch, eine Hepatomegalie und Gewichtsverlust.

Ein **bretthartes Abdomen** spricht für ein akutes Abdomen, z. B. bei Ulkusperforation, im Gegensatz zum prall-elastischen, tief palpierbaren Abdomen („Gummibauch") bei der akuten Pankreatitis. Im Verlauf der akuten Pankreatitis entwickeln sich rasch Hypotonie und Tachykardie, in schweren Fällen bis zum Vollbild eines Volumenmangelschocks.

Labor. Bei der symptomatischen **Cholezystolithiasis** sind fakultativ γGT, AP, Bilirubin, gelegentlich auch Transaminasen (insbesondere nach Gallenkoliken) erhöht.

Eine Choledocholithiasis kann asymptomatisch verlaufen und sich auch Jahre nach einer Cholezystektomie manifestieren. Bei Verschluss der Gallenwege verläuft der Anstieg der AP schneller als der des Bilirubins; die AP ist aber im Gegensatz zum Bilirubin kein Marker für das Ausmaß der Obstruktion. Da die Obstruktion der Gallenwege durch Konkremente selten komplett ist, liegt das Bilirubin zwischen 2 und 5 mg/dl, selten über 12 mg/dl. Besteht gleichzeitig eine Cholangitis, sind auch die Transaminasen erhöht.

Bei der akuten **Cholezystitis** ist eine Leukozytose bis 15.000/µl typisch und eine milde Erhöhung von Transaminasen, alkalischer Phosphatase und Amylase (**cave:** DD Choledocholithiasis mit akuter Pankreatitis!) fakultativ. Eine Leukozytose über 15.000/µl ist ein Hinweis auf Komplikationen; ein Gesamtbilirubin über 4 mg/dl ist verdächtig auf eine Choledocholithiasis.

Bei der **akuten Pankreatitis** erfolgt bei entsprechendem klinischen Bild die Diagnosesicherung durch den Nachweis erhöhter Pankreasenzymaktivitäten im Serum auf mehr als das Dreifache des oberen Normalwerts. Gebräuchlich ist auch die Bestimmung der Serumamylase, die aber eine geringere prädiktive Zuverlässigkeit aufweist. Die Höhe der Serumenzyme korreliert nicht mit dem Grad der Entzündung.

CRP-Erhöhung, Leukozytose, LDH-Erhöhung, erniedrigtes Serumkalzium, BZ-, GOT-Erhöhung und Albumin-Erniedrigung können ebenfalls wegweisend sein.

In der Regel finden sich bei **Ulzera** keine Laborveränderungen, außer bei Komplikationen, z. B. bei Perforationsanämie.

Befunde der Patientin:

- **Körperlicher Untersuchungsbefund:** wache, vollständig orientierte Patientin in gutem AZ und EZ (163 cm, 54 kg); RR 90/60, Puls 80/min; Temperatur: 36,8 °C; periphere O_2-Sättigung: 99 %; kardiopulmonaler Befund unauffällig; Abdomen: Peristaltik normal, leichte Druckdolenz im rechten Oberbauch, keine Abwehrspannung, keine pathologischen Resistenzen; digitorektale Untersuchung ohne Befund, Nierenlager indolent; übrige internistische und orientierend neurologische Untersuchung unauffällig.
- **Labor** bei Aufnahme: CRP 100, alle übrigen Parameter im Wesentlichen ohne Befund
- **Sonografie:** symmetrische, kurzstreckige, aber deutliche Darmwandverdickung im Bereich der rechten Flexur mit geringer freier Flüssigkeit, Kappenbildung des Mesenteriums und V. a. kleinen intramuralen Abszess (➤ Abb. 2.3)

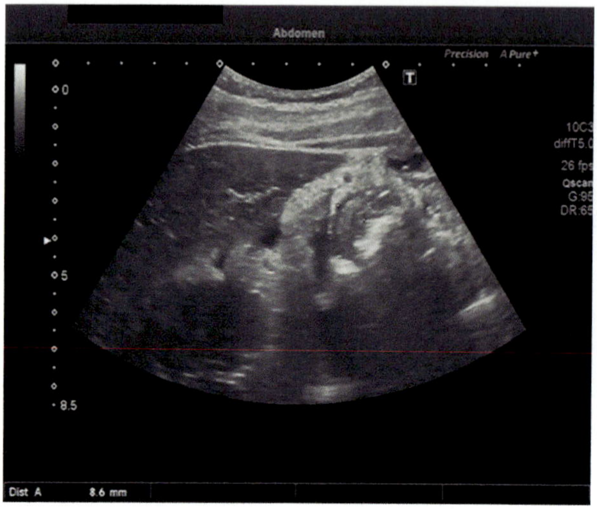

Abb. 2.3 Sonografisches Bild rechter Oberbauch [M817]

Wie gehen Sie diagnostisch weiter vor?

Aufgrund der bereits anhand der Sonografie vermuteten Divertikulitis mit Komplikation (freie Flüssigkeit, Abszess) sollte zur weiterführenden Diagnostik eine Computertomografie mit intravenöser und rektaler Kontrastmittelgabe erfolgen. Aufgrund der ungewöhnlichen Lokalisation (rechte Flexur) ist allerdings die Sinnhaftigkeit des rektalen Kontrastmittels zu diskutieren. Die aus Sonografie und Computertomografie abgeleitete Stadieneinteilung nach AWMF-Leitlinie von 2014 ist für die Prognosebeurteilung und Therapieplanung hilfreich.
Eine Koloskopie ist bei der akuten Entzündung – auch wegen der Perforationsgefahr – nicht indiziert.

CT-Befund der Patientin (➤ Abb. 2.4): gedeckt perforierte Divertikulitis im Bereich der rechten Flexur ohne Hinweis auf freie Perforation, Typ IIa nach AWMF-Leitlinie von 2014.
Nebenbefundlich ausgeprägtes Uterusmyom. Ansonsten unauffällige Darstellung der Abdominalorgane.

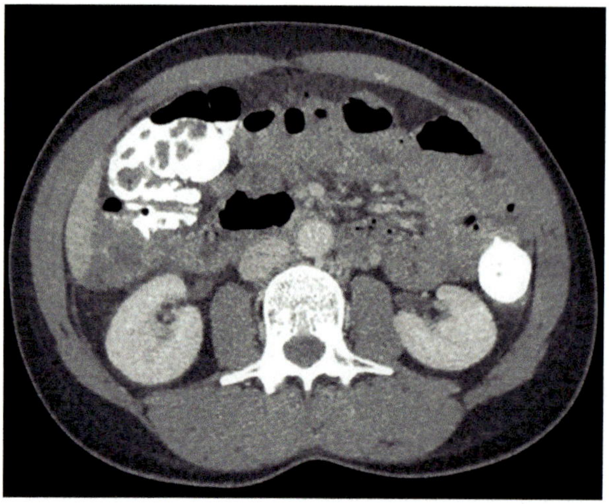

Abb. 2.4 Computertomografisches Bild [T679]

Wie wird die Divertikelkrankheit/Divertikulitis nach der AWMF-Leitlinie von 2014 klassifiziert?

➤ Tab. 2.2

Tab. 2.2 Klassifikation der Divertikulitis/Divertikelkrankheit.

Typ	Diagnose	Charakteristika
Typ 0	**asymptomatische Divertikulose**	Zufallsbefund, asymptomatisch, keine Krankheit
Typ 1	**akute unkomplizierte Divertikelkrankheit/ Divertikulitis**	
Typ 1a	Divertikelkrankheit/Divertikulitis ohne Umgebungsreaktion	• auf die Divertikel beziehbare Symptome • Entzündungszeichen (Labor): optional • typische Schnittbildgebung
Typ 1b	Divertikulitis mit phlegmonöser Umgebungsreaktion	• Entzündungszeichen (Labor): häufig • Schnittbildgebung: phlegmonöse Divertikulitis
Typ 2	**akute komplizierte Divertikulitis**	wie 1b, zusätzlich:
Typ 2a	Mikroabszess	gedeckte Perforation, kleiner Abszess, (< 1 cm); minimale parakolische Luft; Mortalität < 5%
Typ 2b	Makroabszess	para- und mesokolischer Abszess (> 1 cm); Mortalität < 5%
Typ 2c	freie Perforation	freie Perforation, freie Luft/Flüssigkeit generalisierte Peritonitis; Mortalität bei 15–45%
Typ 2c1	eitrige Peritonitis	
Typ 2c2	fäkale Peritonitis	
Typ 3	**chronische Divertikelkrankheit**	rezidivierende oder anhaltende symptomatische Divertikelkrankheit.
Typ 3a	symptomatische unkomplizierte Divertikelkrankheit (SUDD)	• typische Klinik • Entzündungszeichen (Labor): optional
Typ 3b	rezidivierende Divertikulitis ohne Komplikationen	• Entzündungszeichen (Labor) liegen vor • Schnittbildgebung: typisch
Typ 3c	rezidivierende Divertikulitis mit Komplikationen	Nachweis von Stenosen, Fisteln, Konglomerat
Typ 4	**Divertikelblutung**	Nachweis einer Blutungsquelle

Wie sieht die Therapie der akuten Divertikulitis aus?

Die Therapie richtet sich nach dem Schweregrad der Erkrankung.

Eine akute, unkomplizierte Divertikulitis (Stadium 1) kann ambulant mit einer oralen Breitbandantibiose, z. B. mit Ciprofloxacin 2 × 500 mg und Metronidazol 3 × 400 mg für etwa 7–10 Tage, im Stadium 1a auch ohne Antibiotikatherapie behandelt werden. Eine vorübergehende Nahrungskarenz bei ausreichender Trinkmenge mit anschließendem Kostaufbau mit ballaststoffarmer/flüssiger Kost und körperliche Schonung werden empfohlen, ggf. ist die Einnahme von Flohsamenschalen, z. B. Mucofalk (1–3 Btl. tgl.), insbesondere bei trägem oder festem Stuhl, sinnvoll.

Bei akuter komplizierter Divertikulitis (Stadium 2a, 2b) ist die stationäre Behandlung mit i. v.-Antibiose, z. B. 3 × 2 g Mezlocillin oder ein Cephalosporin und 3 × 500 mg Metronidazol über 7–10 Tage, medizinisch indiziert.

Um die Entwicklung von Komplikationen rechtzeitig zu erfassen, sind klinischer Befund und Entzündungsparameter engmaschig zu überwachen. Nach Überwinden der akuten Phase erfolgt ein Kostaufbau mit dem Ziel einer ballaststoffreichen Ernährung im Intervall.

Die Patientin erhielt über 7 Tage eine intravenöse Antibiose mit Metronidazol und Ceftriaxon sowie eine anschließend über 5 Tage fortgesetzte oralisierte Form mit 3 × 400 mg Metronidazol und 2 × 500 mg Ciprofloxacin. Es kam hierunter schnell zu einer klinischen und laborchemischen Regredienz der Erkrankung. Der Kostaufbau wurde gut vertragen, sodass die Patientin nach einem einwöchigen stationären Krankenhausaufenthalt in gebessertem Allgemeinzustand und bei Wohlbefinden entlassen werden konnte.

Wann stellt sich die Indikation zur Operation?

Eine dringliche Indikation zur Operation besteht bei:

- Perforation eines Divertikels oder Ruptur eines Abszesses
- Bildung, Persistenz oder Progression eines Abszesses (nach 48–72 h) unter adäquater Antibiose
- Urosepsis bei vesikokolischer Fistel
- Darmobstruktion/Ileus
- Massiver anhaltender Blutung

Bei **Operation in der akuten Entzündungssituation** kann ein mehrzeitiges Vorgehen mit Anlage eines passageren Anus praeter notwendig werden. In geeigneten Situationen wird man versuchen, durch eine interventionell platzierte Abszess-Drainage den Operationszeitpunkt aus der hochfloriden Entzündungsphase zu verschieben. Bei hohem Alter mit Komorbidität kann in Einzelfällen auch auf eine spätere Operation verzichtet werden.

Die **frühelektive Resektion** schon nach Erstmanifestation ist indiziert

- nach kompliziertem Verlauf (Stadium 2b),
- unter Immunsuppression (dauerhafte Therapie mit Glukokortikoiden, Biologika etc.),
- bei Immunkomprimierten (Immundefekte, HIV),
- bei unsicherem Malignomausschluss.

Eine **elektive** Operation wird empfohlen bei

- früh und/oder schwer rezidivierender Divertikulitis,
- entzündlichem Divertikeltumor,
- anhaltenden Beschwerden auch zwischen den Schüben.

Das erste Rezidiv einer Divertikulitis stellt heute keine grundsätzliche Indikation zur chirurgischen Resektion dar. Es sollte eine individuelle Indikationsstellung unter Berücksichtigung der Frequenz und Schwere der Divertikulitisschübe, des Patientenalters und der Begleiterkrankungen erfolgen. Eine elektive Operation im entzündungsfreien Intervall kann meist laparoskopisch assistiert durchgeführt werden und sollte immer bis zum rektosigmoidalen Übergang erfolgen (Operationsletalität ca. 1 %). Nach Resektion einer unkomplizierten Sigmadivertikulitis werden anhaltende Beschwerden in bis zu 20 % und Rezidivraten von 3–13 % der Fälle beschrieben.

Die Patientin stellte sich bei rezidivierendem Verlauf innerhalb weniger Monate zur elektiven Operation in unserer chirurgischen Abteilung vor. Es wurde eine Hemikolektomie rechts durchgeführt. Der postoperative Verlauf gestaltete sich komplikationslos. Der Kostaufbau wurde von der Patientin gut vertragen. Die Darmtätigkeit setzte zeitgerecht ein. Die Patientin konnte am 4. postoperativen Tag bei Wohlbefinden entlassen werden.

LITERATUR

Leifeld L et al. S2k-Leitlinie Divertikelkrankheit/Divertikulitis. Z Gastroenterol 2014; 52 (7): 663–710.

REFERENZ-KAPITEL IN LAYER P, ROSIEN U (2017) FACHARZTWISSEN GASTROENTEROLOGIE

1.4 Akutes Abdomen, Ileus
6.2 Divertikelkrankheit

2.4 Rezidivierende postprandiale abdominale Schmerzen

L. Göttinger, J. Szuba, C. Pachmann

KASUISTIK

Ein 72-jähriger Patient stellt sich in der Notaufnahme mit rezidivierenden abdominalen Schmerzen vor. Diese seien erstmalig vor etwa eineinhalb Jahren aufgetreten und seither postprandial betont und an Intensität und Frequenz zunehmend zu beobachten. Seit Kurzem seien sie unerträglich stark. Er habe auf die Verdachtsdiagnose eines „empfindlichen Magens" vom Hausarzt einen Protonenpumpeninhibitor ohne Besserung erhalten und versuche nun, „etwas vorsichtiger zu essen", in der Folge habe er ungewollt ca. 5 kg Gewicht in den letzten 3 Monaten verloren. Stuhlveränderungen bestünden nicht.

Vorerkrankungen: Z. n. Stenting der LAD bei KHK vor 4 Jahren. Diabetes mellitus, mit Metformin behandelt. Langjähriger Nikotinabusus, auf ca. 5–10 Zig./d reduziert. Regelmäßige kardiologische Vorstellung, zuletzt vor einem Monat, diese sei unauffällig gewesen. Eine endoskopische Vorsorge sei bislang nie erfolgt.

Welche Differenzialdiagnosen sind zu klären?

Chronisch rezidivierende postprandiale abdominale Schmerzen werden häufig in komplexen Beschwerdebildern genannt und passen zu zahlreichen Differenzialdiagnosen, die wichtigsten umfassen:

- Gallenwegserkrankungen (z. B. Cholelithiasis)
- Pankreaserkrankungen (chronische Pankreatitis, Neoplasien)
- Gastroösophageale Refluxkrankheit
- Magenulzera, Duodenalulzera
- Malignome (insbesondere gastrointestinale, maligne Lymphome, Peritonealkarzinose)
- Gastrointestinale Motilitätsstörungen (chronische intestinale Pseudoobstruktion, Reizdarmsyndrom, Gastroparese, funktionelle Dyspepsie)
- Perfusionsstörungen (Angina abdominalis, Truncus-coeliacus-Kompressions-/Dunbar-/Ligamentum-arcuatum-Syndrom)
- Porphyrie
- C1-Esterase-Inhibitor-Mangel, Histaminintoleranz, Kohlenhydratmalabsorptionssyndrome
- Koronare Herzkrankheit
- Entzündliche Erkrankungen (CED, M. Ormond)
- Adhäsionen
- Arteria-mesenterica-superior-Syndrom (Wilkie-Syndrom)

Welche Untersuchungsverfahren würden Sie als Erste wählen?

Körperliche Untersuchung inklusive digitorektaler Untersuchung sowie Labor, Sonografie des Abdomens und Röntgen-Thorax.

In der **körperlichen Untersuchung** ist ein leichter diffuser Druckschmerz im Oberbauch auszulösen. Das **Aufnahmelabor** zeigt einen leicht verminderten Hämoglobinwert von 12,5 g/dl, erhöhte Cholesterinwerte, eine leicht erhöhte LDH und einen auf 6,9 % erhöhten HbA_{1c}-Wert.

Sonografisch erscheint die Gallenblase reizlos. Magen und Dünndarm weisen eine reguläre Füllung und Peristaltik auf. Die Oberbauchorgane sind aufgrund einer erheblichen Darmgasüberlagerung nur eingeschränkt beurteilbar. Es finden sich eine Aortensklerose, eine mäßiggradige Leberparenchymverfettung sowie eine deutliche Verschmälerung des Nierenparenchyms.

Die **Röntgenaufnahme** des Thorax zeigt einen altersentsprechenden Befund.

Welche diagnostischen Verfahren schließen sich an und warum?

Eine anschließende **Gastroskopie** dient dem Ausschluss ulzeröser oder entzündlicher Prozesse im oberen Gastrointestinaltrakt. Bioptisch können eine Helicobacter-Gastritis und Sprue ausgeschlossen werden.

Eine **Computertomografie** mit oralem und intravenösem Kontrastmittel ist zum Ausschluss abdominaler Malignome sowie zur Darstellung der viszeralen Gefäße indiziert.

Mittels **Endosonografie** lassen sich auch kleine pankreatische, entzündliche oder neoplastische Veränderungen ausschließen.

Die mittels ÖGD entnommenen histologischen Proben zeigen eine leichte, Helicobacter-negative Antrum- und Korpusgastritis. Es findet sich makroskopisch weder erosive Refluxkrankheit noch Ulzera. Das **Abdomen-CT** zeigt eine ausgeprägte Aortensklerose sowie den Verdacht auf eine Abgangsstenose der A. mesenterica superior. Die übrigen Bauchorgane stellen sich regelrecht dar. In der **CT-Angiografie** zeigen sich eine Stenose des Truncus coeliacus sowie eine 90-prozentige Stenose der AMS. Maligne Infiltrate, Adhäsionen oder ein Hinweis auf eine Systemerkrankung ergeben sich nicht.

Welche ist die wahrscheinlichste Diagnose? Begründen Sie Ihre Einschätzung.

Es besteht der Verdacht auf eine **Angina abdominalis** bzw. chronische mesenteriale Ischämie bei fortgeschrittener Arteriosklerose mit validierten, teils hochgradigen Stenosen. Die CT-Angiografie stellt hierbei die zuverlässigste Methode bei Verdacht auf eine viszerale Durchblutungsstörung dar. Klinisch können auch selbst höhergradige Stenosen asymptomatisch bleiben oder nur als malabsorptive Symptomatik in Erscheinung treten (bei ausgeprägtem Gewichtsverlust ist eine Diagnostik hinsichtlich exokriner Pankreasinsuffizienz oder Dünndarmresorptionsstörung erforderlich).

Abzugrenzen von der chronischen Angina abdominalis ist die **akute Mesenterialischämie,** die mit einem plötzlich oder schleichend einsetzenden abdominalen Schmerz einhergeht und meist nicht klassische Symptome einer Angina abdominalis aufweist. Zur akuten Ischämie kommt es durch eine Arterienembolie (50 %) oder Thrombose (25 %), auch eine nichtokklusive Genese tritt frequent auf (NOMI, 20 %). Infolge der Perfusionsstörung kann sich im schlimmsten Fall eine Darmnekrose entwickeln. Beachtenswert ist in diesem Zusammenhang ein mögliches „stilles Intervall" nach einem akuten Schmerzereignis. Die Letalität beträgt bis zu 80 %. Eine Durchblutungsstörung im Endstrombereich (ohne Korrelat in der Gefäßdarstellung) ist die ischämische Kolitis mit meist schmerzloser peranaler Blutung.

Wie sollte weiter vorgegangen werden bzw. welche Therapiemöglichkeiten kennen Sie?

Da bei diesem Patienten umschriebene Stenosen vorliegen, ist eine **Revaskularisation** erfolgversprechend. Diese kann mittels operativer Thrombendarteriektomie, aortoviszeralem Bypass oder – wenn möglich – perkutaner Angioplastie (PTA) mit oder ohne Stentimplantation erfolgen.

Das individuelle Operationsrisiko ist in die Entscheidung einzubeziehen, da es sich häufig um multimorbide Patienten handelt. Die operativen Verfahren ziehen je nach Literaturquelle eine 0- bis17-prozentige perioperative Mortalität nach sich. Die postoperative Verschlussrate nach drei Jahren beträgt ca. 15 %. Die PTA ist vor allem für kurzstreckige Stenosen geeignet.

Bei dem Patienten erfolgte die perkutane transluminale Angioplastie mit Implantation eines unbeschichteten Metallstents in die abgangsnahe A. mesenterica superior. Nach der Intervention waren unmittelbar eine klinische Besserung sowie eine langsam progrediente Gewichtszunahme zu verzeichnen. Die kardiovaskulären Risikofaktoren wurden therapeutisch optimiert.

REFERENZ-KAPITEL IN LAYER P, ROSIEN U (2017) FACHARZTWISSEN GASTROENTEROLOGIE

1.3 Chronischer Abdominalschmerz, Dyspepsie
1.4 Akutes Abdomen, Ileus
16.1 Durchblutungsstörungen des Darms

2.5 Wiederholt auftretende Schmerzen im Oberbauch

T. Niedergassel, U. Rosien

KASUISTIK

Ein 39-jähriger Mann stellt sich mit akuten Oberbauchschmerzen in Ihrer Notaufnahme vor. Die Schmerzen bestünden seit dem Aufstehen, Fieber habe er nicht gemessen. Übel sei ihm prinzipiell seit eh und je und er neige generell zu weichem Stuhlgang.

Welche weiteren anamnestischen Fragen sind hier unerlässlich?

Wichtig sind hier insbesondere die Fragen nach einer Ulkusanamnese, Schmerzcharakter und -intensität, ähnlichen Episoden in der Vergangenheit, Alkohol, Nikotin oder anderen Drogen, Stuhl- und Urinveränderungen sowie Voroperationen.

Der Patient berichtet, dass er schon seit Jahren unter ähnlichen Schmerzepisoden leide. Eine Magenspiegelung sei vor längerer Zeit durchgeführt worden und dabei sei „alles in Ordnung" gewesen. Operiert worden sei er noch nie. Der Schmerz sei ständig da und strahle über den gesamten Oberbauch aus. Er rauche seit dem 16. Lebensjahr ca. eine Schachtel Zigaretten pro Tag und konsumiere ca. 1 l Bier täglich sowie gelegentlich auch höherprozentige Alkoholika.

Wie lauten Ihre Differenzialdiagnosen? Welche weiteren Schritte veranlassen Sie?

- (Reflux-)Ösophagitis
- Akute Gastritis
- Ulcus ventriculi/duodeni
- Akute Cholezystitis
- Choledocholithiasis
- Akute/chronische Pankreatitis
- Mesenterialischämie
- Angina abdominalis
- Pankreaskarzinom
- Appendizitis
- Divertikulitis
- Milzinfarkt
- Nephrolithiasis

Sie bestimmen des Weiteren zunächst das Routinelabor bestehend aus Differenzialblutbild, Elektrolyten, Retentionsparametern, Transaminasen, Pankreasfermenten, CRP und BSG.

Auffällig erscheinen hier ein makrozytäres Blutbild, eine Leukozytose von 12.000/µl, GOT 80 U/l, GPT 110 U/l, GGT 100 U/l, AP 180 U/l, Lipase 200 U/l, CRP 35 mg/l (normal ≤ 5 mg/l), BSG 20/40 mm/h.

Wie ist das weitere Vorgehen? Erläutern Sie bitte Ihre Schritte.

Natürlich denken Sie zunächst an die **klinische Untersuchung.** Hier fällt Ihnen ein Druckschmerz epigastrisch auf; insgesamt ist das Abdomen zwar nicht bretthart, aber auch nicht so butterweich, dass Sie es als Reizmagen abtun könnten. In der digitorektalen Untersuchung stellen Sie normalen Stuhl am Fingerling und keine weiteren Auffälligkeiten fest.

Als Nächstes planen Sie eine **Sonografie des Abdomens** als nichtinvasives, kostengünstiges und zeitnah/ubiquitär verfügbares Untersuchungsverfahren.

Sonografisch sehen Sie folgendes Bild (➤ Abb. 2.5): Was erkennen Sie?

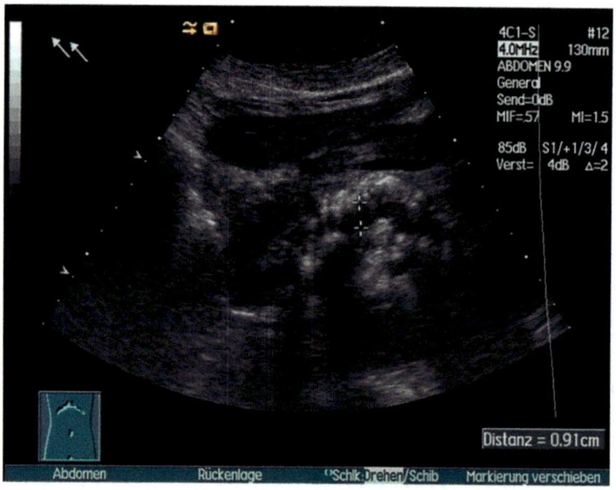

Abb. 2.5 Sonografisches Bild des Pankreas im Oberbauchquerschnitt [M817]

Sie sehen eine atroph veränderte Bauchspeicheldrüse mit deutlichen Kalzifikationen und einem abschnittsweise erweiterten Ductus Wirsungianus. Veränderungen im Sinne einer akuten ödematösen Pankreatitis mit peripankreatischem Ödem finden sich jedoch nicht.

Des Weiteren stellen Sie sonografisch eine deutliche Parenchymverdichtung der Leber im Sinne einer Fettleber fest; freie Flüssigkeit oder andere Foci sind nicht zu erkennen.

Wie lautet die nun wahrscheinlichste Differenzialdiagnose? Begründen Sie bitte!

Am ehesten handelt es sich um eine chronisch kalzifizierende Pankreatitis mit einem akuten Schub. Prinzipiell kann auch ein Ulkus noch nicht ausgeschlossen werden, doch die Beschreibung des Schmerzcharakters zusammen mit den anamnestisch angegebenen Noxen und den sonografisch gesehenen Veränderungen erhärten Ihren Verdacht.

Kennen Sie die Definition der chronischen Pankreatitis?

Die chronische Pankreatitis ist eine Erkrankung der Bauchspeicheldrüse, bei der durch rezidivierende Entzündungsschübe das Pankreasparenchym durch fibrotisches Bindegewebe ersetzt wird. Folge des bindegewebigen Umbaus ist ein fortschreitender Verlust der exokrinen und endokrinen Pankreasfunktion.

Schmerzen sind das Hauptsymptom von Patienten mit chronischer Pankreatitis.

Die chronische Pankreatitis stellt einen Risikofaktor für ein Pankreaskarzinom dar. Eine chronische Pankreatitis reduziert die Lebensqualität und die Lebenserwartung Betroffener deutlich.

Welche Ursachen der chronischen Pankreatitis kennen Sie (➤ Tab. 2.2)?

Tab. 2.3 Ursachen der chronischen Pankreatitis

Häufig	Alkohol und/oder Nikotin
Weniger häufig/selten	idiopathisch juvenile („Early-onset"-)Form Alters-(„Late onset"-)Form hereditär autoimmun/chronisch entzündliche Darmerkrankungen Hyperparathyreoidismus und andere Hyperkalzämiesyndrome Pankreasgangobstruktion (z. B. posttraumatisch) Trauma

Alkoholabusus (70–85 %) ist die weitaus häufigste Ursache für das Ausbilden einer chronischen Pankreatitis. Häufig mit dem Alkoholkonsum vergesellschaftet, aber letztlich unabhängiger kausaler Faktor, der zunehmend in den Vordergrund tritt, ist der **Nikotinkonsum.** Die meisten Patienten sind männlich (ca. 70–80 %). Es findet sich in den meisten Fällen ein mehr als zehnjähriger Alkoholkonsum von mehr als 50–80 g/d (d. h. täglich > 1–2 l Bier, > ½ bis ¾ l Wein etc.); eine größere Empfindlichkeit beim weiblichen Geschlecht wird angenommen. Die alkoholische chronische Pankreatitis manifestiert sich meistens zwischen dem 30. und 45. Lebensjahr. Die Pathomechanismen sind nur teilweise bekannt. Vermutet wird eine repetitive Folge von nekrotisierenden und fibrosierenden Entzündungsschüben. Genetische Mechanismen – und der Kofaktor Nikotin – erklären möglicherweise, warum nur eine Minderheit der chronischen Alkoholiker eine chronische Pankreatitis entwickelt.

Eine **idiopathische Pankreatitis** besteht in 10–25 % der Fälle. Innerhalb der idiopathischen Form lassen sich zwei Untergruppen, die juvenile und die Altersform abgrenzen, die sich untereinander und im Vergleich mit der alkoholischen Pankreatitis hinsichtlich des Verlaufs und der klinischen Präsentation unterscheiden. Klinische Charakteristika lassen vermuten, dass die Altersform mit der chronischen alkoholischen Pankreatitis verwandt ist. Die idiopathische chronische Pankreatitis im Kindheitsalter weist dagegen große Ähnlichkeiten mit der hereditären Pankreatitis (ca. 1–4 %) auf.

Eine Sonderform der chronischen Pankreatitis ist die **obstruktive chronische Pankreatitis,** die sich proximal eines pankreatischen Abflusshindernisses mit Atrophie und fibrotischer Umwandlung des Parenchyms entwickelt.

Ein weiterer Sonderfall besteht in der **Autoimmunpankreatitis,** die unter anderem bei Patienten mit chronisch-entzündlicher Darmerkrankung beobachtet werden kann.

Welche Formen der hereditären Pankreatitis kennen Sie?

Die häufigsten Mutationen betreffen das Trypsinogen-Gen und das Gen für den sekretorischen Proteaseinhibitor (SPINK-1). Patienten mit einer Mutation im Trypsinogen-Gen tragen ein deutlich erhöhtes Risiko, ein Pankreaskarzinom zu entwickeln.

Warum sind die Zusammenhänge zwischen hereditärer Pankreatitis und alkoholischer Pankreatitis wichtig?

Bei genetischer Prädisposition ist eine Auslösung der Pankreatitis bereits bei deutlich verminderter Dosis der Noxen Alkohol und Nikotin möglich. Bei Patienten mit einer chronischen Pankreatitis und ebenso erkrankten Verwandten ersten oder zweiten Grades sollte eine molekulargenetische Testung auf Mutationen im PRSS1-Gen angeboten werden, insbesondere wenn das Erkrankungsalter im Jugendlichen- oder jungen Erwachsenenalter liegt.

Kennen Sie die Stadieneinteilung der chronischen Pankreatitis anhand von ERCP-Befunden? Bewerten Sie die Klassifikation durch bildgebende Verfahren.

Die **Cambridge-Klassifikation** von 1984 unterscheidet die chronische Pankreatitis anhand von ERCP-Befunden in 4 Stadien:

- 0 = keine Veränderungen
- I° = verplumpte/erweiterte Seitenäste
- II° = Hauptgangsveränderungen
- III° = Hauptgangstenose, Konkremente, Zystendarstellung

Parenchymverkalkungen (in Nativaufnahme/CT/EUS) gelten als pathognomonisch für die chronische Pankreatitis. Alle Parameter bildgebender Klassifikationsverfahren (z. B. auch die endosonografischen Rosement-Kriterien) korrelieren jedoch schlecht mit der für die Behandlung entscheidenden exokrinen und endokrinen Funktion.

> 6 Monate später stellt sich der Patient erneut in der Notaufnahme vor. Er klagt erneut über Schmerzen, die seit 3 Wochen deutlich progredient und intensiver ausgeprägt seien als bei früheren Schüben. Entfärbter Stuhl, Durchfall oder Fieber seien nicht aufgetreten.

Nennen Sie die wichtigsten Komplikationen der chronischen Pankreatitis.

- Lokale Komplikationen:
  - Pseudozystenbildung, -infektion, -einblutung
  - Obstruktion des Ductus pancreaticus durch Striktur oder Konkrement mit persistierenden Schmerzen oder rezidivierenden Schmerzschüben
  - Röhrenstenose des Ductus choledochus
  - Duodenalstenose
  - Kolonstenose
  - Fistelbildung
  - pankreatogener Aszites
  - Portalvenen- und/oder Milzvenenthrombose

- Systemische Komplikationen:
  - exokrine Pankreasinsuffizienz
  - endokrine Pankreasinsuffizienz
  - (duktales) Pankreaskarzinom

Bereits nativsonografisch zeigt sich eine echoarme, glatt begrenzte Raumforderung im Bereich des Pankreaskopfes. Im Abdomen-CT sehen Sie eine neu aufgetretene Pankreaspseudozyste ohne Wandenhancement von ca. 3 cm Durchmesser mit Aufstau des Ductus Wirsungianus.

Diskutieren Sie die Behandlungsoptionen.

Prinzipiell kommen konservative, interventionelle oder chirurgische Therapiemaßnahmen in Betracht. Angesichts der Beschwerdesymptomatik des Patienten und des aufgestauten Ductus Wirsungianus scheint eine rein symptomatisch analgetische Therapie unzureichend.

Interventionell kommen sowohl eine (endosonografisch gezielte) Punktion und ggf. Drainage der Pankreaspseudozyste sowie eine ERP mit Stenting des Ductus Wirsungianus infrage. Chirurgisch ergeben sich die Optionen einer (ggf. pyloruserhaltenden) Pankreaskopfresektion bzw. einer Whipple-Operation oder eine modifizierte Pankreasdrainage nach Frey.

In den wenigen Studien, die hierzu publiziert sind, erweist sich die Operation als das grundsätzlich erfolgreichere Vorgehen. Einem Drittel der Patienten kann in dieser Situation jedoch auch dauerhaft durch eine endoskopische und damit weniger invasive Intervention geholfen werden.

Unter endoskopischer Stentversorgung des Pankreasgangs geht es dem Patienten anhaltend besser. Etwa 1 Jahr nach Ende der Stenttherapie berichtet der Patient jedoch über zunehmende Diarrhöen, insbesondere postprandial. Gleichzeitig habe er 2 kg Gewicht verloren.

Welche Komplikation der chronischen Pankreatitis hat sich jetzt wohl entwickelt und wie können Sie sie diagnostizieren?

Wahrscheinlich hat sich im langjährigen Verlauf der Erkrankung eine exokrine Insuffizienz entwickelt. Orientierend kann die exokrine Funktion durch die Konzentration der Elastase im Stuhl geprüft werden. Werte unter 100 µg/ml machen eine signifikante Funktionsschwäche wahrscheinlich. Als nichtinvasiver Test steht der ^{13}C-Triglyzerid-Atemtest zur Verfügung. Ist die Resorption der Testsubstanz unter 6 % vermindert, ist die Diagnose einer exokrinen Insuffizienz verlässlicher gesichert als mit der Elastasebestimmung.

Sie leiten eine Enzymsubstitution in adäquater Dosierung ein. Trotzdem nimmt der Patient nicht an Gewicht zu bei persistierenden Fettstühlen. Warum kann eine alleinige Enzymsubstitution unzureichend sein? Wie können Sie intervenieren?

Parallel mit dem Rückgang der Enzymproduktion wird auch weniger Bikarbonat im Pankreas produziert. So kann im Duodenum ein saures, durch die Magensäure unterhaltenes Milieu persistieren, in dem die Pankreasenzyme rasch inaktiviert werden. Diese Situation kann durch eine Therapie mit PPI ausgeglichen werden.

LITERATUR

Hoffmeister A, Mayerle J, Beglinger C et al. S3-Leitlinie Chronische Pankreatitis. Z Gastroenterol 2012; 50:1176–1224

Löhr JM et al.; HaPanEU/UEG Working Group. United European Gastroenterology evidence-based guidelines for the diagnosis and therapy of chronic pancreatitis. United Europ Gastroenterol J 2017; 5(2): 153–199.

Ockenga J et al.; Committee DS. S3-Leitlinie der Deutschen Gesellschaft für Ernährungsmedizin (DGEM) in Zusammenarbeit mit der GESKES, der AKE und der DGVS: Klinische Ern.hrung in der Gastroenterologie (Teil 2) – Pankreas. Aktuel Ernhrungsmed 2014; 39: e43–e56.

REFERENZ-KAPITEL IN LAYER P, ROSIEN U (2017) FACHARZTWISSEN GASTROENTEROLOGIE

1.3 Chronischer Abdominalschmerz, Dyspepsie
1.4 Akutes Abdomen, Ileus
12.3 Chronische Pankreatitis
12.4 Pankreasinsuffizienz

2

2.6 In den Rücken ausstrahlende Oberbauchschmerzen

L. Mancke, P. Layer

KASUISTIK

Ein 64-jähriger Mann berichtet während einer Kontrolluntersuchung bei seinem Endokrinologen, bei dem er wegen einer Hashimoto-Thyreoiditis in Behandlung ist, über seit 8 Wochen bestehende Oberbauchschmerzen. Diese würden in den Rücken ziehen und seien in ähnlicher Form schon einige Male zuvor aufgetreten. Laborchemisch präsentieren sich erhöhte Serum-Pankreasenzyme, woraufhin der Patient zur weiteren Abklärung zum Gastroenterologen überwiesen wird. Die weitere Anamnese ergibt einen unauffälligen Alkohol- und Nikotinkonsum.

In den letzten 2 Monaten habe er 4 kg Gewicht verloren, er verspüre häufiger Übelkeit und fühle sich geschwächt. Als Vorerkrankung ist die erwähnte Hypothyreose bekannt. Die körperliche Untersuchung ergibt als Auffälligkeiten ein dezent druckschmerzhaftes Abdomen mit Punctum maximum im Epigastrium sowie einen diskreten Sklerenikterus.

Labor: Lipase: 412 U/l, Amylase: 328 U/l, alkalische Phosphatase: 286 U/l, γ-GT: 312 U/l, Gesamtbilirubin: 3,2 mg/dl. Transaminasen im Normbereich. Der Nüchternblutzucker liegt bei 134 mg/dl.

An welche Differenzialdiagnosen denken Sie und welche Fragen in der Anamnese helfen Ihnen, diese weiter einzugrenzen?

Bei dem Leitsymptom „in den Rücken ziehende Oberbauchschmerzen“ ist vor allem an Erkrankungen des Pankreas zu denken. Ein akutes Ereignis, im Sinne einer **akuten Pankreatitis,** ginge eher mit stärkeren klinischen Beschwerden und höheren Serum-Pankreasenzymen einher. Um eine **medikamentös induzierte Pankreatitis,** die in den meisten Fällen ebenfalls akut verläuft, ausschließen zu können, sollte eine genaue Medikamentenanamnese erfolgen. Der häufigste Risikofaktor für eine chronische Pankreatitis, der **Alkoholkonsum,** wurde glaubhaft verneint. Die **hereditäre Pankreatitis** manifestiert sich erwartungsgemäß im Kindesalter, wie auch die juvenile idiopathische Form. Die idiopathische chronische Pankreatitis als Alters-(„Late-onset“-)Form ist selten. Das **Pankreaskarzinom** gilt als wichtigste auszuschließende Differenzialdiagnose. Gleichzeitig bestehen Hinweise auf ein autoimmunologisches Geschehen im Sinne einer **Autoimmunpankreatitis (AIP)** durch die bei dem Patienten bekannte Hashimoto-Thyreoiditis.

Was ist Ihr nächster diagnostischer Schritt?

Abdomensonografie.

Abdominalsonografisch präsentiert sich das Pankreas im Binnenreflexmuster echoarm bei verdicktem Pankreaskopf und verplumptem Pankreasschwanz. Gallensteine sind nicht nachweisbar. Der DHC ist im Bereich der Hepatikusgabel mit 1,4 cm erweitert. Die Gallengangswand erscheint verdickt. Das Leberparenchym ist ebenso wie die übrigen Abdominalorgane unauffällig.

Neben der wichtigen auszuschließenden Diagnose eines Pankreaskarzinoms ist eine Autoimmunpankreatitis denkbar. Neben bekannter Hashimoto-Thyreoditis spricht welche Begleiterscheinung für eine AIP?

Die erhöhten Cholestasewerte und das sonografische Bild einer Cholangitis mit verdickter Gallenwegswand.

In über 60 % der Fälle besteht eine begleitende Cholangitis. In der ERCP und MRCP kann diese einer primär sklerosierenden Cholangitis ähneln. Jedoch ist die begleitende Cholangitis bei einer AIP sehr viel besser mittels Steroiden therapierbar.

Welche weitere Labordiagnostik würden Sie bei V. a. ein autoimmunologisches Geschehen veranlassen?

Hinweisend ist eine Hypergammaglobulinämie, die z. B. mittels Eiweißelektrophorese dargestellt werden kann. Serologische Tests zum Nachweis der IgG-Subklassen mit der Frage nach IgG4-Erhöhung sind bei der Verdachtsdiagnostik einer Autoimmunpankreatitis angezeigt. Darüber hinaus ist die Bestimmung von ANA, Laktoferrin- und Karboanhydrase-II-Antikörpern zu empfehlen. Fehlende Autoantikörper schließen eine AIP jedoch nicht aus.

Welche weiteren bildgebenden Verfahren zur Beurteilung des Pankreas kommen für Sie in Betracht und wie stellt sich die AIP typischerweise dabei dar?

Bei der Verdachtsdiagnose Autoimmunpankreatitis ist die **endosonografische Darstellung** des Pankreas indiziert. Das klassische Bild ist die fokale oder diffuse Vergrößerung des Pankreas, weswegen es auch als „wurstartig“ oder „sausage-like“ bezeichnet wird. Eine endosonografisch gezielte Feinnadelpunktion (EUS-FNP) ist bei unklaren Verläufen zur Abgrenzung eines malignen Geschehens hilfreich. In einigen Fällen gelingt die Darstellung einer lymphoplasmozytären sklerosierenden Pankreatitis mit dem Nachweis IgG4-positiver Plasmazellen, was die Diagnose erhärtet. Ferner ist das Kontrastmittelverhalten in der MRT oder CT zur Differenzierung eines Pankreaskarzinoms hilfreich. In der ERCP/**MRCP** zeigen sich segmentale oder diffuse Stenosierungen des Pankreasgangs. Im Unterschied zu anderen chronischen Pankreatitiden werden Pseudozysten, intraduktale Konkremente oder Kalzifikationen bei der AIP selten dargestellt.

Der IgG4-Konzentration i.S. bei dem Patienten beträgt 336 U/l; übrige Antikörper liegen im Normbereich. Endosonografisch zeigt sich eine fokal herabgesetzte Echogenität mit vergröberter Binnenstruktur im Bereich des vergrößerten Pankreaskopfes. Von einer Feinnadelpunktion wurde aufgrund fehlenden Einverständnisses des Patienten abgesehen. Zur weiteren Beurteilung, insbesondere der Gallenwege, bei erhöhten Cholestaseparametern wird eine MRCP durchgeführt. Es bestätigt sich die unscharf begrenzte Ausdehnung des Pankreaskopfparenchyms mit verspäteter Bildkontrastverstärkung. Der distale Ductus hepatocholedochus zeigt sich kurzstreckig (4 mm) verengt mit einer prästenotischen Dilatation von 2,2 cm. Auch das intrahepatische Gallengangssystem erscheint weitgestellt.

Welche Formen der AIP gibt es und welche zusätzlichen diagnostischen Kriterien sind charakteristisch?

Bei der AIP handelt es sich um eine Autoimmunerkrankung, die in **zwei Subtypen** unterschieden wird:

- **Typ 1** geht häufig mit einer Erhöhung des IgG4-Werts einher und wird daher in Verbindung mit den „IgG4-related sclerosing diseases“, zu denen u. a. das Sjögren-Syndrom und die Hashimoto-Thyreoiditis gehören, gebracht.
- **Typ 2** ist gelegentlich, meist jedoch nicht IgG4-vermittelt. In 15–30 % der Fälle tritt diese Form zusammen mit einer chronisch-entzündlichen Darmerkrankung auf.

Fällt ein an einer Ileitis terminalis erkrankter Patient mit leicht erhöhten Lipasewerten auf, ist an eine begleitende Autoimmunpankreatitis zu denken.

Diagnosekriterien der Autoimmunpankreatitis:

Eine Autoimmunpankreatitis gilt als gesichert, wenn mindestens zwei der folgenden Kriterien erfüllt sind:

- **Typische Bildgebung** (Sonografie, CT, MR, ERCP):
  - Pankreasvergrößerung: fokal (DD Pankreaskarzinom) oder diffus (wurstförmig)
  - Stenosierungen des Pankreasgangs: segmental oder diffus
  - Beteiligung der Gallenwege: Cholangitis in > 70 %
- **Serologische oder klinische Autoimmunkriterien:**
  - insbesondere IgG4-Vermehrung; suspekt, wenn > 140 mg/dl; praktisch beweisend, wenn > 300 mg/dl
  - Hyperimmunglobulinämie, v. a. IgG, ANA, RF, Laktoferrin-Antikörper, Karboanhydrase-II-Antikörper
  - Assoziation mit Hashimoto-Thyreoiditis, Sjögren-Syndrom, chronisch-entzündlichen Darmerkrankungen und zahlreichen anderen Autoimmunstörungen
- **Histologie:** lymphoplasmozytäre Infiltrationen (Typ 1); granulozytäre epitheliale Gangläsionen (Typ 2); Fibrosierungen
- **Ex juvantibus:** Ansprechen (klinisch, serologisch, morphologisch) auf Steroide (40–60 mg/d)

Welche Therapie schlagen Sie vor? Wie lange sollte diese durchgeführt werden?

Bei der AIP ist eine Therapie mit Steroiden indiziert, z. B. Prednisolon 1 mg/kgKG/d für 2 (–4) Wochen (Hinweis: Sollten die Diagnosekriterien nicht ausreichend erfüllt worden sein, ist ein probatorischer Versuch mit Steroiden möglich). Zu bedenken ist, dass der Typ 2 oft langsamer anspricht als Typ 1. Nach Ansprechen sollte eine wöchentliche Reduktion von 5 mg bis zu einer Erhaltungsdosis von 5–10 mg Prednisolon als Rezidivprophylaxe für 6–12 Monate umgesetzt werden. Die Hälfte der Patienten benötigt eine längerfristige Immunsuppression (z. B. Azathioprin, 2–2,5 mg/kg KG/d; 6-Mercaptopurin, 1–1,5 mg/kg KG/d).

Bei für eine Autoimmunpankreatitis typischer Bildgebung, bekannter Hashimoto-Thyreoiditis sowie dem Verdacht auf eine begleitende IgG4-assoziierte Cholangitis ist die probatorische Therapie mit Steroiden indiziert. Der Patient erhält 60 mg Prednisolon. Laborchemisch zeigt sich bereits nach 4 Tagen ein Rückgang der Pankreas- und Cholestasewerte. Eine Kontroll-MRCP nach 10 Wochen zeigt ebenfalls eine morphologische Verbesserung.

Im oben genannten Fallbeispiel fällt ein erhöhter Nüchternblutzuckerspiegel auf. Wie ist dieser ätiologisch zu interpretieren und wie ist die Prognose unter immunsuppressiver Therapie einzuschätzen?

Der erhöhte Nüchternblutzuckerspiegel ist möglicherweise ein Hinweis auf einen pankreopriven Diabetes mellitus im Rahmen der chronischen Entzündung. Bei adäquater Therapie ist mit einem Rückgang der endokrinen Pankreasdysfunktion zu rechnen.

LITERATUR

Hoffmeister A, Mayerle J, Beglinger C et al. S3-Leitlinie Chronische Pankreatitis. Z Gastroenterol 2012; 50:1176–1224

REFERENZ-KAPITEL IN LAYER P, ROSIEN U (2017) FACHARZTWISSEN GASTROENTEROLOGIE

1.3 Chronischer Abdominalschmerz, Dyspepsie
12.5 Autoimmunpankreatitis

2.7 Chronisch-rezidivierende Bauchschmerzen mit Übelkeit

A. Buchholtz, J. Keller

KASUISTIK

Eine 40-jährige Patientin, die vor Kurzem ihren Wohnort gewechselt hat, stellt sich mit chronisch-rezidivierenden Bauchschmerzen, Meteorismus und Übelkeit in Ihrer Praxis vor. **Klinisch** zeigt sich die Patientin in leicht reduziertem Allgemein- und Ernährungszustand (165 cm/46 kg). Die Beschwerden seien nicht neu, sondern bestünden seit einem schweren gastrointestinalen Infekt vor 6 Jahren. In dieser Zeit habe sie auch deutlich und progredient an Gewicht verloren, bislang 16 kg. Sie leide meist unter Obstipation. In der vorangehenden Woche habe sie z. B. über 6 Tage keinen Stuhlgang gehabt und diesen dann auch nur durch hochdosierte Abführmittel herbeiführen können. Zwischenzeitlich bestünden aber auch Phasen mit Diarrhöen (bis zu 6 breiig-wässrige Stuhlgänge/d). Bei besonders ausgeprägten Beschwerden sei sie vor 3 und vor 5 Jahren unter dem Verdacht auf einen Darmverschluss laparotomiert worden. Beim ersten Mal habe man keine Ursache gefunden, beim zweiten Mal einzelne, aber wohl unbedeutende Verwachsungen gelöst. Sie sei bislang unter der Verdachtsdiagnose Reizdarmsyndrom mit verschiedenen Medikamenten behandelt worden, die aber keine wesentliche Besserung erbracht hätten. Weitere chronische Erkrankungen habe sie nicht.

Benennen Sie mögliche Differenzialdiagnosen.

Ursachen von chronischen abdominalen Schmerzen ± Stuhlgangsveränderungen:

- Reizdarmsyndrom
- Kohlenhydratmalabsorption
- Malignome
- Chronische Pankreatitis
- Briden/Verwachsungsbauch
- Darmischämie
- Sprue
- CED
- Stoffwechselerkrankungen und Intoxikationen (Porphyrie, C1-Esterase-Inhibitormangel, Urämie)
- Schwere gastrointestinale Motilitätsstörung (z. B. Gastroparese, chronische intestinale Pseudoobstruktion)
- Gynäkologische Erkrankung (z. B. Endometriose)

Wie schätzen Sie die bisherige Verdachtsdiagnose Reizdarmsyndrom ein?

Das Symptommuster mit abdominalen Schmerzen, Meteorismus und Stuhlgangsveränderungen passt zum Reizdarmsyndrom. Übelkeit als zusätzliches Symptom kommt häufig vor, teils wegen der möglichen Überlappung mit den Symptomen einer funktionellen Dyspepsie. Der vorangegangene schwere gastrointestinale Infekt kommt als Auslöser/Ursache infrage (postinfektiöses Reizdarmsyndrom). Weil das Reizdarmsyndrom zudem eine sehr hohe Prävalenz hat (je nach verwendeter Definition ca. 5–15 % der hiesigen Bevölkerung), ist diese Differenzialdiagnose unbedingt zu bedenken. Der ausgeprägte Gewichtsverlust spricht jedoch dagegen und ein Reizdarmsyndrom erklärt auch nicht das Auftreten von Ileuszuständen.

Sie führen initial eine körperliche Untersuchung sowie eine Abdomensonografie durch.
Auffällige Befunde bei der **körperlichen Untersuchung** (neben reduziertem AZ und EZ): Abdomen mit reizloser Narbe, stark meteoristisch gebläht, ubiquitärer mäßiger Druckschmerz, keine Resistenzen tastbar, Darmgeräusche spärlich, digital rektale Untersuchung unauffällig.
Sonografie: Oberbauchorgane wegen ausgeprägtem Meteorismus nur sehr eingeschränkt einsehbar, beurteilbare Abschnitte von Pankreas und Leber unauffällig, Nieren unauffällig, einzelne Dünndarmabschnitte teils deutlich distendiert (bis 3 cm) und vermehrt mit Flüssigkeit/Chymus gefüllt, fragliche Pendelperistaltik, keine erkennbare Darmwandverdickung, kein erkennbares Passagehindernis bei auch im Mittel- und Unterbauch eingeschränkter Beurteilbarkeit.

2

Welche weiteren diagnostischen Schritte halten Sie prinzipiell für sinnvoll?

Die Beschwerden sind gravierend, ihre Ursache ist bislang unklar und die Palette der infrage kommenden Differenzialdiagnosen sehr breit. Deshalb ist eine umfassende Diagnostik indiziert:
Laboruntersuchungen: Erfassen von Entzündungsparametern, Zeichen der Malabsorption, Elektrolyten, TSH, Tumormarkern; ggf. schrittweise ergänzend C1-Esterase-Inhibitor, Porphyriediagnostik, Autoantikörperdiagnostik wie bei V. a. Kollagenose, ANNA-1/Anti-Hu-Autoantikörper
Endoskopie: ÖGD + Ileokoloskopie, inkl. Biopsien (auch Duodenum), vor allem wegen der int. Diarrhöen, ggf. orale Endosonografie zum Ausschluss eines Pankreasprozesses, evtl. Kapselendoskopie (z. B. minimale Crohn-Läsionen?)
Sonstige Bildgebung: zweites Schnittbildverfahren, bevorzugt MRT-Sellink, zur Beurteilung der abdominalen Organe einschließlich des Dünndarms (Dünndarm-Crohn? Briden?)
Funktionsdiagnostik: H_2-Atemtests zum Ausschluss einer Kohlenhydratmalabsorption und einer bakteriellen Fehlbesiedlung, Transittests, bei unergiebiger sonstiger Diagnostik intraluminale Manometrien
Gynäkologische Vorstellung

Bei der Frage nach bereits erfolgter Diagnostik zeigt die Patientin Ihnen ihre Arztbriefe und medizinischen Befunden aus den letzten Jahren. Aus diesen geht hervor, dass mehrere ÖGD und Koloskopien erfolgt sind, die einschließlich Duodenal-, Ileal- und Kolonstufenbiopsien immer Normalbefunde erbracht hatten, zuletzt vor einem Jahr. Eine ebenfalls vor einem Jahr durchgeführte MRT-Untersuchung (Sellink-Verfahren) hatte insgesamt moderat dilatierte Dünndarmschlingen ohne Anhalt für Stenose oder Wandverdickung gezeigt, sonst aber einen Normalbefund ergeben.
Auch ausführliche **Laboruntersuchungen** waren innerhalb der letzten 2 Jahre erfolgt mit Ausschluss von C1-Esterase-Inhibitor-Mangel, Porphyrie, Kollagenose und Hypothyreose. Laborchemisch hatten sich allerdings wiederholt eine Hypokaliämie sowie eine leichte mikrozytäre hypochrome Anämie mit einem erniedrigten Eisenstatus gezeigt. Die Patientin war auch bereits ausführlich gynäkologisch untersucht worden, ohne pathologische Befunde. Die beiden Arztbriefe zu den stationären Aufenthalten bestätigen, dass sie zweimal unter dem klinischen Bild eines tiefen Dünndarmileus mit entsprechenden radiologischen Befunden laparotomiert wurde, ohne dass sich jeweils eine (relevante) Ursache für eine Obstruktion gefunden hätte.

An welche Differenzialdiagnosen denken Sie nun verstärkt?

Anamnese und aktuelle Symptomatik lassen in Kombination mit den bereits vorliegenden Untersuchungsergebnissen insbesondere an eine schwere intestinale Motilitätsstörung im Sinne einer chronischen intestinalen Pseudoobstruktion (CIPO) denken.

Wie definieren Sie CIPO?

Bei der chronischen intestinalen Pseudoobstruktion (CIPO) handelt es sich um die schwerste Form der intestinalen Motilitätsstörung, die intermittierend oder chronisch (Sub)Ileuszustände (mit entsprechenden Befunden in der Bildgebung) bewirkt, ohne dass eine intestinale Obstruktion vorliegt. Die Störung betrifft vorwiegend den Dünndarm, kann sich zusätzlich aber an allen anderen Abschnitten des GIT manifestieren. Eine Mitbeteiligung der Urogenitalorgane ist ebenfalls möglich.

Was könnte der Auslöser/die Ursache für eine schwere intestinale Motilitätsstörung/CIPO bei der Patientin sein?

Nicht nur ein Reizdarmsyndrom, sondern auch schwere gastrointestinale Motilitätsstörungen wie Gastroparese und CIPO können postinfektiös auftreten.

Welche anderen Auslöser/Ursachen einer schweren intestinalen Motilitätsstörung/CIPO kennen Sie?

Intestinale Motilitätsstörungen im Sinne einer CIPO werden durch eine neuromuskuläre Dysfunktion vorwiegend des Dünndarms verursacht. Alle anderen Abschnitte des GIT können aber ebenfalls betroffen sein. Die Störungen können primär, d. h. ohne verursachende Erkrankung, oder sekundär infolge einer anderen Erkrankung/Störung auftreten (➤ Tab. 2.4).

Tab. 2.4 Ursachen und Formen der chronischen intestinalen Pseudoobstruktion

Myopathien
Primäre Myopathien (M. Duchenne, myotone Dystrophie)
Autoimmune Myositis (primär oder bei rheumatologischen Systemerkrankungen)
Mitochondriale Myopathien (z. B. als MNGIE)
Neuropathien
Sporadische oder familiäre enterische Neuropathien (primäre Formen)
Mitochondriale Neuropathien (z. B. MNGIE)
Autoimmune Ganglionitis
Idiopathisch
Paraneoplastisch (z. B. bei kleinzelligem Bronchialkarzinom, Thymom, gynäkologischen Tumoren)
Post-/periinfektiös (z. B. Chagas-Erkrankung, CMV, EBV, M. Kawasaki)
Autoimmunerkrankungen, z. B. Sklerodermie
Toxische Neuropathien (durch Alkohol (fetales Alkoholsyndrom), Chemotherapeutika und Medikamente, z. B. Vincristin, Diltiazem, Nifedipin)
Endokrine Neuropathien (z. B. bei Diabetes mellitus, Hypoparathyreoidismus, Hypothyreose, Phäochromozytom)
Neurologische Systemerkrankungen (z. B. M. Parkinson, Multiple Sklerose)
Unklare Zuordnung, Misch- und seltene Formen
Angioödem

Pathophysiologisch kann zwischen intestinalen Neuropathien, Myopathien und Mesenchymopathien unterschieden werden. Besonders häufig sind Erkrankungen des enterischen Nervensystems bei intestinalen Motilitätsstörungen ursächlich, aber auch Erkrankungen des autonomen Nervensystems können zu erheblichen Motilitätsstörungen führen. Mischformen mit neuropathischer und myopathischer Komponente kommen vor. Außerdem wird zunehmend evident, dass Störungen anderer Zellpopulationen wie der interstitiellen Cajal-Zellen (ICC, Schrittmacherzellen des Darms) oder der enterischen Gliazellen ebenfalls an der Pathogenese intestinaler Motilitätsstörungen beteiligt sein können.

Wie gehen Sie bei V. a. eine schwere intestinale Motilitätsstörung/CIPO diagnostisch vor?

1. Ausschluss anderer Störungen, insbesondere einer intestinalen Obstruktion (ist bei der Patientin bereits weitestgehend erfolgt)
2. Gastrointestinale Transittests
3. Untersuchung der gastrointestinalen Bewegungsmuster (intaluminale Manometrien), insbesondere Dünndarmmanometrie, hierfür in der Regel Überweisung an ein Zentrum erforderlich
4. Histologische Untersuchungen der neuromuskulären Strukturen (Ganzwandbiopsie und Beurteilung durch Experten erforderlich)

5. Suche nach zugrunde liegenden und im Einzelfall behandelbaren Ursachen (z. B. neurologische Erkrankung?) sowie nach assoziierten Fehlfunktionen anderer Organe (insbesondere ableitende Harnwege)
6. Suche nach Komplikationen: Elektrolytmangel? (hier: Hypokaliämie), Malabsorption? (hier: Gewichtsverlust und hypochrome Anämie), bakterielle Fehlbesiedlung?

Im Einzelnen werden die folgenden Untersuchungen im Rahmen einer **Stufendiagnostik** empfohlen (➤ Tab. 2.5).

Tab. 2.5 Stufendiagnostik bei V. a. schwere intestinale Motilitätsstörung/CIPO

Art der Diagnostik	Verfahren	Aussage
Bildgebung	vollständige Darstellung des Gastrointestinaltrakts, endoskopisch und/oder radiologisch (z. B. Ösophagogastroduodenoskopie + Ileokoloskopie (jeweils einschließlich Routinehistologie) + MRT-Sellink	Ausschluss Obstruktion
Laboruntersuchungen	Entzündungsparameter, Tumormarker, Zeichen der Malabsorption, Elektrolyte, TSH, C1-Esterase-Inhibitor, Porphyriediagnostik, Autoantikörperdiagnostik wie bei V. a. Kollagenose plus ANNA-1/Anti-Hu-Autoantikörper	Ausschluss relevanter Differenzialdiagnosen Erfassung sekundärer Formen Erfassung von Komplikationen
Transittests	Magenentleerungsmessung (Szintigrafie, ^{13}C-Atemtest), Messung des orozökalen (H_2-Laktulose-Atemtest) bzw. Dünndarmtransits (Szintigrafie) und des Kolontransits (röntgendichte Marker, Hinton-Test)	Quantifizierung von Ausdehnung und Schweregrad der Motilitätsstörung
Intraluminale Manometrien	gastroduodenojejunale Manometrie	Beleg gestörter Motilitätsmuster, Aufdeckung der Pathophysiologie (Myopathie vs. Neuropathie) ggf. Abgrenzung einer larvierten mechanischen Obstruktion
	Ösophagusmanometrie	Ausschluss einer generalisierten Motilitätsstörung, in der Regel aber von untergeordneter Bedeutung, außer bei zugrunde liegender Sklerodermie
	anorektale Manometrie	bei Patienten mit Obstipation (als führendes Symptom)
	Kolonmanometrie	bei Patienten mit schwerer Obstipation und V. a. generalisierte Motilitätsstörung
Test zur Erfassung einer bakteriellen Fehlbesiedlung	Glukose-H_2-Atemtest, ggf. kulturelle Bestimmung der Keimzahl aus Dünndarmaspirat	Erfassung einer behandelbaren Komplikation
Histopathologie	geeignete Biopsate (Ganzwand) und adäquate Untersuchung (spezialisierte Laboratorien)	kann neuromuskuläre Störung belegen und charakterisieren und dadurch Informationen für das Therapiekonzept liefern (z. B. autoimmune/inflammatorische Komponente?)
Erweiterte Diagnostik	neurologische, ggf. auch endokrinologische oder urologische Zusatzuntersuchungen	zur Aufdeckung sekundärer Formen bzw. zusätzlich beteiligter Organsysteme

Neben aktueller Labordiagnostik (s. o.) führen Sie einen Glukose- und einen Laktulose-H_2-Atemtest durch. Sie erhalten folgende Befunde (➤ Abb. 2.6, ➤ Abb. 2.7).

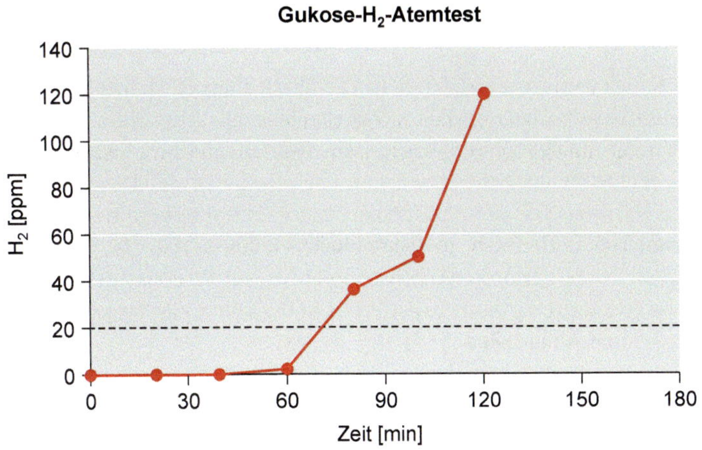

Abb. 2.6 Glukose-H_2-Atemtest [L231]

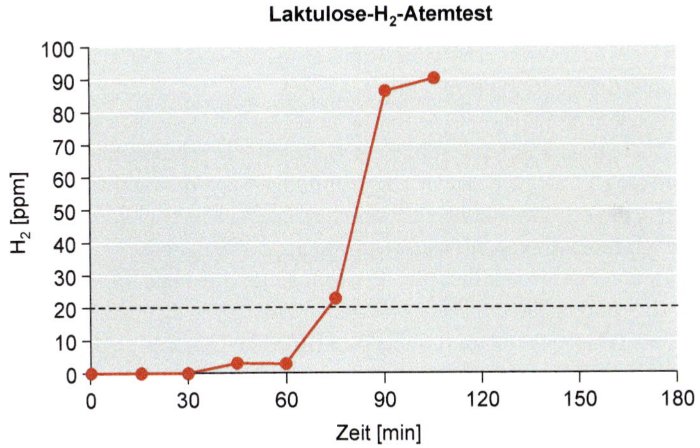

Abb. 2.7 Laktulose-H_2-Atemtest [L231]

Wie interpretieren Sie diese Befunde?

Mittels Glukose-H_2-Atemtest wird nach einer bakteriellen Fehlbesiedlung gesucht. Der Anstieg der H_2-Exhalation nach Gabe der üblichen Glukosedosis (50 oder 80 g) ist irregulär. Er deutet darauf hin, dass die Glukose entgegen den physiologischen Bedingungen vor Erreichen der bakteriellen Flora nur unvollständig resorbiert wurde. Stattdessen wurde sie (partiell) von Bakterien unter H_2-Bildung verstoffwechselt. Dies wird dadurch erklärt, dass Bakterien bei einer Fehlbesiedlung zu weit proximal im Dünndarm lokalisiert sind.

Der Laktulose-H_2-Atemtest eignet sich zur orientierenden Bestimmung der orozökalen Transitzeit (OCTT). Man verwendet für die Messung 10 g Laktulose, die vom menschlichen Dünndarm nicht resorbiert werden kann. Unter physiologischen Bedingungen kommt es also zum Anstieg der H_2-Exhalation, wenn die Laktulose das proximale Kolon erreicht. Der Zeitpunkt des Anstiegs der H_2-Exhalation um mindestens 20 ppm entspricht der orozökalen Transitzeit. Die vorliegenden Ergebnisse zeigen formal einen Normalbefund (OCTT 60–120 min). Allerdings kann mithilfe der obigen Untersuchung eine Beschleunigung des Transits zwar ausgeschlossen werden, es ist aber möglich, dass der beobachtete Anstieg der H_2-Exhalation durch die bakterielle Fehlbesiedlung im Dünndarm verursacht wird und dass der orozökale Transit tatsächlich (viel) langsamer erfolgt.

Wie gehen Sie weiter vor?

Die Behandlung der aktuell vorliegenden bakteriellen Fehlbesiedlung ist sinnvoll und evtl. vorliegende Elektrolytstörungen oder schwere Mangelzustände sollten ebenfalls möglichst zeitnah ausgeglichen werden. Auf längere Sicht ist aber aufgrund der Schwere und der zu erwartenden Chronizität der Erkrankung sowie der teils invasiven bzw. nebenwirkungsreichen therapeutischen Optionen eine Diagnosesicherung anzustreben. Diese kann durch den Nachweis schwerer intestinaler Motilitätsstörungen mittels intraluminaler Manometrie (Dünndarmmanometrie) und/oder durch histologische Verfahren gelingen. Erstere sind jedoch aufwendig und wenig verfügbar. Letztere erfordern Ganzwandbiopsien zur Erfassung der relevanten neuromuskulären Strukturen und die Begutachtung durch Experten. Es ist deshalb in aller Regel sinnvoll, betroffene Patienten in spezialisierten Zentren vorzustellen.

Welche Ziele werden bei der Therapie einer CIPO allgemein verfolgt und welche therapeutischen Optionen stehen zur Verfügung?

Nur in sehr seltenen Fällen gelingt es bei sekundären Formen, die Motilitätsstörung durch die Behandlung der Grunderkrankung zu beseitigen oder zumindest wesentlich zu bessern. Ansonsten sind als allgemeine Therapieziele zu nennen:

- Aufrechterhaltung eines adäquaten Ernährungsstatus
- Verbesserung der intestinalen Propulsion
- Linderung abdominaler Symptome
- Vermeidung bzw. Therapie von Komplikationen (z. B. bakterielle Fehlbesiedlung)

In diesem Zusammenhang ist es auch sehr wichtig, unnötige Laparotomien während pseudoobstruktiver Episoden zu vermeiden, um die Erkrankung nicht durch zusätzliche Bridenbildung zu komplizieren.

Insgesamt stehen die folgenden **therapeutischen Optionen** zur Verfügung:

Diätetische Maßnahmen/Ernährungstherapie Patienten, die eine orale Nahrungszufuhr tolerieren, sollten mehrere kleine, fett- und ballaststoffarme Mahlzeiten am Tag zu sich nehmen, falls erforderlich auch Trinknährlösungen. Wird dies nicht toleriert, sollte die Möglichkeit einer enteralen Ernährung (nasojejunale Sonde, PEG-J) geprüft werden. Eine dauerhafte (teil)parenterale Ernährung kommt wegen des deutlich höheren Komplikationsrisikos nur bei Versagen der zuvor genannten Optionen infrage, ist aber bei schwer betroffenen Patienten häufig erforderlich.

Prokinetika Die Zahl der zur Verbesserung der intestinalen Propulsion zur Verfügung stehenden Prokinetika ist sehr begrenzt. Das off label eingesetzte Erythromycin wirkt außerdem fast ausschließlich gastroduodenal. Ein Therapieversuch kann trotzdem sinnvoll sein, vor allem bei Patienten mit Beteiligung des oberen Gastrointestinaltrakts. Der für die Therapie von Patienten mit ausgeprägter Obstipation zugelassene 5-HT_4-Agonist Prucaloprid hat in einer kleinen Studie an Patienten mit CIPO positive Effekte gezeigt, der Einsatz ist demnach zumindest probatorisch sinnvoll. Cholinergika können bei ansonsten therapierefraktären Fällen von CIPO eingesetzt werden, sind aber nebenwirkungsreich.

Steroide/Immunsuppressiva Steroide/Immunsuppressiva können die Symptomatik und den gastrointestinalen Transit in Einzelfällen verbessern, sofern dem Krankheitsbild eine enterische Ganglionitis oder auch eine Autoimmunleiomyositis zugrunde liegt. Bislang ist unklar, ob bei erwachsenen Patienten mit CIPO die Indikation zu einem Therapieversuch mit Steroiden großzügig oder nur bei entsprechenden histologischen Befunden gestellt werden kann. Es existieren auch keine etablierten Therapieschemata, die Orientierung an Vorgaben zur Akutphasetherapie chronisch-entzündlicher Darmerkrankungen scheint aber sinnvoll.

Therapie einer bakteriellen Fehlbesiedlung Eine bakterielle Fehlbesiedlung ist sehr häufig Folge einer schweren intestinalen Motilitätsstörung und kann die abdominale Symptomatik wesentlich verschlechtern. Sie kann außerdem mit dem Auftreten von Lebererkrankungen oder deren Verschlechterung assoziiert sein, vor allem bei Patienten mit (teil)parenteraler Ernährung, und sollte daher therapiert werden (z. B. rotierende antibiotische Therapie mit Ciprofloxacin, Metronidazol und Doxicyclin oder Therapie mit Rifaximin [off label]). Wegen des Fortbestehens der Motilitätsstörung kommt es fast immer zu Rezidiven. Bei einzelnen Patienten ist eine dauerhafte antibiotische Therapie erforderlich.

Schmerztherapie Sehr viele Patienten mit CIPO haben ausgeprägte abdominale Schmerzen, die oft schlecht auf Analgetika ansprechen. Dennoch sollten Morphine nur mit großer Zurückhaltung eingesetzt werden, weil sie die Motilitätsstörung und häufig auch die Beschwerden verschlechtern.

Operative Therapie Entlastungsenterostomien können zur Verbesserung von Schmerzen und sonstigen Symptomen führen. Die Resektion betroffener Abschnitte ist demgegenüber fast nie erfolgreich. Abdominelle Eingriffe während pseudoobstruktiver Phasen sollten möglichst vermieden werden, weil sie das klinische Bild durch (die Möglichkeit der) Bridenbildung komplizieren. Bei Patienten mit schwerem Verlauf und nicht zu tolerierenden Komplikationen der parenteralen Ernährung kommt als Ultima Ratio eine Dünndarmtransplantation infrage.

LITERATUR
Keller J, et al. S3-Leitlinie intestinale Motilitätsstörungen. Z Gastroenterol 2011; 49–17
Keller J. Intestinale Motilitätsstörungen. Dtsch Med Wochenschr. 2012; 137: 2643–56

REFERENZ-KAPITEL IN LAYER P, ROSIEN U (2017) FACHARZTWISSEN GASTROENTEROLOGIE

1.3 Chronischer Abdominalschmerz, Dyspepsie
13.1 Methoden zur Motilitätsmessung
13.4 Motilitätsstörungen des Dünndarms

2.8 Rückenschmerzen

S. Teising, V. Andresen, T. Lingenfelser

KASUISTIK

Eine 77-jährige Patientin wird mit Rückenschmerzen ins Krankenhaus eingewiesen. Wegen der Schmerzen sei sie in den letzten 4 Wochen bereits mehrfach beim Hausarzt gewesen, Therapieversuche mit Diclofenac und Etoricoxib hätten keine ausreichende Besserung erbracht, eine Fraktur sei nativröntgenologisch nicht nachweisbar gewesen, ein Trauma könne sie nicht erinnern. Außerdem gibt die Patientin seit 5 Wochen bestehende Diarrhöen bis zu 5 × tgl. und einen Gewichtsverlust von 7 kg im letzten Monat an. An Vorerkrankungen sind eine GERD, eine Kolondivertikulose und ein Zustand nach Amöbenruhr vor 10 Jahren bekannt. Die Patientin ist kachektisch (BMI 17,1 kg/m^2) und in reduziertem Allgemeinzustand, es besteht eine ausgeprägte Exsikkose.

An welche Differenzialdiagnosen denken Sie?

Da die Durchfälle seit mehreren Wochen bestehen und gleichzeitig ein erheblicher Gewichtsverlust eingetreten ist, kommt insbesondere bei den zusätzlich angegebenen Rückenschmerzen und dem fortgeschrittenen Alter der Patientin eine Erkrankung des Pankreas als Ursache der Durchfälle infrage. Hier ist in erster Linie an ein Pankreaskarzinom zu denken. Auch eine exokrine Insuffizienz, möglicherweise aufgrund einer chronischen Pankreatitis, ist möglich. Andere Differenzialdiagnosen chronischer Diarrhöen können zum jetzigen Zeitpunkt eher vernachlässigt werden. Auch ein Trauma als Ursache der Schmerzen ist eine wenig wahrscheinliche Differenzialdiagnose.

Wie gehen Sie weiter vor?

Neben einer Blutentnahme (Blutbild, Elektrolyte und Nierenretentionswerte, CRP, Leberwerte, Pankreasenzyme) ist eine Sonografie des Abdomens zu veranlassen. Bezüglich der Diarrhöen sind Stuhlkulturen anzulegen, um ein infektiöses Geschehen auszuschließen.

Sonografisch sehen Sie folgendes Bild (➤ Abb. 2.8). Bitte beschreiben Sie es.

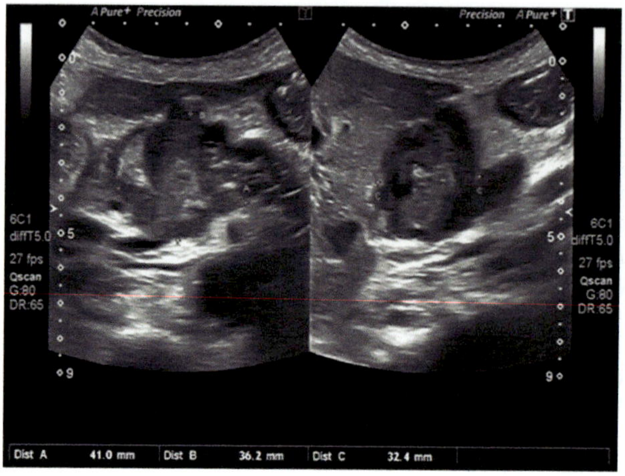

Abb. 2.8 Sonografisches Bild mit Oberbauchquer- und Längsschnitt [M817]

Zu erkennen ist eine große Raumforderung im Pankreaskorpus, die sich gegenüber dem übrigen Pankreasparenchym echoärmer darstellt. Außerdem fallen mehrere kleine Leberherde auf, die verdächtig auf Metastasen sind. Zusätzlich sieht man Aszites. Der Verdacht auf ein hepatisch metastasiertes Pankreaskorpuskarzinom ist zu stellen, eine zweite Bildgebung ist indiziert.

Welche weiteren Formen der Bildgebung kommen in Betracht?

Infrage kommen eine kontrastmittelverstärkte Sonografie, eine orale Endosonografie, ein Abdomen-CT oder ein MRT-Abdomen bzw. eine MRCP.

Sie entscheiden sich für eine ergänzende kontrastmittelverstärkte Sonografie. Bitte beschreiben Sie das Bild (➤ Abb. 2.9)!

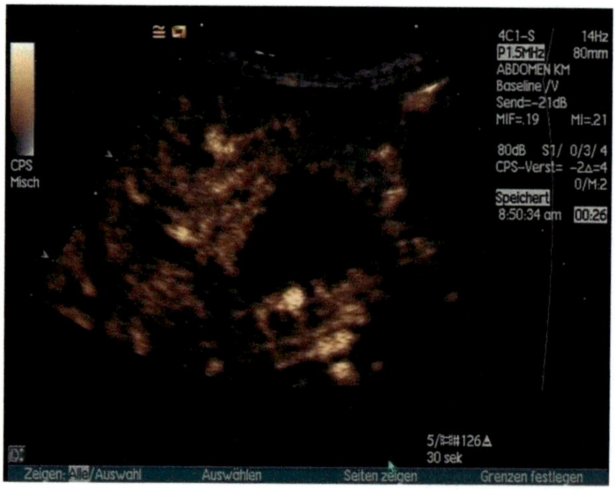

Abb. 2.9 Kontrastverstärkte Sonografie in der venösen Phase: Längsschnitt mit identischer Organtopografie wie in ➤ Abb. 2.8 rechts [M817]

Zu erkennen ist der bekannte Pankreastumor als deutlich hypoperfundierte Raumforderung sowie intrahepatisch einzelne ebenfalls deutlich hypoperfundierte Areale.

Die Befunde sind suggestiv auf ein ausgedehntes duktales Adenokarzinom im Pankreaskorpus mit Leberfiliae. Bei der weiteren Ultraschalluntersuchung findet sich zusätzlich Aszites als Hinweis auf eine peritoneale Aussaat.

Welche Untersuchungen sind zum Staging indiziert?

Zum Staging sind eine Computertomografie des Abdomens mit oralem und intravenösem Kontrastmittel (Metastasierung, Lokalbefund, Duodenalpassage?) und eine Röntgen-Aufnahme des Thorax mit der Frage nach pulmonalen Filiae indiziert.

Wie kann die Diagnose gesichert werden?

Eine Sicherung der Diagnose ist letztlich nur durch Histologie oder Zytologie möglich. Eine Indikation hierzu besteht, wenn:

- Differenzialdiagnostisch eine andere Tumorentität vorliegen könnte (z.B. Malignom anderer Primärlokalisation in der Vorgeschichte; V.a. Lymphom).
- Eine neoadjuvante oder intensivere palliative Chemotherapie geplant ist (borderline resektable Tumoren, „fitter" Patient in palliativer Situation).
- Der Patient dies wünscht.

Im vorliegenden Fall kommt entweder eine endosonografisch gesteuerte Punktion des Pankreasherdes oder eine sonografisch/CT-gesteuerte Punktion der Leberherde in Betracht. Die Gewinnung von Bürstenzytologien mittels ERCP aus Pankreas- und Gallengangssystem ist aufgrund höherer Risiken (v. a. Post-ERCP-Pankreatitis, Cholangitis) nicht sinnvoll. Die endosonografisch gestützte Feinnadelpunktion ist hochspezifisch zum zytologischen Nachweis des Pankreaskarzinoms, die wichtigsten Risiken sind Blutung, Infektion und Pankreatitis. Sind die metastasensuspekten Leberherde hinsichtlich Größe und Lokalisation gut zu erreichen, könnte alternativ eine Leberbiopsie angestrebt werden. Vorzugsweise sollte immer die Raumforderung biopsiert werden, deren Punktion mit dem geringsten Komplikationsrisiko behaftet ist, unabhängig davon, ob es sich um den Primärtumor oder eine Metastase handelt.

Nur eine positive Zytologie ist aussagekräftig, eine negative Zytologie schließt ein Pankreaskarzinom nicht aus.

Die Diagnose eines metastasierten Pankreaskarzinoms bestätigt sich. Welche Therapie schlagen Sie vor?

Ein metastasiertes Pankreaskarzinom entspricht dem UICC-Stadium IV. Eine Resektion ist nicht möglich, es liegt eine palliative Situation vor. Zur Palliativbehandlung stehen medikamentöse, interventionell radiologische, strahlentherapeutische oder (palliativ-)operative Maßnahmen zur Verfügung.

Jeder Patient mit einem Pankreaskarzinom hat bereits bei Diagnosestellung oder im Verlauf eine exokrine Pankreasinsuffizienz. Eine Enzymsubstitution ist daher ab Diagnosestellung indiziert.

Welche analgetischen Therapieoptionen gibt es?

Eine **ausreichende Analgesie** sollte zentrales Therapieziel sein. Gemäß dem WHO-Stufenschema zur Schmerzeinstellung sollte zuerst eine Therapie mit peripher wirksamen Analgetika versucht werden (z. B. Metamizol bis zu 4 g täglich). Reicht dies nicht aus, kann zusätzlich mit Opioiden therapiert werden, wobei sich bei eingeschränkter oraler Aufnahmemöglichkeit transdermale Pflaster bewährt haben. Parallel zu Opioiden sollte immer eine Stuhlregulation verordnet werden (Stufenschema: Basismaßnahmen, Laxantien, Prucaloprid, periphere Opiodrezeptorantagonisten).

Als **adjuvante Schmerztherapie** ist insbesondere auch bei Hinweis auf neuropathische Schmerzanteile eine Kombination mit einem Antidepressivum, z. B. Amitriptylin, sinnvoll. Zur Distanzierung vom Schmerzgeschehen ist eine Therapie mit niedrig dosierten Neuroleptika möglich (z. B. Levomepromazin 5–15 mg/d), wobei die gleichzeitige antiemetische Wirkung oft hilfreich sein kann.

Eine **Plexus-coeliacus-Blockade** ist bei ausgeprägten Nebenwirkungen oder therapierefraktären Schmerzen eine gute Alternative. Hierbei wird durch Infiltration mit Alkohol unter endosonografischer oder computertomografischer Kontrolle eine Blockade des Plexus coeliacus erreicht. Eine thorakoskopische Splanchniektomie zur Schmerztherapie bei Pankreaskarzinom stellt ein invasives Reserveverfahren dar.

Bei starken, therapierefraktären Schmerzen sollte eine Mitbetreuung durch einen Schmerztherapeuten erfolgen. Nicht nur zur Schmerzlinderung, sondern auch zur Bewältigung der Gesamtsituation ist außerdem eine psychoonkologische Mitbetreuung sinnvoll.

Welche onkologischen Optionen gibt es?

Für die onkologische Erstlinientherapie des metastasierten Pankreaskarzinoms stehen aktuell das Zytostatikum Gemcitabin, Erlotinib, ein Inhibitor der EGFR-assoziierten Tyrosinkinase, und nab-Paclitaxel (Albumin-Nanopartikel gebundenes Paclitaxel) zur Verfügung. Gemcitabin ist als Standardtherapie etabliert und wird üblicherweise bis zum Nachweis eines Progresses fortgeführt. Bei jungen Patienten und gutem Allgemeinzustand wird eine Kombination von Gemcitabin mit Erlotinib als Standard empfohlen, da dies einen Überlebensvorteil bringt, sofern die Patienten unter Erlotinib-Therapie das typische Hautexanthem entwickeln. Eine Alternative ist die Kombination aus Gemcitabin und nab-Paclitaxel (mehr Hämatotoxizität und Neuropapthie). Eine Dreierkombination aus 5-FU, Irinotecan und Oxaliplatin (FOLFIRINOX) scheint für Patienten in gutem Allgemeinzustand einen geringen Vorteil gegenüber der Monotherapie mit Gemcitabin zu bringen. Bei Patienten in schlechtem Allgemeinzustand (Karnofsky-Index < 70 %) ist der Nutzen einer Chemotherapie bereits initial fraglich. Bei fehlendem therapeutischem Nutzen sollte die Therapie beendet werden.

Welche strahlentherapeutischen Ansätze gibt es?

Eine Indikation zur palliativen Strahlentherapie kann bei symptomatischen Metastasen, insbesondere bei ossären oder zerebralen Filiae, gestellt werden.

Im Verlauf entwickelt die Patientin einen Ikterus. Welche Optionen gibt es?

Liegt eine tumorbedingte mechanische Cholestase vor, kann diese durch einen mittels ERCP eingebrachten transpapillären Stent zum Offenhalten des Ductus choledochus oder einen perkutan-transhepatisch platzierten Stent behoben werden. Auch eine perkutan-externe Drainage (PTCD) ist möglich, geht jedoch mit mehr Komplikationen einher (lokale Komplikationen, Infektionen, Gallensäureverlust, Elektrolytentgleisungen) und ist daher nur indiziert, wenn kein anderes Drainageverfahren möglich ist. Bei einer Lebenserwartung von > 3 Monaten und gutem Allgemeinzustand sollte primär eine Versorgung mit einem Metallstent erfolgen, da so das Risiko für Komplikationen wie etwa eine durch Gallethromben verursachte Cholangitis, die einen Stentwechsel erfordern würden, verringert wird. Liegt anders als in diesem Fallbeispiel ein operabler Befund vor, ist eine Stentversorgung präoperativ nur bei ausgeprägtem Ikterus indiziert.

Alternativ stehen palliativ-chirurgische Möglichkeiten zur Anlage biliodigestiver Anastomosen (Cholezysto- bzw. Choledochojejunostomie) zur Verfügung, die jedoch wesentlich belastender für die Patienten und somit nur bei fehlender endoskopischer Therapieoption indiziert sind.

Im Verlauf stellt sich die Patientin mit Erbrechen und Übelkeit vor. Wie gehen Sie vor?

Das Erbrechen kann ein Hinweis auf eine Passagestörung sein. Sonografisch und/oder radiologisch muss ein Ileus ausgeschlossen werden. Gegebenenfalls sollte die Patientin durch Anlage einer Magensonde entlastet werden. Endoskopisch oder in einer Magen-Darm-Passage ist dann die Frage nach einer Stenosierung des Duodenums zu beantworten. Bei Bedarf sollte die endoskopische Versorgung mit einem Duodenalstent erfolgen. Ist dies nicht möglich, kommt die Anlage einer laparoskopischen oder konventionellen Gastroenterostomie infrage.

Ist ein Passagehindernis ausgeschlossen worden, sollte eine konservative Therapie der Tumorübelkeit erfolgen. Primär kann Odansetron (z. B. 2 × 4 mg) versucht werden. Metoclopramid (MCP) ist aufgrund des ungünstigen Nutzung-Nebenwirkungs-Profils nur noch für die Akutbehandlung zugelassen. Alternativ kommt Dimenhydrinat oral, intravenös oder als Zäpfchen infrage. Bei Nichtansprechen kann die Gabe von Haloperidol (z. B. 3 × 5 Tropfen) oder Dexamethason (z. B. 2 × 4 mg) hilfreich sein.

LITERATUR

S3-Leitlinie zum exokrinen Pankreaskarzinom; Version 1.0 Oktober 2013. AWMF-Registernummer: 032/010OL.

Von Hoff DD et al. Increased survival in pancreatic cancer with nab-paclitaxel plus gemcitabine. N Engl J Med 2013; 369(18): 1691–1703.

REFERENZ-KAPITEL IN LAYER P, ROSIEN U (2017) FACHARZTWISSEN GASTROENTEROLOGIE

1.3 Chronischer Abdominalschmerz, Dyspepsie

12.7 Pankreas: Solide Tumoren

2.9 Schmerzen im Abdomen und Gewichtsverlust

L. Mancke, B. Keck

KASUISTIK

Eine 42-jährige Frau stellt sich wegen rezidivierender Bauchschmerzen und einem Gewichtsverlust von 8 kg in den letzten 6 Monaten bei ihrem Gastroenterologen vor. Auf Tage der Verstopfung folgten Durchfälle, die häufig mit starken Schmerzen einhergehen und zu Inappetenz führen. Als Medikation nehme sie aufgrund einer chronisch-entzündlichen Darmerkrankung Prednisolon 5 mg sowie Vitamin-B-Komplex ein. Vor 18 Jahren sei sie bereits an einer segmentalen Stenose im terminalen Ileum operiert worden. Der letzte Schub sei vor 10 Monaten aufgetreten; dieser sei milde verlaufen und mit einer Kortisontherapie erfolgreich behandelt worden. In der letzten Ileokoloskopie vor 5 Jahren zeigten sich keine Auffälligkeiten.

In der **körperlichen Untersuchung** fallen ein blasses Hautkolorit, ein druckschmerzhaftes Abdomen mit Punctum maximum im linken Mittel-/Unterbauch sowie hochgestellte Darmgeräusche über diesem Bereich auf.

In der Abdomensonografie sind intestinale Pendelbewegungen sowie ein Kalibersprung im Bereich des Rektums nachweisbar. Die Laborergebnisse sind in ➤ Tab. 2.6 aufgeführt.

Tab. 2.6 Laborergebnisse der Patienten im geschilderten Fall

Hämoglobin	10,7 g/dl
Erythrozyten	3,7 Mio./µl
MCV	107 fl
MCH	39 pg
Leukozyten	7,9 Tsd/µl
Thrombozyten	323 Tsd/µl
CRP	5,2 mg/dl
Calprotectin im Stuhl	112 µg/g

Erklären Sie den Begriff paradoxe Diarrhöen!

Paradoxe Diarrhöen entstehen durch Behinderung des Stuhls mit konsekutiver Stase vor einer Darmstenose, dabei ist ein Wechsel von festem und flüssigem Stuhl möglich. Die Stase des Stuhls vor der Stenose induziert bakterielle Gärungs- und Zersetzungsprozesse und führt so zur Verflüssigung des meist übel riechenden Stuhls, weiterhin kommt es durch die erhöhte Reizung der Kolonschleimhaut vor der Stenose zu einer reflektorischen Sekretion von Flüssigkeit in das Darmlumen.

Was ist nach einer Ileozökalresektion zu beachten?

Bei der Ileozökalresektion werden unter anderem Anteile des terminalen Ileums entfernt, sodass die Resorption von Vitamin B_{12} beeinträchtigt sein kann, die Substitution von Vitamin B_{12} sollte i. m./s. c. erfolgen. Die Länge des zu entfernenden terminalen Ileumabschnitts hängt von dem zu operierenden Crohn-Befund ab. Dabei besteht die Gefahr der Entwicklung eines Vitamin-B_{12}-Mangels und eines Gallensäureverlustsyndroms. Der Verdacht auf ein postoperatives Gallesäureverlustsyndrom ist am besten durch eine erfolgreiche (einschleichende) Behandlung mit Colestyramin zu erhärten.

In der Ileokoloskopie zeigt sich bei 32 cm ab ano folgendes endoskopisches Bild (➤ Abb. 2.10).

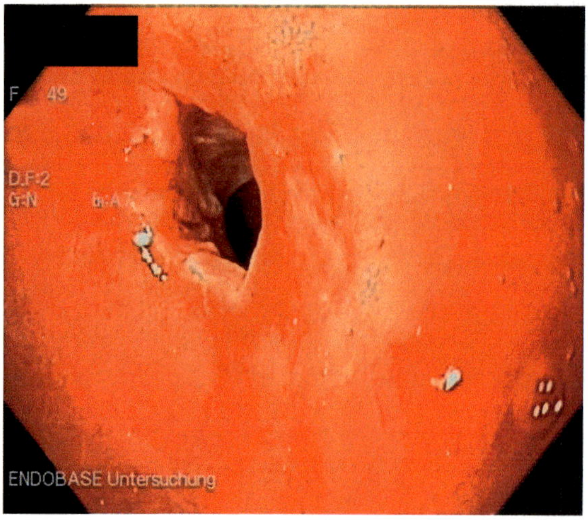

Abb. 2.10 Endoskopische Bild im Sigma [M817]

Beschreiben Sie den Befund. Welche histopathologische Beurteilung erwarten Sie aufgrund der klinischen Angaben und des endoskopischen Befunds?

Im Bereich des Sigmas zeigt sich eine deutliche Verengung des Darmlumens, am ehesten im Rahmen einer entzündlich-narbigen Crohn-Stenose. Die histopathologische Beurteilung ergibt ein pseudopolypöses, erodiertes Granulationsgewebe mit minimal floriden entzündlichen Veränderungen ohne Anhalt für Malignität.

Welche Möglichkeiten der Intervention ergeben sich bei oben dargestelltem Befund? Beschreiben Sie das Vorgehen bei der Endoskopie.

Bei ungefähr einem Drittel aller Patienten mit Morbus Crohn entwickeln sich im Krankheitsverlauf intestinale fibrotische Stenosen. Es besteht die Möglichkeit, Stenosen oder Strikturen mittels Bougierung oder Ballondilatation endoskopisch zu weiten. Im unteren Gastrointestinaltrakt wird eine Ballondilatation bevorzugt. Dabei wird ein wassergefüllter Hochdruck-Ballonkatheter in der Stenose platziert und anschließend unter endoskopischer Sicht dilatiert (➤ Abb. 2.11). Narbig und fibrös veränderte, kurzstreckige Stenosen eignen sich in der Regel sehr gut für ein endoskopisches Dilatationsverfahren (in der Regel sollte die maximale Länge 5 cm nicht überschreiten). Die Stenose sollte für das Endoskop gut erreichbar und möglichst gerade sein. Die Platzierung des Ballons erfordert bei nicht einsehbarem Lumen proximal der Stenose eine Durchleuchtungskontrolle (➤ Abb. 2.12).

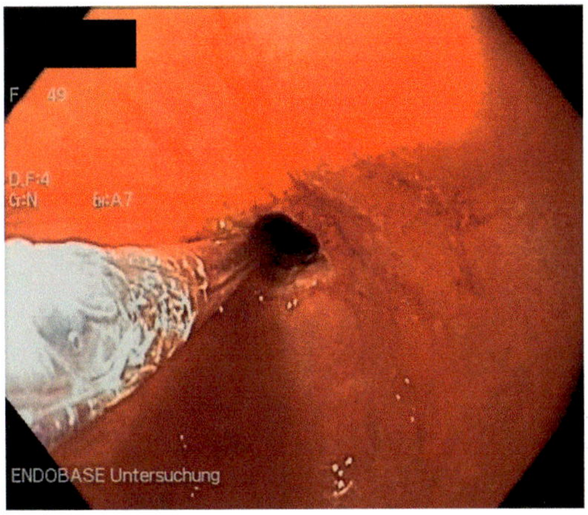

Abb. 2.11 Einführen des Dilatationsballons durch die Stenose unter endoskopischer Kontrolle [M817]

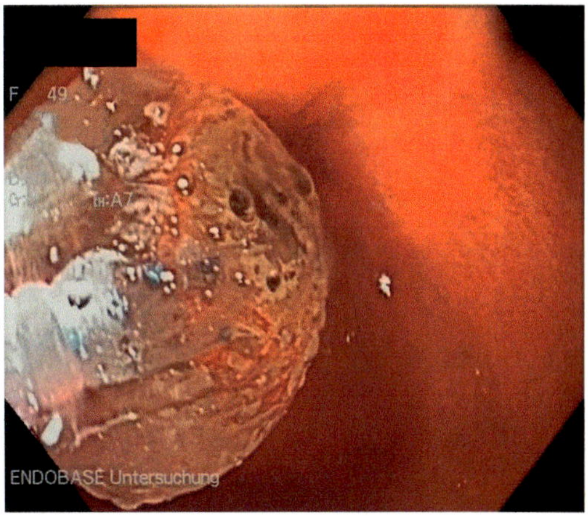

Abb. 2.12 Endoskopische Ballondilatation der narbigen Crohn-Stenose [M817]

Hochgradige Stenosen werden in mehreren Sitzungen schrittweise dilatiert. Dabei ist zu beachten, dass Fisteln und Abszesse im Bereich der Stenose zuvor radiologisch ausgeschlossen wurden; eine mögliche maligne Stenose muss bioptisch und radiologisch zuvor ausgeschlossen worden sein. Obstruktive Symptome können somit beseitigt werden. Bei einer ausgeprägt entzündlich veränderten Stenose oder Striktur ist zunächst die antiinflammatorische Therapie angezeigt.

Welche Alternativen gibt es?

Als Alternative kommt ein operatives Vorgehen infrage. Es besteht die Möglichkeit entweder einer Resektion oder – im Dünndarm – einer Strikturoplastik. Bei der Strikturoplastik wird die Stenose in Längsrichtung eröffnet, über eine Quervernähung wieder geschlossen und somit erweitert.

2

Was spricht gegen eine chirurgische Intervention und welche präoperative Diagnostik ist dabei sinnvoll?

Generell gilt, dass in der Crohn-Chirurgie sparsam reseziert werden sollte und sich die chirurgische Maßnahme nur auf den Darmabschnitt beschränkt, der für die aktuellen krankheitsbedingten Symptome verantwortlich ist. Ziel ist es, die Entwicklung eines Kurzdarmsyndroms und die daraus folgenden Komplikationsmöglichkeiten zu vermeiden. Der Entschluss zur Operation sollte interdisziplinär getroffen werden, im Vordergrund steht dabei zu evaluieren, mit welchem Verfahren die Lebensqualität des Patienten langfristig zu stabilisieren bzw. wiederherzustellen ist. Dabei hat sich das Spektrum medikamentöser Therapieoptionen bei Morbus Crohn nicht zuletzt auch durch die Antikörpertherapie in den letzten Jahren verbessert, sodass eine operative Intervention öfter vermieden werden kann oder die medikamentöse Therapie einen strategischen Einfluss auf den Operationszeitpunkt hat.

Im vorliegenden Fall erscheint der organschonende Versuch einer endoskopischen Ballondilatation bei primär narbiger Striktur den chirurgischen Behandlungsoptionen vorzuziehen.

Präoperativ kommt neben der Klinik und dem Krankheitsverlauf die Labordiagnostik und dem MRT-Sellink eine entscheidende Bedeutung zu. Mittels MRT-Sellink gilt es, die entzündliche Aktivität des Crohns im Bereich des stenotischen Darmabschnitts, aber auch das mögliche Ausmaß des Crohn-Befalls im übrigen Gastrointestinaltrakt abzuschätzen. Ein besonderes Augenmerk ist dabei auf den Ausschluss von Fisteln und Abszessen zu richten. Diese Diagnostik hat entscheidenden Einfluss auf die Therapiestrategie. Eine dabei diagnostizierte ausgeprägte Entzündungsaktivität spricht für eine Erweiterung der immunsuppressiven Therapie.

Wie schätzen Sie das Risiko eines Kolonkarzinoms bei Morbus Crohn ein?

Insbesondere bei Kolonbefall scheint das Risiko für ein Kolonkarzinom im Vergleich zur Normalbevölkerung erhöht zu sein. Jedoch lässt sich bei momentaner Studienlage keine standardisierte Empfehlung bezüglich regelmäßiger Vorsorgeuntersuchung geben.

LITERATUR

Gionchetti P et al. 3rd European Evidence-based Consensus on the Diagnosis and Management of Crohn's Disease 2016: Part 2: Surgical Management and Special Situations. J Crohns Colitis 2017; 11(2): 135–149. doi: 10.1093/ecco-jcc/jjw169.
GomollÆn F et al. 3rd European Evidence-based Consensus on the Diagnosis and Management of Crohn's Disease 2016: Part 1 Diagnosis and Medical Management J Crohns Colitis 2017; 11(1): 3–25. doi: 10.1093/ecco-jcc/jjw168.
Prei. JC et al. Aktualisierte S3-Leitlinie – „Diagnostik und Therapie des Morbus Crohn" 2014. Z Gastroenterol 2014; 52: 1431–1483. DOI: http://dx.doi. org/10.1055/s-0034-1385199.

REFERENZ-KAPITEL IN LAYER P, ROSIEN U (2017) FACHARZTWISSEN GASTROENTEROLOGIE

1.3 Chronischer Abdominalschmerz, Dyspepsie
8 Chronisch entzündliche Darmerkrankungen

KAPITEL

3 Leitsymptom: Gastrointestinale Blutung, Anämie

3.1 Intermittierende Oberbauchschmerzen und Schwäche

U. Henniges

KASUISTIK

Ein 48-jähriger Patient stellt sich mit intermittierenden Oberbauchschmerzen und „Schwäche" vor. Die Schmerzen bestünden seit ca. 8 Wochen und würden nach Nahrungsaufnahme stärker werden. Vor ca. 4 Wochen wurde eine Kniearthroskopie durchgeführt, in der Folge nahm er regelmäßig Schmerzmittel ein. Der Patient ist starker Raucher (20 pack years) und gibt regelmäßigen Alkoholgenuss (v. a. Bier) an.
Laborchemisch zeigt sich eine erhöhte γ-GT, ein Hb von 9,8 g/dl und ein erniedrigtes MCV, in der rektalen Untersuchung Teerstuhl.

Welche Verdachtsdiagnose(n) stellen Sie und warum?

Die beschriebenen Oberbauchbeschwerden lassen an eine Gastritis, ein Ulcus ventriculi (eher mit postprandialem Schmerz assoziiert) oder ein Ulcus duodeni (eher mit Nüchternschmerz assoziiert) denken. Aufgrund der Anamnese mit NSAR-Einnahme ist ein NSAR-induziertes Ulkus, das typischerweise bis zur Blutung symptomlos bleibt, als Ursache der Beschwerden möglich.

Teerstuhl ist typischerweise ein Symptom bei oberer gastrointestinaler Blutung, da die Transitzeit zur Fermentation des Blutes zum Teerstuhl gebraucht wird. Blutungen aus dem Dünndarm und dem proximalen Kolon können bei langsamer Passage auch mit Teerstuhl einhergehen. Differenzialdiagnostisch bei Schmerz und Teerstuhl möglich, aber deutlich weniger wahrscheinlich, ist auch eine medikamentöse oder infektiöse Kolitis/Enteritis.

Wie gehen Sie weiter vor und warum?

Bei V. a. obere gastrointestinale Blutung (Anämie und Teerstuhl) ist umgehend eine Ösophagogastroduodenoskopie (ÖGD) anzustreben. Klinisch bewährt hat sich die sofortige intravenöse Gabe von Protonenpumpenhemmern zur Anhebung des ph-Wertes.

In der ÖGD zeigt sich als Blutungsquelle folgender Befund (➤ Abb. 3.1).

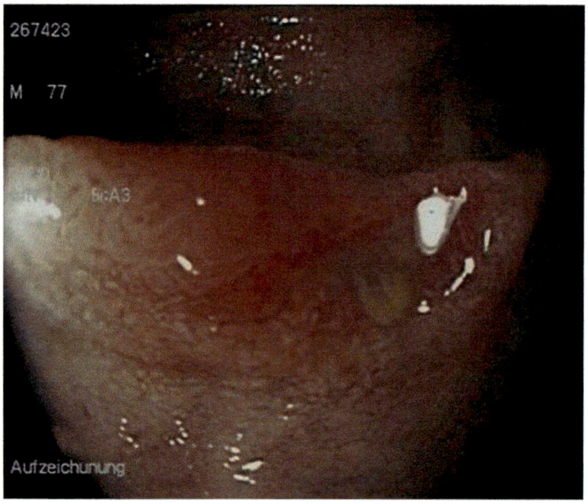

Abb. 3.1 Endoskopisches Bild [M817]

Beschreiben Sie den endoskopischen Befund.

Es imponiert ein maximal 7 mm messendes fibrinbelegtes Ulkus auf einem Faltenkamm, ohne Nachweis einer aktiven Blutung oder eines Gefäßstumpfs. Kein Nachweis weiterer Erosionen oder Ulzera.

Welche Ursachen einer peptischen Ulkuserkrankung kennen Sie?

Infektion:

- *Helicobacter pylori* (95 % der Duodenalulzera in Europa sind H. p. assoziiert)
- *Helicobacter heilmanii*
- *Herpes-simplex*-Virus Typ I
- Zytomegalievirus (eher multiple Magenulzera)

Medikamente:
- NSAR, Acetylsalicylsäure, Clopidogrel (verantwortlich für ca. 50 % der H. p.-negativen Duodenalulzera)
- Bisphosphonate
- Steroide (in Kombination mit NSAR)

Noxen:
- Rauchen (wichtigster Kofaktor für Duodenalulzera)
- Bestrahlung
- Chemotherapie (z. B. intraarterielle 5-Fluorouracil-Therapie)

Welche mit Ulcera ventriculi assoziierten Erkrankungen kennen Sie?

- M. Crohn
- COPD und Leberzirrhose (erhöhte Inzidenz von peptischen Ulzera)
- Hyperparathyreoidismus
- Gastrinom (Zollinger-Ellison-Syndrom, MEN-1), Karzinoidsyndrom (über ektope Histaminproduktion)
- Sarkoidose (immer auch mit pulmonaler Sarkoidose einhergehend)

Woran haben Sie während der Endoskopie zu denken?

Die Bestimmung des *Helicobacter-pylori*-Status sollte bei jeder Erstdiagnose eines Ulkus erfolgen. Jedes Ulcus ventriculi sollte darüber hinaus zum Ausschluss eines Malignoms biopsiert werden (bei aktiver Blutung erst bei der endoskopischen Kontrolle).

In der Vergangenheit wurden Rebiopsien aus einem Ulkus bei jeder Kontrolle bis zum vollständigen Abheilen gefordert. Nach neueren Daten scheinen bei adäquater Technik Biopsien bei zwei konsekutiven Endoskopien ausreichend (6–7 Biopsate aus der Randzone, zusätzlich zentral).

Bei dem Patienten ist der Urease-Schnelltest aus den Biopsien positiv, in der Histologie wird ebenfalls *Helicobacter pylori* nachgewiesen.

Welche Nachweisverfahren für *Helicobacter pylori* kennen Sie?

- Urease-Schnelltest in Biopsien (Vorteil: schnell und relativ preisgünstig)
- ^{13}C-Atemtest (sinnvoll, wenn keine Endoskopie indiziert ist)
- Kulturelle Anzüchtung (Vorteil: Resistenzbestimmung)
- Histologischer Nachweis in der Biopsie
- Antikörperbestimmung im Serum (nachteilig, da nicht zwischen aktueller und früherer Infektion unterschieden werden kann)
- Antigentest im Stuhl

Erläutern Sie die möglichen Therapiekonzepte bei Nachweis von *Helicobacter pylori.*

Aufgrund höherer Resistenzraten gegen Metronidazol gilt das Therapieregime mit PPI + Amoxicillin + Clarithromycin als erste Wahl. Bei Allergien oder Therapieversagen kommen PPI + Metronidazol + Clarithromycin zum Einsatz (➤ Tab. 3.1). Bei erhöhtem Resistenzrisiko (lokale Resistenzlage, Patient stammt aus Resistenzgebieten, Vorbehandlung mit Makroliden aus anderer Indikation in den letzten Monaten) sollte primär eine Quadrupeltherapie durchgeführt werden.

Tab. 3.1 Eradikationsschema für Helicobacter pylori

Primärtherapie				
PPI	Amoxicillin 2 × 1.000 mg p. o.	Clarithromycin 2 × 500 mg p. o.	7 (besser 10) Tage	French Triple
PPI	Metronidazol 2 × 500 mg p. o.	Clarithromycin 2 × 500 mg p. o.	7 (besser 10) Tage	Italian Triple
Quadrupeltherapie	PPI + Bismuth + Metronidazol + Tetrazykline		10 Tage	

Bei Keimpersistenz sollte ein erneuter Eradikationsversuch mit alternativem Regime erfolgen. Spätestens bei erneutem Versagen sollte eine Resistenzbestimmung durchgeführt werden (in Regionen mit verbreiteten Resistenzen auch nach Versagen der Ersttherapie sinnvoll).

Allgemein sollte der Patient bezüglich einer Vermeidung von auslösenden Noxen wie Alkohol und Rauchen beraten werden. Bei jedem H. p.-assoziierten Ulkus besteht die Indikation zur Eradikation.

Der Patient ist in den folgenden Tagen Hb-stabil und die Beschwerden sind nach der eingeleiteten Therapie rasch rückläufig. Die analgetische Medikation wird auf Novaminsulfon umgestellt. Der Patient wird an einem Alkohol- und Raucherentwöhnungsprogramm teilnehmen.
Sechs Tage nach der Entlassung wird der Patient kreislaufinstabil vom Notarzt in Ihre Klinik gebracht. Auf Nachfragen gibt er an, weiterhin bei starken Knieschmerzen NSAR eingenommen zu haben. Seit 2 Tagen hätte er wegen Bauchschmerzen nichts mehr essen können, heute Morgen habe er zudem zweimal schwärzlich erbrochen.

An welche Komplikation der peptischen Ulzera denken Sie und welche weiteren Komplikationen kennen Sie?

Erneute Blutung. Die Einnahme von NSAR ist die häufigste Ursache oberer gastrointestinaler Blutungen. Typische Symptome sind Hämatemesis, Hämatochezie, Meläna, Schwindel, Hypovolämie. Ein Hb-Abfall wird erst nach einigen Stunden beobachtet.

Mehr als 90 % der Blutungen sistieren spontan, jedoch kommt es bei einem Drittel der Patienten zu Rezidivblutungen, die besonders schwerwiegend sind, wenn eine orale oder subkutane Antikoagulation besteht. Es sollte eine unverzügliche Notfallendoskopie, ggf. nach kreislaufstabilisierenden Maßnahmen (Infusionstherapie, ggf. FFP-Gabe, Gabe von Erythrozytenkonzentraten), erfolgen.

Perforation. Die Inzidenz beträgt ca. 1:10.000/Patienten/Jahr. Typischerweise beklagen die Patienten akut einsetzende Schmerzen im gesamten Abdomen, dem peritonitische Symptome und Schocksymptomatik aufgrund des Flüssigkeitsverlusts in die Bauchhöhle folgen.

Die Prognose hängt von der Latenz zwischen Perforation und Therapieeinleitung ab. Innerhalb der ersten 6 Stunden ist die Prognose gut, nach mehr als 12 Stunden sehr kritisch. Die Letalität bei duodenaler Perforation liegt bei ca. 10 %, bei gastraler Perforation bei ca. 40 %.

Standard ist der radiologische Nachweis von freier Luft in der Abdomenübersicht in Linksseitenlage (sensitiver als die Stehendaufnahme) oder im Abdomen-CT. Die Therapie erfolgt grundsätzlich chirurgisch.

Penetration. Darunter versteht man den transmuralen Durchbruch ohne freie Perforation oder Leckage von Flüssigkeit in die Bauchhöhle. Typischerweise erfolgt diese bei Antrum- oder Duodenalulkus ins Pankreas. Eine Penetration ins Pankreas ist bei ca. 20 % der Patienten nachweisbar, die wegen eines peptischen Ulkus operiert werden müssen. Symptome sind verstärkte Beschwerden der vorbestehenden Ulkussymptomatik, bei Penetration ins Pankreas findet sich ggf. eine Erhöhung der Serumlipase oder -amylase. Da die Diagnostik schwierig ist, werden die meisten Penetrationen intraoperativ erfasst. Eine unkomplizierte Penetration wird wie ein Ulcus pepticum behandelt. Bei Komplikationen wie Abszess, Fistel oder Pankreatitis ist das operative Vorgehen indiziert.

Magenausgangsstenose. Eine Magenausgangsstenose entwickelt sich bei ca. 2 % der Patienten mit Ulkuskrankheit und ist damit eine seltene Komplikation. Es kann eine narbige oder entzündliche Enge mit lokaler Motilitätsstörung vorliegen. Mittels Gastroskopie und ggf. Kontrastmitteldarstellung des Magens können die Stenosen gut erkannt werden. Als Akuttherapie empfehlen sich eine Dekompression des Magens (Magensonde mit intermittierender Absaugung) und ggf. parenterale Ernährung und intravenöse PPI-Medikation zur Hemmung der Magensekretion. Rein narbige Stenosen können endoskopisch durch Ballondilatation therapiert werden. Chronische Stenosen erfordern oft eine chirurgische Therapie.

Bei der erneuten Endoskopie zeigt sich folgendes Bild (➤ Abb. 3.2, ➤ Abb. 3.3).

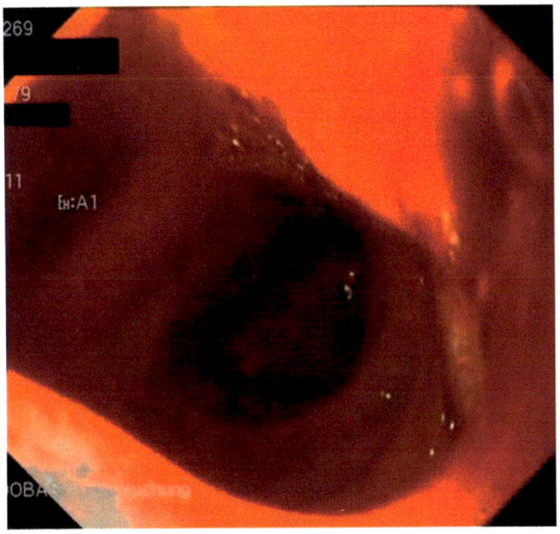

Abb. 3.2 Endoskopisches Bild mit Blutung [M817]

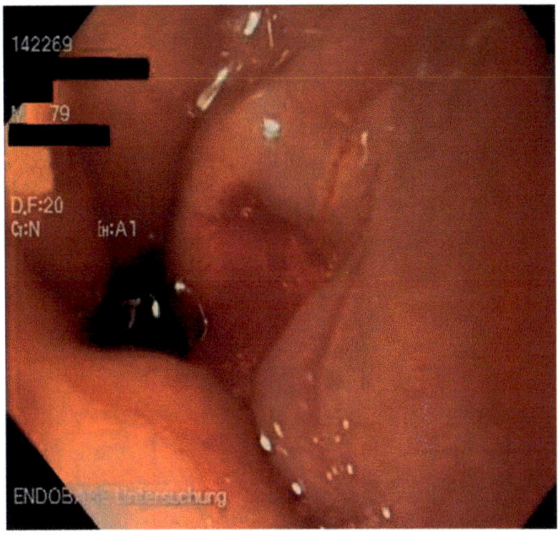

Abb. 3.3 Endoskopisches Bild mit Blutung [M817]

Beschreiben Sie den endoskopischen Befund.

Es zeigt sich frisches Blut im Bulbus duodeni. Hinterwandseitig findet sich ein regelmäßig begrenztes, ca. 12 mm messendes Ulkus. Auf dem Ulkusgrund ist eine sickernde Blutung zu erkennen, die einer Forrest-1b-Blutung entspricht.

Erläutern Sie die endoskopische Einteilung der Ulkusblutungen nach Forrest (➤ Tab. 3.2).

Tab. 3.2 Forrest-Klassifikation der Ulkusblutung

Stadium	Endoskopischer Befund
Forrest I	aktive Blutung Ia = spritzende arterielle Blutung Ib = Sickerblutung
Forrest II	nicht mehr aktive Blutung IIa = sichtbarer Gefäßstumpf IIb = mit adhärentem Koagel IIc = Hämatin am Ulkusgrund
Forrest III	keine aktive Blutung, Läsion ohne Blutungsstigmata

Bei erhöhten Transaminasen wird im Verlauf eine Abdomensonografie veranlasst, die den Befund einer Leberzirrhose erbringt.

Welche Ursachen einer oberen gastrointestinalen Blutung kommen nun für Sie in Betracht?

Ursachen einer oberen GI-Blutung bei Leberzirrhose können Ösophagus- und Fundusvarizen, Duodenal- oder Magenulzera, portale hypertensive Gastropathie, erosive Gastritis sowie ein Mallory-Weiss-Syndrom sein.

Erläutern Sie die medikamentösen und endoskopischen Therapiemöglichkeiten einer Blutung im oberen Gastrointestinaltrakt.

Zunächst stehen die Kreislaufstabilisation und die Aufrechterhaltung der Schutzreflexe im Vordergrund (Infusion, Transfusion, Ausgleich der Gerinnungssituation, ggf. Schutzintubation). Eine Überwachung auf der Intensivstation ist bei akuter Blutung obligat. Jeder Patient mit gastrointestinaler Blutung bei Leberzirrhose erhält eine Antibiotikatherapie mit Beginn der stationären Aufnahme (senkt die 30-Tage-Mortalität).

Endoskopische Therapie der Ulkusblutung als Ursache der oberen gastrointestinalen Blutung. Die endoskopische Blutstillung ist durch Unterspritzung mit Adrenalin (1:100.000) möglich, zudem kann Fibrinkleber verwendet und/oder Metallclips gesetzt werden. Eine Thermokoagulation oder Lasertherapie kann ebenfalls erfolgen, beide Verfahren sind der Injektionstherapie aber nicht überlegen. In der Akutphase sollten PPI i. v. oder auch als Perfusor über 24 h i. v. gegeben werden. Zusätzlich sollte bei positivem (und auch bei nicht bestimmbarem) H. p.-Status eine Eradikationstherapie begonnen werden. Bei Therapieversagen der endoskopischen Blutstillung oder bei hämodynamisch nicht stabilisierbaren Patienten sollte die chirurgische Therapie der Ulkusblutung angestrebt werden. Risikofaktoren sind: Alter > 60 Jahre, Hb < 8,0 g/dl, Substitutionsbedarf > 6 Erythrozytenkonzentrate/24 h, schwere Begleiterkrankungen. Ein erstes Blutungsrezidiv wird erneut endoskopisch therapiert. Bei weiteren Rezidivblutungen muss die Operationsindikation geprüft werden. Eine nicht erfolgreiche primäre Blutstillung oder Rezidivblutungen treten bei 25 % der Patienten auf.

Endoskopische Therapie bei Ösophagusvarizenblutung/Fundusvarizenblutung. Gummibandligatur der blutenden Varizen oder Injektion von Polidocanol (Histoacryl bei Fundusvarizenblutungen). Ist eine endoskopische Varizenbehandlung nicht möglich/verfügbar, kann (passager und maximal 24 h) eine Ballonsonde oder ein spezieller selbstexpandierender Stent zur Blutstillung durch Kompression eingesetzt werden. Medikamentös kann der portalvenöse Blutfluss bei Blutungen infolge einer portalen Hypertension oder bei hypertensiver Gastropathie gesenkt werden durch die Gabe von:

- Terlipressin (initial 1–2 mg i. v., danach 1 mg alle 4–6 h für 2–3 d)
- Octreotid (Bolus von 50 µg, anschließend 50–100 µg/h)
- Somatostatin initial 3,5 µg/kg KG über 1 Minute i. v., dann 3,5 µg/kg KG/h i. v. (**cave:** renale Vasokonstriktion).

Bei Versagen der konservativen Maßnahmen ist das Mittel der Wahl die Anlage eines transjugulären intrahepatischen portosystemischen Shunts (TIPS).

Endoskopische Therapie bei portaler, hypertensiver Gastropathie oder Mallory-Weiss-Syndrom: Eine portale, hypertensive Gastropathie kann anhaltende Blutverluste hervorrufen, i. d. R. jedoch nicht so massiv wie eine Forrest-Ia-Blutung beim Ulkus. Thermokoagulation (insbesondere mit Argon-Plasma) ist meist erfolgreich, muss aber (oft) wiederholt werden; während der akuten Blutung ist auch eine Injektionstherapie möglich (s. o.). Die Mallory-Weiss-Blutung hat meist schon zum Endoskopiezeitpunkt sistiert; bei aktiver Blutung ist die Endoclip-Applikation etabliert.

LITERATUR
Fischbach W et al. S2k-Leitlinie Helicobacter pylori und gastroduodenale Ulkuskrankheit. Z Gastroenterol 2016; 54: 327–363.

REFERENZ-KAPITEL IN LAYER P, ROSIEN U (2017) FACHARZTWISSEN GASTROENTEROLOGIE

1.3 Chronischer Abdominalschmerz, Dyspepsie
1.8 Gastrointestinale Blutung
4.2 Ulkus (Magen u. Duodenum)
10.6 Komplikationen der Leberzirrhose

3.2 Blutige Diarrhö unter Phenprocoumon

V. Meier, J. Keller

KASUISTIK

Eine 82-jährige Patientin wird zur Abklärung und Therapie von seit dem Morgen bestehenden blutig-wässrigen Diarrhöen unter Phenprocoumon-Therapie bei paroxysmalem Vorhofflimmern stationär aufgenommen. Zudem berichtet die Patientin, wegen ausgeprägter Rückenschmerzen regelmäßig Ibuprofen eingenommen zu haben, allerdings unter Magenschutz (2 × 20 mg Omeprazol). Im April vergangenen Jahres war schon einmal eine Blutarmut aufgefallen und sie hatte Eisenpräparate einnehmen müssen.

Die initial durchgeführte körperliche Untersuchung ergibt keine wesentlichen Auffälligkeiten, laborchemisch findet sich eine normochrome, normozytäre Anämie (Hb 8,6 g/dl), sonst kein relevanter Befund. Die ebenfalls am Aufnahmetag notfallmäßig durchgeführten Endoskopien (Gastro- und Koloskopie) ergeben keinen Hinweis auf eine akute Blutungsquelle. Die Beurteilbarkeit der Schleimhaut bei der Koloskopie ist allerdings wegen der eingeschränkten Möglichkeiten zur Darmreinigung suboptimal (Reste von blutigem Stuhl im gesamten Kolon, nicht vollständig absaugbar).

Die Patientin erhält zwei Erythrozytenkonzentrate, worunter der Hb-Wert zunächst adäquat auf 9,7 g/dl ansteigt. Das Phenprocoumon wird bei aktuell normfrequentem Sinusrhythmus und unklarer Blutungsquelle pausiert. Sie erhält stattdessen eine Antikoagulation mit einem niedermolekularen Heparin. In den nächsten Tagen sinkt der Hb-Wert jedoch erneut auf minimal 8,7 g/dl und die Patientin hat anhaltend schwarz verfärbte, breiige und übel riechende Stühle bei positivem fäkalem Blut-Test.

Welche Ursachen einer gastrointestinalen Blutung müssen Sie allgemein bedenken, welche halten Sie bei der Patientin für wahrscheinlich?

Die Patientin leidet zunächst unter einer Hämatochezie, im Verlauf dann unter Teerstuhl. Insofern kommen Blutungsquellen im gesamten GIT infrage (bei proximaler Lokalisation Teerstuhl zu erwarten, initial Hämatochezie wegen raschen Transits aber möglich; bei distaler Lokalisation Hämatochezie zu erwarten, Teerstuhl bei langsamem Transit (> 8 h) aber möglich).

Die häufigsten Ursachen für Teerstuhl sind in ➤ Tab. 3.3 aufgeführt, die wichtigsten Differenzialdiagnosen der Hämatochezie in ➤ Tab. 3.4.

Tab. 3.3 Differenzialdiagnosen bei Teerstuhl

Häufig	• Magen-/Duodenal-Ulzera • Magenerosionen • Ösophagusvarizen • Mallory-Weiss-Syndrom • kein Nachweis einer Blutungsquelle
Weniger häufig (< 5 %)	• Ösophagitis • Duodenitis • gastrointestinale Tumoren • Angiodysplasie • portal-hypertensive Gastrointestinopathie

Tab. 3.3 Differenzialdiagnosen bei Teerstuhl *(Forts.)*

Selten (< 1 %)	• Gerinnungsstörung • Exulceratio simplex Dieulafoy • Hämobilie • M. Osler • aortoduodenale Fistel • Hiatushernie

Tab. 3.4 Differenzialdiagnosen der Hämatochezie

Häufig	• proktologische Erkrankungen (Hämorrhoiden, Fissuren, Prolaps) • Divertikel • distale Kolonpolypen • linksseitiges kolorektales Karzinom • Colitis ulcerosa
Weniger häufig (< 5 %)	• M. Crohn • Angiodysplasie • ischämische Kolitis
Selten (< 1 %)	• Meckel-Divertikel • anorektale Varizen

In Anbetracht der Anamnese und der bereits durchgeführten Untersuchungen sind Blutungsquellen in Ösophagus, Magen und eingesehenem Anteil des Duodenums unwahrscheinlich. Größere, blutende Tumoren des Kolons und ausgeprägte entzündliche Veränderungen in diesem Bereich wären bei der Koloskopie aufgefallen und sind ebenfalls unwahrscheinlich. Blutungen (zum Zeitpunkt der Untersuchung möglicherweise nicht aktiv) aus einem Divertikel, kleineren Ulzera oder Angiodysplasien, die im Rahmen der eingeschränkten Vorbereitung nicht erkennbar waren, sind hingegen möglich. Da im gesamten Kolon noch blutiger Stuhl erkennbar war, ist eine Lokalisation im proximalen Kolon oder eine Blutungsquelle im Dünndarm anzunehmen (Tumoren, entzündliche Veränderungen [M. Crohn, NSAR-Ulzera], Angiodysplasien).

Aufgrund des hohen Lebensalters der Patientin sind Tumoren und ischämische Veränderungen prinzipiell wahrscheinlich. Die NSAR-Einnahme kann eine NSAR-Enteropathie mit entzündlichen Veränderungen/Ulzera induzieren. Die anamnestisch erfolgte PPI-Einnahme schließt dies nicht aus.

Welche Untersuchungen würden Sie als Nächstes durchführen?

Die Untersuchungsbedingungen bei der notfallmäßig durchgeführten Koloskopie waren eingeschränkt, relevante Blutungsquellen können übersehen worden sein. Deshalb ist zunächst eine Wiederholung der Koloskopie nach adäquater Vorbereitung mit prograder Spülung sinnvoll.

Die zweite, bei fehlender Restverschmutzung dann uneingeschränkt beurteilbare **Koloskopie** zeigt erneut keine Blutungsquelle im Kolon. Allerdings hat die Patientin das Trinken der Vorbereitungslösung und die Propofolnarkose schlecht toleriert. Sie musste während der Vorbereitung mehrfach erbrechen und zeigte während der Untersuchung Kreislaufprobleme.

Wie gehen Sie weiter vor?

Weder proximal des Treitz-Bandes noch distal der Bauhin-Klappe lässt sich eine Blutungsquelle lokalisieren. Demnach könnte es sich um eine mittlere gastrointestinale Blutung aus den bislang nicht eingesehenen Dünndarmanteilen handeln. Diese sind vergleichsweise selten, machen aber immerhin 3–5 % aller gastrointestinalen Blutungen aus.

Weil es sich bei der Patientin um ein akutes und aktuell anhaltendes Blutungsereignis handelt, ist prinzipiell eine Doppelballon-(Push & Pull-)Enteroskopie mit der Möglichkeit zur Intervention und histologischen Sicherung indiziert. Die Patientin hat aber weder die Vorbereitung noch die Durchführung der Koloskopie gut vertragen, sodass alternativ auch die Durchführung einer Kapselendoskopie infrage kommt. Zuvor ist es sinnvoll, eine Stenose (z. B. Dünndarmtumor) mittels radiologischer Dünndarmdarstellung (MR-Sellink) auszuschließen.

Die MR-Sellink-Darstellung des Dünndarms erbringt keinen Anhalt für einen Dünndarmtumor, eine sonstige Stenose oder eine Blutungsquelle. Daraufhin wird eine Kapselendoskopie durchgeführt, die relevante Befunde im präterminalen Ileum erbringt (➤ Abb. 3.4).

Interpretieren Sie die folgenden Abbildungen (➤ Abb. 3.4).

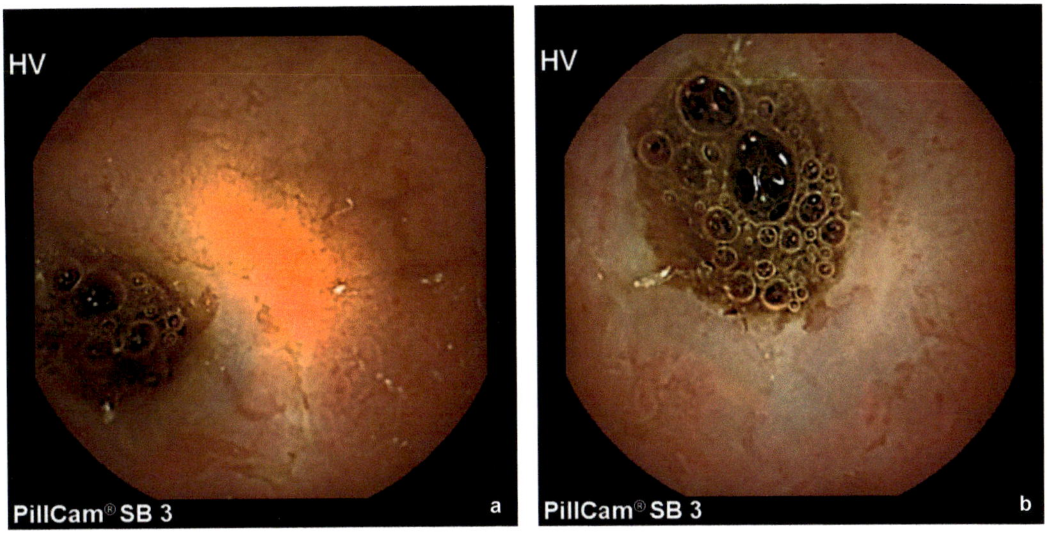

Abb. 3.4 a + b Bild der Kapselendoskopie [M817]

Die Abbildungen zeigen Ulzerationen, die als Blutungsquelle infrage kommen.

Welche Genese kommt in Betracht?

Differenzialdiagnostisch kommen ursächlich bei ilealen Ulzerationen Infektionen, eine chronisch-entzündliche Darmerkrankung (Morbus Crohn), Ischämie, Strahlenenteritis, Vaskulitiden und medikamentös induzierte Schädigungen, insbesondere eine NSAR-Enteropathie, infrage. Exulzerierte Tumoren sind ebenfalls möglich, stellen sich in der Regel aber nicht als flache Läsionen dar. Aufgrund der Anamnese (Alter der Patientin, regelmäßige NSAR-Einnahme, fehlende Hinweise auf Tumor- oder rheumatische Erkrankung) ist im vorliegenden Fall die NSAR-Enteropathie die wahrscheinlichste Ursache der Ulzera.

Bei welchen anderen Medikamenten müssen Sie mit gastrointestinalen Ulzerationen rechnen?

Kaliumchlorid, Eisen, Bisphosphonate und Tetrazykline wirken ebenfalls lokal toxisch und potenziell ulzerogen, wenn sie ungelöst längere Zeit mit der Schleimhaut in Kontakt sind. Solche Schäden/Ulzera finden sich am häufigsten im Ösophagus und im Bereich der Ileozökalklappe. Zur Prävention dienen die Zufuhr in Drageeform, eine ausreichende Flüssigkeitsmenge beim Schlucken des Präparats und die Einnahme in aufrechter Körperhaltung.

Darüber hinaus führen insbesondere Chemotherapeutika zu gastrointestinalen Schleimhautschädigungen. Zu den Zytostatika, die besonders häufig eine z. T. ulzerierende Mukositis auslösen, zählen Actinomycin D, Bleomycin, Daunorubicin, Doxorubicin, Taxane, Fluoxuridin, 5-FU, Mercaptopurin, Mitoxantron, Thioguanin, Vinblastin und Vindesin.

Wie therapieren Sie?

Es gibt bislang keine effektive medikamentöse Therapie, die eine NSAR-induzierte Enteropathie sicher verhindert oder heilt. Sinnvoll ist das Absetzen des schädigenden Agens bzw. bei Bedarf die Umstellung auf einen selektiven COX-2-Hemmer. In Kurzzeitstudien erzeugen diese keine entsprechenden Symptome, bei Behandlung über mehrere Monate ist dies aber nicht gesichert. Ebenso wenig gesichert ist der Effekt von Misoprostol, Sulfasalazin, Antibiotika (Metronidazol), Mesalazin oder Budesonid.

Welche sonstigen klinischen Manifestationen der NSAR-Enteropathie kennen Sie?

Eine NSAR-Enteropathie kann unspezifische gastrointestinale Beschwerden mit Diarrhö und abdominalen Schmerzen sowie eine Eisenmangelanämie, Hypalbuminämie, Vitamin-B_{12}- oder Gallensäurenmalabsorption verursachen. Häufig verläuft die Schädigung jedoch subklinisch oder es besteht nur eine geringe Symptomatik. Akute Komplikationen wie massive Blutungen (in diesem Fall und auch sonst häufig begünstigt durch Antikoagulation) und Perforation treten selten auf, können aber letal verlaufen. Chronische Ulzerationen können zur Fibrosierung und zu Strikturen führen. Multiple diaphragmaartige Septen von 1–4 mm Dicke treten typischerweise im mittleren Dünndarm auf.

Welche weiteren Blutungsquellen sind oder können im Dünndarm lokalisiert sein?

Neben Angiodysplasien ist an eine Blutung aus einem Meckel-Divertikel zu denken, das die häufigste kongenitale Anomalie des Gastrointestinaltrakts (2 % der Bevölkerung) darstellt. Es beruht auf einer inkompletten Rückbildung des Ductus omphaloentericus und ist gewöhnlich innerhalb der aboralen 100 cm des Ileums lokalisiert. In ca. 50 % findet sich außer Ileumschleimhaut ektopes Gewebe, bei dem es sich in 80 % um Magenschleimhaut handelt. Die Diagnose wird radiologisch durch MRT/CT, endoskopisch durch Kapselendoskopie oder Enteroskopie oder intraoperativ gestellt. Die Indikation zur Resektion ergibt sich bei intraoperativen Zufallsbefunden und immer bei Komplikationen. Bei radiologischem Zufallsbefund im Erwachsenenalter müssen die Operationsrisiken gegen die seltenen Komplikationen abgewogen werden.

Tumoren (Karzinome, Karzinoide, Lymphome, gastrointestinale Stromatumoren) sind weitere mögliche Ursachen.

LITERATUR

Park et al. Prevention and management of non-steroidal anti-inflammatory drugs-induced small intestinal injury. World J Gastroenterol 2011; 17: 4647–53.

REFERENZ-KAPITEL IN LAYER P, ROSIEN U (2017) FACHARZTWISSEN GASTROENTEROLOGIE

1.8 Gastrointestinale Blutung
5.14 Mittlere gastrointestinale Blutung

3.3 Peranale Blutung

K. Niemax

KASUISTIK

Eine 75 Jahre alte Patientin wird von ihrem Hausarzt wegen seit einigen Stunden anhaltender peranaler Blutung akut eingewiesen. Bei der körperlichen Untersuchung hat die Patientin einen Blutdruck von 100/68, Puls 100; weiche Bauchdecken, kein Druckschmerz. Blut und Koagel bei der rektalen Untersuchung bei glatter, gut verschieblicher Schleimhaut. Als Vorerkrankung ist eine KHK mit Myokardinfarkt vor 12 Jahren bekannt. Im EKG ist eine Sinustachykardie mit einer Narbe über der Hinterwand zu erkennen. Die Patientin nimmt täglich ASS 100 und einen selektiven Betablocker. Auf Nachfragen gibt sie an, etwa jeden zweiten Tag Diclofenac wegen einer Gonarthrose zu nehmen.

Welche Maßnahmen ergreifen Sie?

Die Patientin ist bereits kreislaufkompromittiert und muss diesbezüglich überwacht werden. Es muss ein venöser Zugang gelegt werden und rasch Hb-Wert- und Blutgruppenbestimmung erfolgen mit Bereitstellung von Erythrozytenkonzentraten. Je nach Kreislaufsituation kann die Patientin dann ein Klistier bzw. einen Einlauf erhalten, um eine Sigmoidoskopie durchführen zu können. Falls möglich, sollte die Patientin salinisch zur Koloskopie vorbereitet werden.

Der Hb beträgt 9,3 g/dl. Da die Patientin weiter Koagel absetzt, entschließt man sich zur Sigmoidoskopie, die nur bis 35 cm durchgeführt werden kann. Das Kolon ist trotz ausgiebiger endoskopischer Spülung deutlich verschmutzt. Außerdem finden sich Koagel und mit Stuhl gefüllte Divertikel. Eine aktive Blutung scheint jedoch nicht mehr zu bestehen.

An welche potenziellen Blutungsquellen denken Sie? Wie gehen Sie weiter vor?

Divertikelblutungen sind die Ursache von bis zu 75 % aller Hämatochezien. Im Alter von 80 Jahren haben ca. 60 % aller Patienten Divertikel, die jedoch nur bei wenigen eine Blutung verursachen. Differenzialdiagnostisch kommen eine Kolitis (CED, NSAR, ischämisch, infektiös z. B. EHEC, Clostridien, Camphylobacter), Kolonpolypen, ein Kolonkarzinom, Hämorrhoiden und Angiodysplasien infrage.

Die Patientin sollte weiter Hb- und kreislaufüberwacht, salinisch vorbereitet und am nächsten Tag vollständig koloskopiert werden (➤ Abb. 3.5).

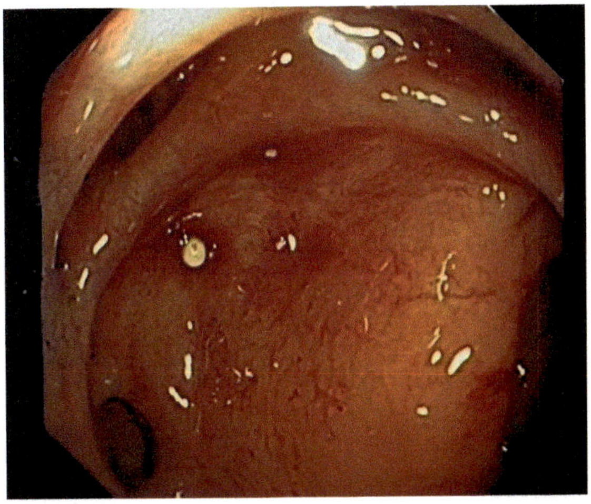

Abb. 3.5 Endoskopisches Bild im Sigma [M817]

Über Nacht hat die Patientin noch geringe Mengen Blut abgesetzt. Der Hb liegt nach Gabe eines Erythrozytenkonzentrats am nächsten Vormittag bei 9,8.
In der **Ileokoloskopie** ist eine ausgeprägte Sigmadivertikulose mit Blut und einzelnen Koageln überwiegend im Sigma zu erkennen. Ein einzelnes Divertikel kann nicht als eindeutige Blutungsquelle identifiziert werden. Im übrigen Kolon finden sich vereinzelte Divertikel. Im rechten Hemikolon und terminalen Ileum sind keine Blutungszeichen zu erkennen. Weitere Blutungsquellen (Tumor, Entzündung, Angiodysplasie) können ausgeschlossen werden.

In welchem Kolonabschnitt kommt es häufiger zu Divertikelblutungen? Was können Sie zur Prognose und Therapie sagen?

3

Finden sich im gesamten Kolon Divertikel, stammt eine Blutung häufiger aus dem rechten Kolon. Die Prognose ist insgesamt gut. Hb-relevante Blutungen sind eher selten. 75–90 % der Blutungen sistieren spontan. Das Risiko einer Rezidivblutung liegt bei 25 %. Nach dem ersten Rezidiv steigt das Risiko für weitere Blutungen auf 50 %; in diesem Fall steigt die Mortalität auf 5 %.

Bei 15–20 % der Patienten kommt es zu schwereren Blutungen mit Hb-Abfall und Kreislaufreaktionen. Sollte keine endoskopische Blutstillung möglich sein (Unterspritzung/Clip-Versorgung), ist nach dem zweiten Blutungsrezidiv oder nach Gabe des vierten Erythrozytenkonzentrats die Indikation zur operativen Therapie zu stellen. Hierbei wird das divertikeltragende Kolonsegment reseziert.

Die Patientin hat keine Rezidivblutung und wird nach 3 Tagen in die ambulante Weiterbetreuung entlassen.

Wir sprachen vorhin auch über weitere Differenzialdiagnosen zur akuten unteren gastrointestinalen Blutung. Welche treten insbesondere bei älteren Patienten auf?

Bei der unteren gastrointestinalen Blutung bei Patienten über 60 Jahre ist die Blutung aus Angiodysplasien die zweithäufigste Ursache und somit eine wichtige Differenzialdiagnose. Hierbei handelt es sich um ektatische Gefäßveränderungen in Form von Teleangiektasien, Gefäßneoplasien oder auch Hämangiomen.

Bei einer Kombination einer erworbenen Aortenklappenstenose und Angiodysplasien im Colon ascendens mit nachfolgender Blutungsanämie spricht man vom **Heyde-Syndrom.** Angiodysplasien werden entweder als Zufallsbefund bei einer Endoskopie (bei ca. 2 % der Patienten; ➤ Abb. 3.6) oder im Rahmen einer Anämieabklärung oder positivem Test auf okkultes Blut diagnostiziert.

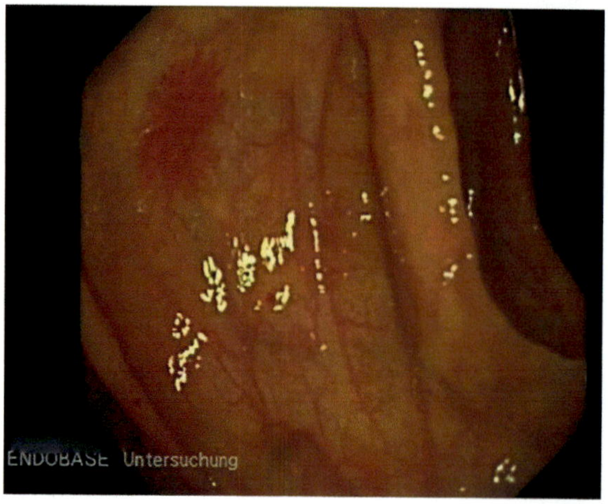

Abb. 3.6 Angiodysplasie im Kolon [M817]

In welchen Darmabschnitten sind Angiodysplasien am häufigsten? Wie ist die Prognose?

Koloskopisch sind Angiodysplasien am häufigsten im rechtseitigen Kolon nachzuweisen.

20 % der Patienten mit Kolonangiodysplasien haben zusätzlich Angiodysplasien im Dünndarm, die in bis zu 75 % der Fälle mithilfe der Doppelballonenteroskopie und der Kapselendoskopie detektiert werden können.

Nur etwa 10 % der Angiodysplasien bluten. Schwere akute Blutungen aus Angiodysplasien sind selten. Bis zu 90 % dieser Blutungen sistieren spontan, können aber auch rezidivieren.

Was ist die Therapie der Wahl?

Zufällig, z. B. in einer Vorsorgekoloskopie, nachgewiesene Angiodysplasien werden nicht behandelt. Bei V. a. symptomatische Angiodysplasien ist die endoskopische Verödung mittels Argonplasmakoagulation (APC) die Therapie der Wahl.

Welche weitere Differenzialdiagnose zur akuten unteren gastrointestinalen Blutung tritt besonders bei älteren Patienten auf?

Die **ischämische Kolitis** ist bei bis zu 18 % die Ursache für eine untere gastrointestinale Blutung im höheren Lebensalter. Ursächlich ist eine Minderperfusion des Dickdarms. Verschiedene **Ursachen** wurden beschrieben: Medikamente (NSAR, Digitalis, Ergotamin, Vasopressin, Östrogene), Infektionen (EHEC, Clostridien), thrombembolische Ereignisse, kardiovaskuläre Operationen, Gerinnungsstörungen und Vaskulitiden oder vaskulär bedingte Ischämien (HRST, Gerinnungsstörungen, Arteriosklerose).

Bei älteren Patienten ist die ischämische Kolitis jedoch in der Regel Folge einer passageren, nichtokklusiven Durchblutungsstörung ohne Nachweis einer relevanten Stenose der Arteria mesenterica inferior oder der Arteria colica sinistra. Am häufigsten betroffen ist das linke Hemikolon (besonders die linke Kolonflexur) und nur sehr selten das Rektum.

Was können Sie zu den Symptomen, zum endoskopischen Bild (➤ Abb. 3.7) und zur Therapie sagen?

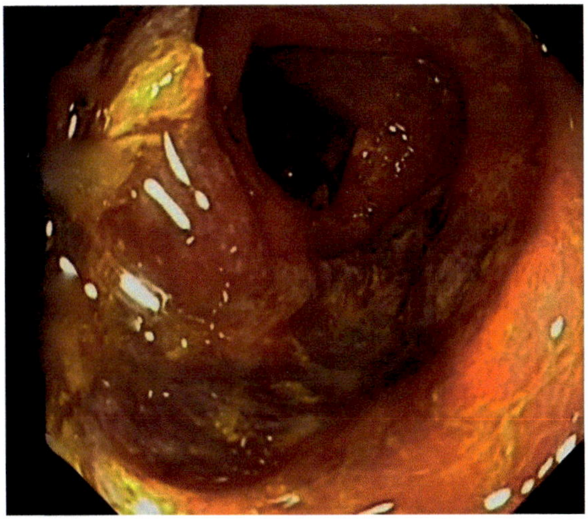

Abb. 3.7 Endoskopisches Bild bei ischämischer Kolitis [M817]

Symptome sind geringe peranale Blutabgänge mit teils krampfartigen abdominalen Schmerzen und Stuhldrang sowie blutige Durchfälle.

Endoskopisch sind ödematöse Schwellungen bis hin zu hämorrhagischen Veränderungen mit flachen Ulzerationen in livide verfärbter Schleimhaut zu erkennen. Die Schleimhautläsionen treten segmental auf und unterscheiden sich somit von der Colitis ulcerosa und infektiösen Kolitiden. Die histologische Aufarbeitung der Probeexzisionen kann zur differenzialdiagnostischen Abgrenzung gegenüber anderen Kolitiden hilfreich sein. Weitere Untersuchungen wie MRT/Angiografien sind zur weiteren Abklärung nur selten indiziert.

Patienten mit einer ischämischen Kolitis müssen stationär überwacht werden (Fieber, BB, Serumelektrolyte, Peritonismus), um septische Komplikationen frühzeitig erkennen und therapieren zu können. **Therapeutisch** stehen Nahrungskarenz, Volumengabe und Low-dose-Heparingabe im Vordergrund.

3 Bei schweren Verläufen ist neben einer systemischen Antibiotikatherapie (z. B. Cefazolin, Metronidazol) eine parenterale Ernährung notwendig.

In Zusammenarbeit mit den Chirurgen muss die Frage nach der Notwendigkeit einer Resektion der betroffenen Kolonabschnitte geklärt werden.

Wie ist die Prognose?

Ischämische Kolitiden heilen meist innerhalb einiger Wochen aus. Bei 90 % handelt es sich um Ischämien durch kurzfristige Minderperfusionen. Die Beschwerden der Patienten nehmen in den ersten 24 Stunden ab. Als Spätfolgen können sich (häufig asymptomatische) Stenosen entwickeln.

Bei 10 % entwickelt sich eine akute Gangrän, besonders bei ischämischen Kolitiden infolge akuter kardiovaskulärer Erkrankungen (z. B. einem Myokardinfarkt) und/oder eines Schockgeschehens. In diesen Fällen ist die Prognose schlecht.

REFERENZ-KAPITEL IN LAYER P, ROSIEN U (2017) FACHARZTWISSEN GASTROENTEROLOGIE

1.8 Gastrointestinale Blutung
6.2.3 Divertikelblutung
6.3 Angiodysplasie
16.1 Durchblutungsstörungen des Darms

3.4 Oberbauchschmerzen und Gewichtsverlust

U. Melle, S. Miehlke

KASUISTIK

Ein 70-jähriger Patient stellt sich zur Abklärung von Oberbauchschmerzen in Ihrer Praxis vor. Aus der Eigenanamnese bekannt ist eine KHK mit 30 % Hauptstammstenose, eine PAVK mit Z. n. beidseitiger Stentversorgung der A. femoralis, 80 % Stenose der A. carotis rechts und V. a. Verschluss der A. vertebralis, jedoch ohne neurologische Symptome. Neben einer arteriellen Hypertonie bestehen ein ehemaliger Nikotinabusus (50 pack years), eine Hyperlipoproteinämie und ein diätetisch geführter Diabetes mellitus als kardiovaskuläre Risikofaktoren.

Nach welchen weiteren Symptomen fragen Sie?

Sind die Schmerzen essensabhängig? Bestehen Übelkeit, Erbrechen, Appetit-, Gewichtsverlust? Wie ist der Stuhlgang? Welche Medikamente werden eingenommen?

Die Schmerzen sind postprandial betont, einhergehend mit Übelkeit, einmal auch postprandialem Erbrechen. Der Appetit ist mäßig und er habe ca. 7 kg Gewicht in den letzten Wochen verloren. Der Stuhlgang sei regelmäßig. Aufgrund der oben genannten Erkrankungen werden ASS, Carvedilol, Ramipril und Amlodipin regelmäßig eingenommen.
Bei der **klinischen Untersuchung** sehen Sie einen Patienten in altersentsprechend gutem AZ und EZ (176 cm, 79 kg). Die Vitalzeichen sind unauffällig. Herz und Lunge sind auskultatorisch und perkutorisch unauffällig. Bei der Palpation des Abdomens ist eine Resistenz im Mittelbauch tastbar. Leber und Milz sind nicht vergrößert palpabel. Die Darmgeräusche sind spärlich.

Woran denken Sie und welche Untersuchungen sollten erfolgen?

Aufgrund der palpablen Raumforderung ist ein Tumor in Betracht zu ziehen.

Zunächst sollte eine Laboruntersuchung mit Differenzialblutbild, LDH, Entzündungsmarkern, Nierenretentionswerten, Elektrolyten, Leberwerten und Lipase erfolgen. Eine Abdomensonografie, ÖGD und Koloskopie sollten sich anschließen.

Folgende Befunde werden dokumentiert:
Labor: Hb 10,3 g/dl, bei normochromem und normozytärem Blutbild. Leukozyten und Thrombozyten im Normbereich. Eisen erniedrigt, Ferritin erhöht. CRP 43 mg/l, BSG 94 mm in der 1. Stunde erhöht, Kreatinin 1,4 mg/dl, Harnstoff 55 mg/dl, LDH 318 U/l, γGT 181 U/l. Ansonsten sind Transaminasen, Bilirubin und Lipase im Normbereich.
Abdomensonografie: Pankreas, Leber, Gallenblase, Gallenwege, Milz und Nieren sind unauffällig. Im Mittelbauch zeigt sich eine echoarme Raumforderung von 7 × 8 cm ohne Organbezug. Das Retroperitoneum ist bei Luftüberlagerung nicht ausreichend einsehbar.
ÖGD: mit Speiseresten gefüllter Magen trotz ausreichender Nahrungskarenz.
Koloskopie: gesamtes Kolon sowie terminales Ileum ohne pathologischen Befund.

Was nun?

Zur weiteren Abklärung der abdominalen Raumforderung sollte eine Schnittbildgebung (CT oder MRT) erfolgten.

Im **CT** zeigt sich im Mittelbauch eine große Raumforderung mit Einengung von Jejunalschlingen und Dilatation vorgelagerter Dünndarmanteile.

Was ist der nächste Schritt und, nach Ausschluss eines Magen- und Kolonkarzinoms, an welche Tumorentität denken Sie?

Zur histologischen Abklärung sollte eine sonografisch oder CT-gesteuerte Punktion der Raumforderung erfolgen. Da sich für ein Magen- oder Kolonkarzinom endoskopisch kein Anhalt ergab, ist differenzialdiagnostisch an ein Lymphom zu denken. Daher sollte auch, solange kein Ileus besteht, eine Operation nicht präferiert werden. Sollten peripher vergrößerte Lymphknoten tastbar sein, wäre alternativ eine Lymphnodektomie zur diagnostischen Sicherung möglich.

In der Histologie bestätigt sich Ihre Verdachtsdiagnose eines Lymphoms. Es handelt sich um ein diffus großzelliges Non-Hodgkin-Lymphom der B-Zell-Reihe.

Sind weitere Untersuchungen erforderlich und wenn ja, warum? Welche anamnestischen Angaben sind zu hinterfragen?

Zum Staging müssen Thorax- und Hals-CT, eine HNO-ärztliche Inspektion des Waldeyer-Rachenrings und eine Knochenmarkbiopsie erfolgen. Sofern nicht bereits erfolgt, muss die Labordiagnostik um Differenzialblutbild, BSG, LDH, Transaminasen, AP, γGT, Bilirubin, Eiweißelektrophorese, Immunglobuline quantitativ, Kreatinin, Harnsäure, HIV-, EBV-, CMV- und Hepatitisserologie, Blutzucker und Urinstatus, β_2-Mikroglobulin, Haptoglobin und Coombstest ergänzt werden. Der Patient sollte nochmals nach Fieber, Nachtschweiß und Gewichtsverlust > 10 % in den letzten 6 Monaten (wurde bereits angegeben) befragt werden, die sog. B-Symptome.

Die Untersuchungsergebnisse sind erforderlich für die Stadieneinteilung und damit Prognoseabschätzung und Therapieempfehlung.

Eine Schädeldiagnostik bzw. Lumbalpunktion oder Skelettszintigrafie ist nur bei klinischer Symptomatik bzw. erstere bei hochzervikaler Lymphomlokalisaton erforderlich.

Bitte erläutern Sie Stadieneinteilung und Prognoseabschätzung.

Die Stadieneinteilung erfolgt nach der **Ann-Arbor-Klassifikation** der NHL, modifiziert nach Musshoff (➤ Tab. 3.5).

Tab. 3.5 Ann-Arbor-Klassifikation der NHL

Stadium	Beschreibung
Stadium I	Befall einer Lymphknotenregion
Stadium II1	Befall von benachbarten Lymphknoten ober- oder unterhalb des Zwerchfells (II1) oder einer Lymphknotenregion mit lokalisiertem Übergang auf ein benachbartes Organ oder Gewebe (II1E)
Stadium II2	Befall von 2 nicht benachbarten oder mehr als 2 benachbarten Lymphknotenregionen ober- oder unterhalb des Zwerchfells (II2) einschließlich eines lokalisierten Befalls eines extralymphatischen Organs oder Gewebes (II2E)
Stadium III	Befall von Lymphknotenregionen ober- und unterhalb des Zwerchfells (III) einschließlich eines lokalisierten Befalls eines extralymphatischen Organs oder Gewebes (IIIE) oder der Milz (IIIS) oder beides (IIISE)
Stadium IV	Lymphknotenbefall mit diffusem oder disseminierten Befall extralymphatischer Organe und Gewebe

Das lymphatische System umfasst: Lymphknoten, Milz, Thymus, Waldeyer-Rachenring, Appendix und Peyer-Plaques.
Zusatzbezeichnung A oder B: Bei Vorhandensein von mindestens einem der nachfolgenden Symptome erhält jedes Stadium die Zusatzbezeichnung B. Bei Abwesenheit aller Symptome den Zusatz A.
– ungewollter Gewichtsverlust von > 10 % des Ausgangsgewichts in den letzten 6 Monaten
– Fieber über 38 °C
– Nachtschweiß.
Zusatz „b"= Bulky Disease, wenn der Lymphomdurchmesser > 5–10 cm.

Zur **Prognoseabschätzung** der hochmaligen/aggressiven Lymphome, wozu das diffus großzellige B-Zell-Lymphom gehört, wurde der **International Prognostic Index** (IPI) entwickelt. Zum Zeitpunkt der Erstdiagnose werden folgende Parameter erhoben:

- Erhöhter LDH-Serumwert
- Allgemeinzustand (ECOG-Performance-Status ≥ 2) bzw. Karnofsky ≤ 70 %
- Alter > 60 Jahre
- Fortgeschrittenes Stadium (III und IV)
- Zahl extranodaler Befälle > 1

Für jedes Kriterium werden 1 bzw. 0 Punkte vergeben und summiert. Anhand der Punktsumme werden 4 Risikogruppen mit signifikant unterschiedlicher Prognose eingeteilt (➤ Tab. 3.6).

Tab. 3.6 Prognostische Gruppen entsprechend IPI

Risikogruppe	Zahl der Risikofaktoren	Komplette Response-Rate	5-Jahres-Überleben
Niedrig	0,1	87 %	73 %
Intermediär niedrig	2	67 %	50 %
Intermediär hoch	3	55 %	43 %
Hoch	4,5	44 %	26 %

Die **Lymphommasse** ist ein weiterer unabhängiger prognostischer Faktor, wobei die sogenannte Bulky Disease nicht klar definiert ist (maximaler Lymphomdurchmesser 5–10 cm).

Auch die **Histologie** des Lymphoms und die **Proliferationsrate** beeinflussen die Prognose. So gehen T-Zell- im Vergleich zu B-Zell-Lymphomen im Allgemeinen mit einer geringeren Wahrscheinlichkeit für eine Komplettremission und höheren Rezidivraten einher. Der Proliferationsindex Ki-67 korreliert mit dem Überleben, wird aber nicht als prognostischer Faktor eingesetzt. Auch der β_2-Mikroglobulin-Serumwert kann als Prognose- und Verlaufsparameter herangezogen werden.

Unser Patient hat ein Stadium IB Bulky und einen intermediär niedrigen IPI.

Welche Therapie empfehlen Sie? Und was ist prätherapeutisch und im Therapieverlauf zu bedenken?

Eine **kurativ intendierte Chemotherapie** ist bei jedem aggressiven Non-Hodgkin-Lymphom unabhängig vom Stadium indiziert. Die Chemotherapie erfolgt nach dem CHOP-Protokoll mit den Substanzen Cyclophosphamid, Vincristin, Doxorubicin und Prednisolon. Durch die Hinzunahme des Anti-CD20-Antikörpers Rituximab konnten die Remissionsraten gesteigert werden. Bei jungen Patienten (< 60 Jahren) und IPI-Score ≥ 2 kann die Therapie durch die Hinzunahme von Etoposid intensiviert werden. Bei Patienten > 90 Jahren sollte eine Dosisdeeskalation nach dem sog. Mini-R-CHOP-Protokoll oder eine Chemotherapie mit Rituximab-Bendamustin erfolgen.

Die größte Toxizität der Chemotherapie ist während bzw. nach dem ersten Zyklus zu erwarten (sog. First Cycle Effect) und korreliert mit der Tumorlast. Daher kann bei hoher Tumorlast und insbesondere bei älteren Patienten oder bei schlechtem Allgemeinzustand zunächst eine einwöchige Vorphasentherapie mit täglich 100 mg Prednisolon p. o., ggf. ergänzt durch 2 mg Vincristin i. v., erfolgen. Im Anschluss werden die anderen oben genannten Chemotherapeutika und Rituximab ergänzt.

Aufgrund der Bulky Disease sollte nach Abschluss der 6 Zyklen R-CHOP bei diesem Patienten eine **konsolidierende Strahlentherapie** erfolgen, da diese das rezidivfreie Intervall verlängert und das Gesamtüberleben verbessert. Eine additive Strahlentherapie auf residuell vergrößerte Lymphknoten nach Chemotherapie – sog. Eisberg-Bestrahlung – kann im Einzelfall erwogen werden.

Prätherapeutisch sind Leber- und Nierenwerte zu bestimmen. Auch sollte eine Hepatitisserologie erfolgen, da unter der Chemotherapie eine bisher nicht diagnostizierte chronische Hepatitis B oder C einen fulminanten Verlauf nehmen kann. Bei HbsAg-positivem Patienten ist eine prophylaktische Behandlung mit Entecavir oder Tenofovir bis 18 Monate nach Ende der Rituximab-Gaben Standard.

Eine Echokardiografie mit Beurteilung der linksventrikulären Funktion ist vor Einleitung der Chemotherapie mit Antrazyklinen erforderlich, insbesondere da bei diesem Patienten eine KHK bekannt ist.

Was empfehlen Sie dem Patienten nach Abschluss der Therapie?

Empfohlen wird eine bildgebende Diagnostik (CT) alle 3–6 Monate für die Dauer von 5 Jahren. Eine aktuelle Studie zeigte jedoch, dass die meisten Rezidive im Intervall auftreten, klinisch symptomatisch sind und die Prognose durch eine evtl. frühere Rezidivdiagnose im Rahmen der Nachsorgeuntersuchungen nicht verbessert werden kann.

Welche Risikofaktoren für hochmaligne NHL gibt es?

Risikofaktoren sind angeborene oder erworbene Immundefekte:
- HIV
- Immunsuppressive Therapie, z. B. nach Organtransplantation
- Zustand nach kombinierter Radiochemotherapie, z.B. eines Morbus Hodgkin
- Möglicherweise auch Exposition mit chemischen Kanzerogenen wie Pestiziden, Insektiziden

Ein kausaler Zusammenhang ist für adulte T-Zell-Lymphome/Leukämie und Infektion mit dem menschlichen Retrovirus HTLV-1 bekannt. Eine EBV-Infektion ist wahrscheinlich ein Kofaktor für lymphoproliferative Erkrankungen nach Knochenmarkstransplantation.

LITERATUR

Aviles A, Delgado S, Nambo MJ et al. Adjuvant radiotherapy to sites of previous bulky disease in patients stage IV diffuse large cell lymphoma. Int J Radiat Oncol Biol Phys 1994; 30: 799–803.

Pfreundschuh M, Trümper L, Österborg A et al. CHOP-like chemotherapy plus rituximab versus CHOP-like chemotherapy alone in young patient with good-prognosis diffuse large B-cell lymphoma. A randomised controlled trail by the MabThera International Trial Group. Lancet Oncol 2006; 7: 379–391.

REFERENZ-KAPITEL IN LAYER P, ROSIEN U (2017) FACHARZTWISSEN GASTROENTEROLOGIE

1.3 Chronischer Abdominalschmerz, Dyspepsie
4.8 Magenlymphom
5.11.2 Maligne Lymphome

3.5 Dunkler Stuhl und Oberbauchschmerz

A. Siebenhaar, U. Rosien

KASUISTIK

Ein 53-jähriger Patient stellt sich in der internistischen Hausarztpraxis aufgrund zunehmender Abgeschlagenheit vor. Bei regelmäßigen Freizeitsport-Aktivitäten (Joggen, Tennis) sei er über die letzten 2–3 Monate kaum noch belastbar. Zunehmend bestünden stechende Schmerzen im Oberbauch. Der Appetit sei mäßig, schlechter als früher, Schluckbeschwerden werden verneint. Der Stuhlgang sei regelmäßig, fest, jedoch zwischenzeitlich dunkel. Seit der letzten Messung vor ½ Jahr habe er 2–3 kg abgenommen. Fieber und Nachtschweiß hätten nicht bestanden. Angina pectoris sowie Husten oder asthmatische Beschwerden werden nicht beschrieben. Kein Nikotin-, wenig Alkoholkonsum. Trinkmenge und Diurese seien normal und unverändert.

Der Patient war bislang nur aufgrund sporadischer Erkrankungen in der Praxis vorstellig geworden. Vorsorgeuntersuchungen wurden bislang nicht durchgeführt. Ein Blutbild aus dem Vorjahr, damals aufgrund einer Bronchitis erstellt, zeigte neben einer Infektkonstellation Normwerte.

Die **körperliche Untersuchung** ergibt außer einer leichten Druckdolenz im Epigastrium einen unauffälligen internistischen Befund.

Bitte nennen Sie differenzialdiagnostische Überlegungen.

Beschrieben werden in erster Linie eine Abnahme der Belastbarkeit sowie ein geringer Gewichtsverlust. In der Anamnese fallen leichte Oberbauchschmerzen und dunkler Stuhlgang auf, ansonsten besteht kein spezifisches Beschwerdebild.

- Aufgrund des passager dunklen Stuhlgangs und der Oberbauchschmerzen sollte an eine Erkrankung insbesondere des oberen Gastrointestinaltrakts gedacht werden. Bei fehlenden Schluckbeschwerden ist ein Befund im Magen/Duodenum wahrscheinlicher als im Ösophagus.
- Ein gutartiges Ulcus ventriculi sive duodeni käme als häufige Ursache der Beschwerden in Betracht. Jedoch muss unbedingt ein Malignom in die Differenzialdiagnostik einbezogen werden. Hier ist in erster Linie an ein primäres Magenkarzinom oder ein MALT-Lymphom zu denken.
- Weitere extraintestinale Tumoren, z. B. im Bereich Pankreas/Leber/Milz, können ein ähnliches unspezifisches Bild mit Oberbauchschmerzen (jedoch typischerweise nicht diese Stuhlveränderungen) auslösen.

Welche Diagnostik sollte ambulant in die Wege geleitet werden?

- Fäkaler Bluttest, Material eventuell über eine rektodigitale Untersuchung gewinnen
- Labor mit Blutbild, CRP, Eisen, Ferritin, Transaminasen, Lipase. Die primäre Tumormarkerbestimmung als Suchtest ist nicht empfohlen
- Röntgen-Thorax
- Sonografie des Oberbauchs
- Kurzfristige Ösophagogastroduodenoskopie

Der fäkale Bluttest einer rektodigitalen Stuhlprobe (braun, kein Teerstuhl) ist positiv.
In der aktuellen **Laborkontrolle** besteht eine mikrozytäre hypochrome Anämie mit Eisenmangel (Hb 9,8 g/dl, MCV 82fl, MCH 27 pg, Ferritin 17 pg/ml). Der CRP-Wert ist mit 6 mg/l unspezifisch leicht erhöht. Transaminasen und Lipase sind normwertig.
Röntgen-Thorax und **Sonografie** des Abdomens erbringen keinen pathologischen Befund.
Die zeitnah durchgeführte **Ösophagogastroduodenoskopie** zeigt einen exophytisch wachsenden kontaktvulnerablen Tumor im proximalen Magen (max. Durchmesser ca. 3 cm, Beginn ca. 1 cm und Zentrum ca. 2–3 cm distal der Kardia).
Biopsien belegen Anteile eines Adenokarzinoms vom intestinalen Typ.
Es erfolgt die stationäre Einweisung zur weiteren Diagnostik und Therapie.

Wie lautet die bisherige Diagnose?

Hypochrome mikrozytäre Anämie mit Eisenmangel bei Adenokarzinom des proximalen Magens.

Was können Sie zur Einteilung und Epidemiologie der Adenokarzinome des gastroösophagealen Übergangs sagen?

Adenokarzinome im Bereich des gastroösophagealen Übergangs (AEG-Tumoren) werden nach Siewert in **AEG I–III** eingeteilt:

- **AEG I:** Tumorzentrum/Hauptteil der Tumormasse 1–5 cm oral der Z-Linie (Adenokarzinom des distalen Ösophagus, Barrett-Karzinom)
- **AEG II:** Tumorzentrum/Hauptteil der Tumormasse 1 cm oral bis 2 cm aboral der Z-Linie (Kardia-Karzinom im engeren Sinn)
- **AEG III:** Tumorzentrum/Hauptteil der Tumormasse 2–5 cm aboral der Z-Linie

Die Klassifikation der AEG-Tumoren erfolgt analog zur UICC-Klassifikation der Ösophaguskarzinome (➤ Kap. 1.4).

Risikofaktoren für das Auftreten eines AEG-Karzinoms sind in erster Linie die gastroösophageale Refluxerkrankung, ferner Adipositas, Nikotinkonsum, Vorliegen eines HNPCC (Lynch-Syndrom, hereditäres Non-Polyposis-coli-Karzinom) sowie Magenkarzinom bei Verwandten 1. Grades. Auch eine *Helicobacter-pylori*-Infektion stellt ein (wenn auch geringes) Risiko für die Entstehung eines proximalen Magenkarzinoms dar.

Die **Inzidenz** der Magenkarzinome liegt in Deutschland für Männer bei 25–30/100.000, für Frauen bei ca. 20/100.000 (5. resp. 6. Rang der Karzinomerkrankungen), der Anteil proximaler Magenkarzinome gegenüber distalen ist über die letzten Jahrzehnte steigend.

Die **Inzidenz** der Adenokarzinome des distalen Ösophagus (zum größten Teil Barrett-Karzinome) liegt in Deutschland für Männer bei ca. 1,0–1,5/100.000, für Frauen bei 0,2–0,5/100.000 mit steigender Tendenz. Der Anteil der Adenokarzinome ist gegenüber den Plattenepithelkarzinomen des Ösophagus deutlich zunehmend.

Welche weiterführende Diagnostik sollte stationär in die Wege geleitet werden?

- **Oberbauchsonografie:** Sie ist neben dem CT zur Metastasendetektion indiziert und sollte großzügig, ggf. auch als Zweituntersuchung, durchgeführt werden.
- **Ösophagogastroduodenoskopie:** Das Vorliegen eines Adenokarzinoms wurde bereits histologisch belegt. Zur späteren Therapieentscheidung für eine Chemotherapie sollte die Nachbestimmung des Her2-neu Status bei dem untersuchenden Pathologen nachgefordert werden. Nur sofern die Lokalisation in der ambulanten Gastroskopie nicht exakt erfolgt ist, sollte eine erneute Endoskopie zur Definition der AEG-Einteilung durchgeführt werden.
- **Computertomografie** von Thorax und Abdomen: Das CT sollte mit oralem und i. v.-Kontrastmittel durchgeführt werden und dient in erster Linie der Metastasendetektion. Ebenfalls lassen sich Aussagen zur lokalen Tiefenexpansion treffen. Ein MRT sollte nur bei Nichtdurchführbarkeit eines CT erfolgen.
- **Orale Endosonografie:** dient der Definition der lokalen Tiefenausdehnung und weiteren Lymphknotendiagnostik und ist besonders im Fall eines kurativen Therapieansatzes indiziert.
- **Tumormarker** CEA, CA 19–9, CA 72–4: Die Tumormarker sind, wenngleich nicht als Suchwert zu verwenden, ein möglicher Parameter zur weiteren Verlaufsbeurteilung.

Computertomografisch zeigen sich eine ca. 3 cm durchmessende Raumforderung im proximalen Magen sowie mehrere nicht signifikant vergrößerte Lymphknoten. Kein Nachweis von Fernmetastasen, kein Aszites. Auch sonografisch besteht insbesondere in der Leber kein Metastasennachweis.
Endosonografisch wird der Tumor mit maximal 2,7 cm gemessen, Tiefenwachstum bis in die Adventitia ohne Nachweis eines organüberschreitenden Wachstums. Im Bereich der kleinen Kurvatur findet sich ein grenzwertig vergrößerter, abgerundeter Lymphknoten (12 mm). In Übereinstimmung von ambulantem Gastroskopiebericht und Endosonografiebefund wird der Tumor als AEG III klassifiziert.
Der CEA-Wert ist mit 6,2 µg/l leicht erhöht, die übrigen Parameter liegen im Normbereich.

Wie lauten TNM-Klassifizierung und Tumorstadium?

uT3N1M0, Stadium IIIA.

Nennen Sie (fallunabhängig) potenziell kurative Therapiekonzepte.

Limitierte chirurgische Resektion, Mukosektomie, endoskopische submukosale Dissektion Diese Verfahren sind bei rein mukosalen Karzinomen (T1a) ohne Nachweis einer Lymphknotenmetastasierung leitliniengemäß zu erwägen. Insbesondere endoskopische Verfahren sollten nur in erfahrenen Zentren durchgeführt werden, da eine En-bloc-Resektion für eine kurative Therapie wesentlich ist. Die kurative endoskopische Resektion von Karzinomen, auch bei beginnend submukosaler Eindringtiefe (sm1), wird derzeit evaluiert.

Radikale Resektion Im Stadium T1/2N0M0 von AEG-II/III-Tumoren kann eine Resektion des distalen Ösophagus, Gastrektomie, D2-Lymphadenektomie und ggf. Splenektomie sowie folgende Rekonstruktion (häufig Y-Roux, Dünndarmhochzug, Dünndarminterponat) durchgeführt werden.

Multimodale Therapie:

- Eine perioperative Chemotherapie im Stadium uT2 wird in der DGVS-Leitlinie mit „kann“ empfohlen, im Stadium uT3/4 mit „soll/sollte“. Bei fortgeschrittenem Tumorstadium (uT4a) ist eine kombinierte Radiochemotherapie zu erwägen.
- In der Cunningham-Studie (MAGIC) wurde 2006 der prognostische Benefit einer perioperativen Chemotherapie im Gegensatz zur alleinigen kurativen OP gezeigt. In der Studie wurde nach dem ECF-Schema (Epirubicin, Cisplatin und 5-FU) therapiert. In Deutschland wird häufiger anstelle des ECF-Schemas nach dem FLO-(5-FU, Folinsäure, Oxaliplatin), ggf. auch FLOT-Schema (+ Docetaxel) therapiert, die Ergebnisse vergleichender Studien werden in Kürze erwartet (AIO-Studie).
- Nach derzeitiger Studienlage sollte eine perioperative Chemotherapie auf jeden Fall ein platinhaltiges Präparat und ein 5-FU-Derivat (Fluoropyrimidin) enthalten, sofern der Allgemeinzustand des Patienten dies jeweils zulässt.
- Unter kurativer Indikation ist die Kombination o. g. perioperativer Chemotherapien mit einer Antikörpergabe (Trastuzumab) bei Her2-neu-positiven Patienten Gegenstand laufender Studien (s. z. B. Arbeitsgemeinschaft Internistische Onkologie, AIO).
- Eine adjuvante (Radio-)Chemotherapie wird nur bei dringlicher OP-Indikation und fehlender neoadjuvanter Therapiemöglichkeit empfohlen.
- **Cave:** Unterschiedliche Therapiekonzepte in den USA und in Deutschland/Europa: In den USA hat die adjuvante Radiochemotherapie bei Magenkarzinomen ihren festen Stellenwert. Möglicherweise erklärt der radikale chirurgische Ansatz (D2- statt D0/D1-Lymphknoten-Resektion) in Deutschland/Europa den fehlenden therapeutischen Zusatznutzen dieses Therapieansatzes bei uns.

Definitive Radiochemotherapie Unter kurativem Ansatz sollte eine definitive Radiochemotherapie nur bei funktioneller Inoperabilität (aufgrund von Begleitfaktoren) erwogen werden.

Welche Therapie würden Sie in dem vorliegenden Fall empfehlen?

Die Therapie erfolgt in primär kurativer Intention.

Dem Patienten sollte eine perioperative Chemotherapie mit radikaler Resektion empfohlen werden. Sie sollte auf einem platinhaltigen Präparat und einem 5-FU-Derivat basieren, z. B. nach dem ECF- oder FLO(T)-Schema, je nach individueller Situation. Die zusätzliche Bestimmung des Her2-neu-Status und ggf. Antikörpergabe (Trastuzumab) kann im Rahmen von Studien dem Patienten empfohlen werden.

Die Therapieentscheidung sollte immer von einer interdisziplinären onkologischen Konferenz (Tumorboard) getroffen werden. Bereits präoperativ wird selbst bei fehlender oder nur geringer Gewichtsabnahme die Gabe hochkalorischer Supplemente empfohlen. Bestehen Hinweise auf eine fortgeschrittene Mangelernährung, sollte ggf. auch eine parenterale Ernährung durchgeführt werden. Zur Durchführung der Chemotherapie sowie parenteralen Ernährung ist die Anlage eines Ports sinnvoll.

Gemäß der Empfehlung der onkologischen Konferenz des Hauses wird eine perioperative Chemotherapie nach dem FLOT-Schema durchgeführt (4 Zyklen prä- und 4 Zyklen postoperativ), die OP erfolgt als transhiatal erweiterte totale Gastrektomie mit Jejunumhochzug und Anlage einer Braun-Fußpunktanastomose. Der CEA-Wert liegt post-OP bei 3,2 µg/l.

Der Patient wird perioperativ über den Port parenteral ernährt. Der folgende Kostaufbau gestaltet sich problemlos. Passager erfolgt die i. v.-Eisensubstitution, die Vitamin-B_{12}-Substitution muss dauerhaft erfolgen.

Nennen Sie die Prognose unterschiedlicher AEG-Tumoren.

- Bei R0-Resektion mit perioperativer Chemotherapie liegt die 5-Jahres-Überlebensrate (5-JÜR) bei ca. 40 %.
- Durch eine perioperative Chemotherapie in kurativer Absicht kann die 5-JÜR gegenüber einer alleinigen OP verbessert werden (mind. 13 %).
- In einer palliativen Situation liegt das mediane Überleben unter konventioneller Chemotherapie bei ca. 11 Monaten, mit zusätzlicher Antikörpertherapie (Her2-neu) bei über 13 Monaten.

Welche chemotherapeutischen Therapieoptionen bestehen im Falle eines Rezidivs?

- Eine palliative Chemotherapie sollte frühestmöglich durchgeführt werden. Die Wahl des Therapiekonzepts hängt wesentlich von der vormals erfolgten Primärtherapie, aber auch von Begleiterkrankungen und dem Allgemeinzustand des Patienten ab.
  - Capecitabin (oral verfügbar) und 5-FU (infusional) sind hinsichtlich Wirksamkeit und Nebenwirkungsprofil austauschbar.
  - Cisplatin und Oxaliplatin sind in der Wirksamkeit gleichwertig. Oxaliplatin verursacht häufiger eine Polyneuropathie, Cisplatin verursacht häufiger eine Verschlechterung der Nierenfunktion.
  - Die zusätzliche Gabe von Irinotecan oder Docetaxel erhöht die Wirksamkeit, jedoch auch die Toxizität.
- Sofern der Her2-neu-Status nicht zu Beginn der Therapie bestimmt wurde, sollte bei dem primär untersuchenden Pathologen eine Nachbestimmung beauftragt werden. Für die palliative Kombinationstherapie mit dem Her2-Antikörper Trastuzumab und Cisplatin/Fluoropyrimidin konnte in der ToGA-Studie (Bang et al. 2010) ein Überlebensvorteil von 2–3 Monaten gegenüber einer antikörperfreien Therapie belegt werden.

Welche Therapie sollte im Fall einer symptomatischen tumorbedingten Passagestenose erfolgen?

Die symptomatische Therapie einer tumorbedingten Stenose kann durch die endoskopische Implantation eines Stents erfolgen, ggf. kommen auch ablative Verfahren (APC, LASER) infrage.

Die Kombination mit einer palliativen Chemotherapie ist in Abhängigkeit vom Allgemeinzustand und der bislang gewählten Chemotherapeutika möglich und sollte mit dem Patienten diskutiert werden. In ausgewählten Fällen kann eine lokale Radiatio erwogen werden.

Im Fall einer Tumorregression unter Therapie ist eine Lagekorrektur, ggf. auch Stententfernung eines gecoverten Stents möglich.

Bei fortbestehenden Passagestörungen kann die Ernährungstherapie parenteral über einen Port oder enteral über eine Ernährungssonde (PEG) erfolgen.

LITERATUR

Porschen R et al. S3-Leitlinie Diagnostik und Therapie der Plattenepithelkarzinome und Adenokarzinome des Ösophagus Z Gastroenterol 2015; 53(11): 1288–1347.

REFERENZ-KAPITEL IN LAYER P, ROSIEN U (2017) FACHARZTWISSEN GASTROENTEROLOGIE

1.8 Gastrointestinale Blutung
3.7.1 Plattenepithelkarzinome des Ösophagus und Adenokarzinome des ösophagogastralen Überganges (AEG)

3.6 Wechselndes Stuhlverhalten

J. Siegel, C. Fibbe

KASUISTIK

Ein 55-jähriger übergewichtiger Patient kommt mit Stuhlgangsauffälligkeiten in Ihre gastroenterologische Praxis. Seit 3 Monaten habe er Probleme mit rezidivierendem Durchfall sowie Verstopfungen.

Welche weiteren Fragen haben Sie?

Hat der Patient Blut im Stuhl bemerkt, Schmerzen oder an Gewicht verloren? Kommen in der Familie bestimmte Erkrankungen, z. B. auch Tumoren, gehäuft vor? Welche (Vorsorge-)Untersuchungen wurden bisher bei dem Patienten durchgeführt?

Er habe ab und zu Blut im Stuhl bemerkt. Ein Gewichtsverlust sei nicht aufgetreten. Sein Vater sowie seine Tante seien (mit 44 bzw. 48 Jahren) an Darmkrebs erkrankt. Er selbst sei bislang noch nie beim Arzt gewesen.

Welche weiterführende Diagnostik empfehlen Sie?

Eine vollständige Koloskopie.

Sie terminieren eine Koloskopie und sehen zahlreiche Polypen im gesamten Kolon sowie folgenden Befund im proximalen Colon sigmoideum (➤ Abb. 3.8).

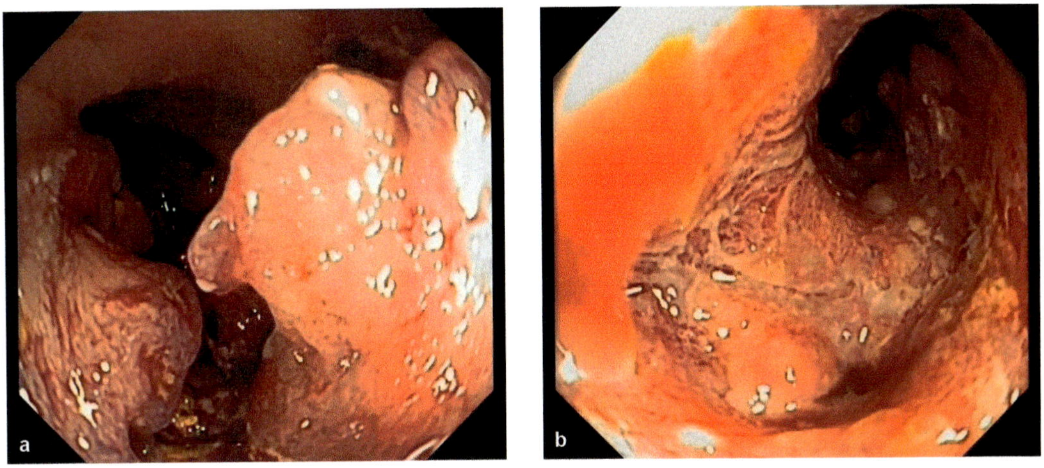

Abb. 3.8 a und b Endoskopisches Bild im Sigma [M817]

Beschreiben Sie den Befund.

Teilweise exophytisch und teilweise zirkulär infiltrierend wachsender Tumor mit einer bereits deutlichen Stenose.

In den entnommenen Biopsien ergeben sich hyperplastische Polypen, einzelne Polypen mit mäßiggradiger Dysplasie (Syn.: geringgradige intraepitheliale Neoplasie). Der Befund im Sigma entspricht einem mäßig differenzierten Adenokarzinom (G2).

Handelt es sich hierbei um eine typische Lokalisation für ein Kolonkarzinom? Welche weiteren Symptome können beim Kolonkarzinom auftreten?

Das Sigma ist die zweithäufigste Primärlokalisation für ein Kolonkarzinom. Ca. 50 % finden sich im Rektum, 30 % im Sigma, 10 % in Coecum/Colon ascendens, 10 % im übrigen Kolon.

Die Symptome sind häufig unspezifisch. Wegen fehlender zuverlässiger Frühsymptomatik sind regelmäßige Vorsorgeuntersuchungen evident wichtig (➤ Kap. 6.5).

Mögliche Symptome:

- Blutbeimengungen (am häufigsten beim Rektumkarzinom)
- Plötzliche Stuhlgangsunregelmäßigkeiten, u. a.:
  - paradoxe Diarrhö (Wechsel von Obstipation und Diarrhö); bei einer tumorbedingten Kolonstenose kommt es zur Passagebehinderung des Stuhls mit einer Stase vor der Stenose. Durch bakterielle Zersetzungs- und Gärungsprozesse wird der aufgestaute Stuhl aufgeweicht und verflüssigt und kann so die Stenose passieren. Zusätzlich erfolgt durch die erhöhte mechanische Reizung der Kolonschleimhaut vor der Stenose eine reflektorische Sekretion von Flüssigkeit in das Darmlumen.
  - Bleistiftstühle
  - „falscher Freund" (Flatulenz mit ungewolltem Stuhlabgang aufgrund schlaffen Sphinktertonus, eher beim Analkarzinom)
- Müdigkeit/Leistungsminderung, Gewichtsverlust, Fieber (→ B-Symtomatik)
- Chronische Blutungsanämie
- Schmerzen
- Ileus

Die klinische Symptomatik tritt tendenziell früher auf, je weiter distal der Tumor lokalisiert ist. Eine Erklärung hierfür liegt darin, dass der Stuhl im Colon descendens durch Wasser und Elektrolytresorption eingedickt wird und dann eine durch den Tumor entstandene Darmstenose schlechter passieren kann (Meteorismus, Ileus, Schmerzen).

Welches Vorgehen würden Sie zur Vervollständigung der Diagnostik bei Sigmakarzinom wählen?

- **Bildgebende Diagnostik:**
  - Sonografie des Abdomens und Röntgen-Thorax mit der Frage nach Metastasen
  - Computertomografie des Abdomens bei unklaren sonografischen Befunden, unzureichender Darstellbarkeit oder V. a. Beteiligung von Nachbarorganen
- **Labor:**
  - karzinoembryonales Antigen (CEA):
    - präoperativer Ausgangswert normalisiert sich bei kompletter Tumorentfernung, dient dann im Verlauf der Tumornachsorge
    - CEA ist nicht tumorspezifisch, dient nicht als Früherkennungstest
  - Blutbild, Elektrolyte, Nieren- sowie Leberwerte
- **Fakultative Untersuchungen:**
  - Zystoskopie bei V. a. Harnblaseninfiltration
  - bei Frauen gynäkologische Untersuchung bei V. a. Infiltration von Vagina, Uterus, Adnexen

Welche Untersuchungen sind bei einem Rektumkarzinom zusätzlich notwendig?

Zum lokalen Staging eines Rektumkarzinoms sollte vorzugsweise ein MRT, im Falle eines mutmaßlichen T1-Karzinoms eine Endosonografie durchgeführt werden.

Die starre Rektoskopie mit Höhenangabe des Tumorunterrands ist beim Rektumkarzinom obligater Bestandteil der präoperativen Diagnostik. In einzelnen Fällen kann zur Beurteilung der Sphinkterfunktion präoperativ auch eine Sphinktermanometrie sinnvoll sein.

In der durchgeführten Diagnostik zeigt sich ein unauffälliger Thorax-Status. In der **Computertomografie** sind ein wandüberschreitendes Wachstum sowie eine pathologische Vergrößerung von mindestens 4 lokoregionären Lymphknoten zu erkennen. Fernmetastasen bestehen nicht.

Welchem TNM-Stadium entspricht diese Befundkonstellation?

cT3N2aM0, G2 (➤ Tab. 3.7)
Die TNM-Einteilung charakterisiert das Tumor-Staging.
cTNM = Einteilung nach klinischer Einschätzung, prätherapeutisch, meist anhand des CT-Befunds.
pTNM = postoperativ, basierend auf der histopathologischen Untersuchung des Resektats.

Tab. 3.7 Klassifikation von Kolonkarzinomen

TIS	Carcinoma in situ: intraepithelial oder Infiltration der Lamina propria
T1	Submukosa
T2	Muscularis propria
T3	Subserosa, nicht peritonealisiertes perikolisches/perirektales Gewebe
T4a	viszerales Peritoneum
T4b	andere Organe oder Strukturen
N0	keine regionäre Lymphknotenmetastasen
N1a	1 LK befallen
N1b	2–3 LK befallen
N1c	Satelliten (Tumorknötchen) im Fettgewebe der Subserosa oder perikolischen/rektalen Fettgewebe ohne regionäre LK
N2a	4–6 LK befallen
N2b	≥ 7 LK betroffen
M0	keine Fernmetastasen
M1a	Fernmetastasen in 1 Organ
M1b	Fernmetastasen in mehr als 1 Organ oder im Peritoneum

Kennen Sie eine weitere Tumorklassifikation? Ordnen Sie diese der TNM-Klassifikation zu.

Die UICC (= Union internationale contre le cancer) I–IV gibt Auskunft über die Ausbreitung der Tumorerkrankung und ist die Grundlage der Prognose und Therapieplanerstellung (➤ Tab. 3.8). Sie entspricht der früheren Dukes-Klassifikation A–D.
Bei dem Patienten liegt klinisch ein Stadium III B vor.

Tab. 3.8 UICC-Klassifikation

Stadium 0	Tis	N0	M0
Stadium I	T1, T2	N0	M0
Stadium II A	T3	N0	M0
Stadium II B	T4a	N0	M0
Stadium II C	T4b	N0	M0
Stadium III A	T1, T2	N1a	M0
	T1	N2a	M0
Stadium III B	T3, T4a	N1	M0
	T2, T3	N2a	M0
	T1, T2	N2b	M0
Stadium III C	T4a	N2a	M0
	T3, T4b	N2b	M0
	T4b	N1, N2	M0
Stadium IV A	jedes T	jedes N	M1a
Stadium IV B	jedes T	jedes N	M1b

Welche stadiengerechte Primärtherapie muss der Patient erhalten?

Eine En-bloc-Resektion des Sigmas und Mesenteriums unter Mitentfernung der lokoregionalen Lymphknoten in „No-touch"-Technik, um das Risiko einer intraoperativen Metastasierung gering zu halten.

Die histologische Aufbereitung des Operationspräparats bestätigt einen bis in die Subserosa infiltrierenden Tumor mit tumorfreien Resektionsrändern und 5 befallenen Lymphknoten bei insgesamt 17 entfernten: pT3N2aM0G2R0, entsprechend einem Stadium III B.

Wie gehen Sie weiter vor?

Entsprechend den aktuellen Leitlinienempfehlungen sollte der Fall nach der Primärtherapie (hier der Operation) im interdisziplinären Tumorboard vorgestellt werden. Bei UICC-III-Stadium und Vorliegen einer R0-Resektion ist eine adjuvante Chemotherapie indiziert. Eine signifikante Verbesserung des krankheitsfreien sowie des Gesamtüberlebens wird durch eine Kombination aus 5-FU/Folinsäure mit Oxaliplatin (FOLFOX) erreicht.

Welche Kontraindikationen für eine Chemotherapie kennen Sie?

- Schlechter Allgemeinzustand (Patient ist zur selbstständigen Lebensführung nicht in der Lage: schlechter als Grad 2 nach WHO)
- Leberzirrhose Child B und C
- Unkontrollierte Infektion
- Klinisch relevante koronare Herzkrankheit oder Herzinsuffizienz NYHA III–IV
- Präterminale und terminale Niereninsuffizienz
- Eingeschränkte Knochenmarkfunktion
- Andere Erkrankungen mit nur noch kurzer Lebenserwartung
- Regelmäßige Kontrolluntersuchungen können nicht eingehalten werden (mangelnde Compliance)

Wann und warum wird eine neoadjuvante Therapie eingesetzt?

Eine neoadjuvante Radio-/Chemotherapie wird nur beim Rektumkarzinom eingesetzt. Ziel ist ein „Downstaging“ des Tumors mit der Möglichkeit eine höhere Rate an R0-Resektionen zu erreichen, während sich bislang die Hoffnung, die Anzahl sphinktererhaltener Operationen erhöhen zu können, nicht belegen ließ. Das Auftreten von Lokalrezidiven kann bei diesem Vorgehen um 50 % gesenkt und das 5-Jahres-Überleben damit um ca. 10 % verbessert werden.

Neuere Überlegungen tendieren dazu, das proximale Rektumkarzinom oberhalb von 12 cm wie ein Kolonkarzinom zu behandeln.

Welche Metastasierungswege gibt es beim Rektumkarzinom?

- **Lymphogen:**
  - proximales Rektumdrittel (12–16 cm*) → paraaortale LK
  - mittleres Rektumdrittel (6 bis < 12 cm*) → zusätzlich Beckenwand
  - distales Rektumdrittel (< 6 cm*) → zusätzlich inguinale LK.
- Je distaler das Karzinom liegt, desto schlechter ist die Prognose. (* mit dem starren Rektoskop gemessen ab der Anokutanlinie)
- **Hämatogen:** (Metastasierung entlang dem venösen Abfluss)
  - V. portae → Leber
    - 25 % der Patienten mit kolorektalem Karzinom haben bereits bei Erstdiagnose Lebermetastasen
    - Mehr als 50 % der Patienten mit kolorektalem Karzinom entwickeln im Verlauf Lebermetastasen
  - V. cava → Lunge (bei den distal gelegenen Karzinomen)

Welche Therapie empfehlen Sie, wenn eine resektable Lebermetastase zum Zeitpunkt der Erstdiagnose im Segment VI vorliegt?

Die isolierte Lebermetastase sollte zusätzlich zur Therapie des Primärtumors im Sigma behandelt werden, da das 5-Jahres-Überleben nach Resektion kolorektaler Lebermetastasen zwischen 25 und 40 % liegt.

Ob dies im Rahmen einer simultanen Resektion von Lebermetastasen und tumorbefallenem Kolonabschnitt geschieht oder ein zweizeitiges Vorgehen gewählt wird, beeinflusst wahrscheinlich das Langzeitüberleben der Patienten nicht. Bei einem rechtsseitig lokalisierten Primärtumor bietet sich aufgrund der anatomischen Gegebenheiten eine einzeitige Resektion an, während für multiple synchrone Lebermetastasen ein zweizeitiges multimodales Verfahren gewählt werden sollte.

Wann spricht man von primär resektablen Lebermetastasen?

Es handelt sich um eine primär resektable Lebermetastase, wenn

- eine nicht resektable extrahepatische Tumormanifestation ausgeschlossen ist,
- weniger als 70 % des Parenchyms befallen sind,
- weniger als 3 Lebervenen und weniger als 7 Segmente betroffen sind,
- keine Leberinsuffizienz oder Child-B- oder -C-Zirrhose besteht,
- keine schwerwiegenden Begleiterkrankungen vorliegen.

Welche alternativen Verfahren der Behandlung von Lebermetastasen kennen Sie?

Als lokalablative Verfahren kommen infrage:

- Radiofrequenzablation (RFA)

- Selective Internal Radiation Therapy (SIRT)
- Laserinduzierte interstitielle Thermotherapie (LITT) – bislang nur im Rahmen klinischer Studien
- Stererotaktische Lebermetastasenbestrahlung („cyber knife")

Eine neoadjuvante systemische Therapie resektabler Lebermetastasen kann in begründeten Ausnahmefällen erwogen werden.

In welchen Abständen sollte ein Patient nach Sigmakarzinom eine Krebsnachsorge durchführen lassen? Welche Rationale steht dahinter und welche Untersuchungsmethoden empfehlen Sie hierfür?

Ca. 70 % der lokoregionalen Tumorrezidive treten in den ersten beiden postoperativen Jahren auf. Patienten, die alle Nachsorgeuntersuchungen wahrnehmen, haben gegenüber nicht überwachten ein statistisch signifikant besseres Langzeitüberleben.

Als Nachsorgeuntersuchungen im Stadium UICC II und III sind durchzuführen:

- Körperliche Untersuchung, Abdomensonografie und Bestimmung des CEA-Wertes alle 6 Monate für 2 Jahre, dann alle 12 Monate bis zum 5. Jahr
- Koloskopie:
  - Alle Patienten sollten prä- oder spätestens 6 Monate postoperativ eine komplette Koloskopie erhalten.
  - Wiederholung nach 1 Jahr, bei unauffälligem Befund alle 5 Jahre
- Die Bestimmung von okkultem Blut im Stuhl ist *nicht* geeignet.

Welche Risikofaktoren für ein Kolonkarzinom kennen Sie?

- Ernährung: hoher Konsum an tierischen Fetten und Eiweißen, ballaststoffarme Kost, Übergewicht, Diabetes mellitus und Insulinresistenz
- Akromegalie
- Nikotin- und Alkoholkonsum
- Nierentransplantation mit langjähriger Immunsuppression
- Genetische Faktoren (ca. 10 %):
  - kolorektale Karzinome in der Familienanamnese
  - familiäre adenomatöse Polyposis (FAP) = obligate Präkanzerose, 1 % der kolorektalen Karzinome, autosomal-dominant, 25 % Neumutationen, Mutation im APC-Tumorsuppressorgen; sehr hohes Entartungsrisiko ab dem 15. Lebensjahr → Vorsorge ab 12. LJ
  - attentuierte FAP (aFAP)
  - hereditäres nichtpolypöses Kolonkarzinomsyndrom (HNPCC), Lynch-Syndrom
  - MUTYH-assoziierte Polyposis (MAP)
  - seltene Polyposissyndrome:
    - Birt-Hogg-Dubé-Syndrom (BHD-Syndrom)
    - Cowden-Syndrom
    - Peutz-Jeghers
    - juvenile Polyposis
    - hereditäres Mixed-Polyposissyndrom (HMPS)
    - serratiertes Polyposis-Syndrom (SPS)
    - hyperplastisches Polyposissyndrom
- Risikoerkrankungen:
  - kolorektale Adenome oder sporadische Kolonkarzinome in der Familien- oder Eigenanamnese
  - langjährige chronisch-entzündliche Darmerkrankungen (Colitis ulcerosa/Morbus Crohn)
  - Zustand nach Bestrahlung (insbesondere Rektumkarzinom nach Radiatio bei Prostatakarzinom)

- Kein Risiko:
  - Divertikulose
  - Laxanzieneinnahme

An welche Erkrankung muss man bei unserem Patienten aufgrund der Anamnese denken und welche Konsequenzen hat sie im Hinblick auf Diagnostik und Therapie?

Bei dem Patienten besteht der Verdacht auf das Vorliegen eines Hereditary Non-Polyposis colorectal Cancer-Syndrome (HNPCC, Lynch-Syndrom). HNPCC wird autosomal-dominant vererbt. Betroffene entwickeln zu ca. 50–70 % ein kolorektales Karzinom, meist mit ca. 44 Jahren (selten vor dem 25. Lebensjahr) im rechtsseitigen Kolon (> 50 %).

Dieser Patient hat mit 55 Jahren ein kolorektales Karzinom entwickelt und hat zwei Verwandte 1. und 2. Grades, bei denen ein kolorektales Karzinom diagnostiziert wurde. Er erfüllt damit eines der Bethesda-Kriterien.

Welche weiteren Kriterien kennen Sie?

Revidierte Bethesda-Kriterien:

Mindestens ein Kriterium muss erfüllt sein:

- Patient mit kolorektalem Karzinom vor dem 50. Lebensjahr
- Patient mit synchronen oder metachronen kolorektalen Karzinomen oder anderen HNPCC-assoziierten Tumoren, unabhängig vom Alter
- Patient mit kolorektalem Karzinom vor dem 60. Lebensjahr und einer MSI-H-typischen Morphologie. Dies bedeutet eine intratumorale Lymphozyteninfiltration, „Crohn's like-Lesions", muzinäre/siegelringzellartige Differenzierung, medulläres Wachstum.
- Patient mit kolorektalem Karzinom (unabhängig vom Alter), der einen Verwandten 1. Grades mit einem kolorektalen Karzinom oder einem HNPCC-assoziierten Tumor vor dem 50. Lebensjahr hat.

Welche molekulargenetischen Veränderungen liegen vor und können ggf. nachgewiesen werden?

Ursächlich sind Mutationen verschiedener DNA-Reparaturgene, wodurch es zu einer Mikrosatelliten-Instabilität (MSI) kommt. Dies bedeutet, dass bei der DNA-Replikation falsche Basenpaare nicht rechtzeitig repariert werden und sich Mutationen in der neu replizierten DNA anhäufen. Allerdings kommt es auch bei 10–15 % der sporadischen KRK zur MSI.

Wie häufig ist das HNPCC beim kolorektalen Karzinom und für welche Organe besteht ebenfalls ein erhöhtes Neoplasierisiko?

Das Lynch-Syndrom liegt bei ca. 5 % aller kolorektalen Karzinome vor (➤ Tab. 3.9).

Tab. 3.9 Tumorspektrum und Lebenszeitrisiko (Pauschalangaben) bei HNPCC-Patienten

Tumor	Risiko Männer (%)	Risiko Frauen (%)
Kolorektales Karzinom	34–73	32–59
Endometriumkarzinom	–	39–50
Ovarialkarzinom	–	7–8
Magenkarzinom	1–6	
Karzinom Nierenbecken/Harnleiter	2–8	

Tab. 3.9 Tumorspektrum und Lebenszeitrisiko (Pauschalangaben) bei HNPCC-Patienten *(Forts.)*

Tumor	Risiko Männer (%)	Risiko Frauen (%)
Gallengangskarzinom	1–4	
Dünndarmkarzinom	1–4	
ZNS-Tumoren	ca. 2	
Pankreaskarzinom	ca. 4	
Talgdrüsenkarzinome (Muir-Torre-Syndrom)	abhängig vom betroffenen Gen	
Daten des deutschen HNPCC-Konsortiums		

3

Wie sollte die weitere genetische Diagnostik und Vorsorge beim Patienten und bei seinen Angehörigen verlaufen (➤ Abb. 3.9)?

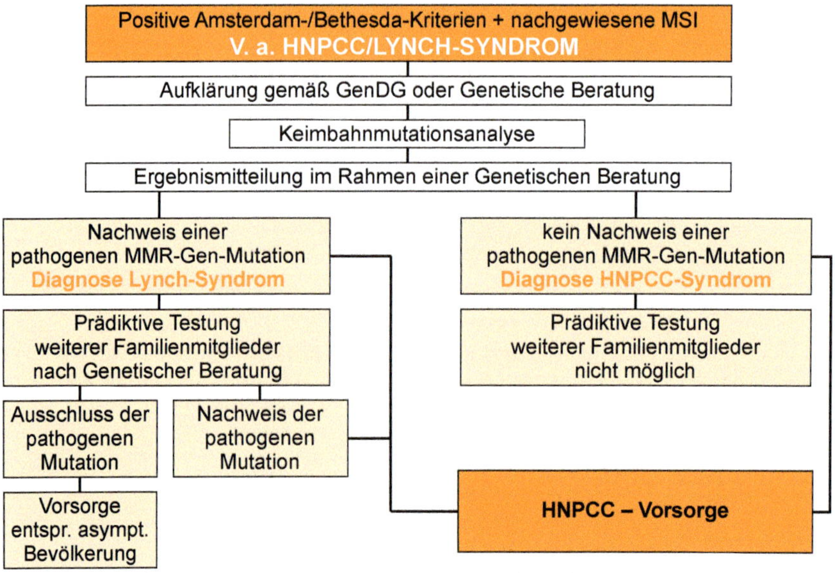

Abb. 3.9 Algorithmus: Genetische Diagnostik und Vorsorge [W881–001/L231]

Wie sollte bei einem Patienten mit bekannter HNPCC-Mutation ein Screeningplan aussehen?

Ab dem 25. Lebensjahr jährliche körperliche Untersuchung sowie Koloskopie. Bei Frauen zusätzlich jährliche gynäkologische Untersuchung inkl. transvaginalem Ultraschall.

Ab dem 35. Lebensjahr Ösophagogastroduodenoskopien. Bei Frauen zusätzlich zum transvaginalen Ultraschall jährliche Endometriumbiopsien.

Bei Trägerinnen einer MMR-Mutation sollte nach Abschluss der Familienplanung die Möglichkeit einer prophylaktischen Hysterektomie diskutiert werden. Bezüglich des bei HNPCC-Patientinnen ebenfalls gehäuft auftretenden Ovarialkarzinoms gibt es derzeit keine effektive Früherkennungsmethode.

Sollte ein Patient mit einer bekannten HNPCC-Mutation prophylaktisch kolektomiert werden?

Nein. Bei Einhalten des Screeningplans werden bei fast allen Patienten Tumoren im Stadium UICC I/II oder noch nicht maligne Veränderungen diagnostiziert. Da bei der Erkrankung die Penetranz unvollständig ist, wird hiervon momentan abgeraten. Man muss dies jedoch mit dem Patienten individuell besprechen.

LITERATUR

S3-Leitlinie Kolorektales Karzinom 2017. http://www.dgvs.de/wp-content/uploads/2017/12/LL_KRK_Langversion_2.0.pdf.
Sepulveda AR et al. Molecular Biomarkers for the Evaluation of Colorectal Cancer: Guideline From the American Society for Clinical Pathology, College of American Pathologists, Association for Molecular Pathology, and American Society of Clinical Oncology. J Mol Diagn 2017 Mar; 19(2): 187–225. doi: 10.1016/j.jmoldx.2016.11.001.
Van Cutsem E et al. ESMO consensus guidelines for the management of patients with metastatic colorectal cancer. Ann Oncol 2016; 27(8): 1386–1422.

REFERENZ-KAPITEL IN LAYER P, ROSIEN U (2017) FACHARZTWISSEN GASTROENTEROLOGIE

1.9 Diarrhö
6.6 Hereditäre adenomatöse Neoplasien
6.7 Kolorektales Karzinom

3.7 Blut am Toilettenpapier

K. Niemax

KASUISTIK

Eine 72 Jahre alte Patientin stellt sich beim Hausarzt vor, da sie zeitweilig Blut am Toilettenpapier bemerkt hat. Es sei auch zu geringem Schleimabgang gekommen. Des Weiteren berichtet sie über ein zunehmendes Druckgefühl am Po. Eine Eigentherapie mit Hämorrhoidensalbe habe nicht geholfen.
Außer einem Hypertonus hat die Patientin keine weiteren Vorerkrankungen.

Benennen und bewerten Sie die möglichen Differenzialdiagnosen anhand der Anamnese.

Die häufigste Ursache für geringe Mengen Blut am Toilettenpapier sind kleine Schleimhauteinrisse, ein passagerer Schleimhautprolaps sowie Hämorrhoiden.

Auch Hauterosionen und Irritationen in der Analregion durch Reaktion auf feuchtes Toilettenpapier und Seifen treten häufig auf. Infektiöse Ursachen wie eine Reizung vorbestehender hypertropher Analpapillen sowie venerische Ursachen sind möglich. Proktokolitiden gehen häufig mit peranalem Blut und Schleimabgang einher, ebenso Analfisteln. Auch bei Rektumpolypen oder Karzinomen können geringe peranale Blutungen auftreten. Bei Analvenenthrombosen, Analfissuren und periproktitischen Abszessen stehen anale Schmerzen im Vordergrund.

Was ist Ihr nächster diagnostischer Schritt?

Digital-rektale Untersuchung und Proktoskopie.

Bei normalem inspektorischen Befund wird im Analkanal zur Seitenwand gelegen eine derbe, nicht schmerzhafte Resistenz getastet.

Beschreiben Sie den endoskopischen Befund (➤ Abb. 3.10). Welchen histologischen Befund erwarten Sie aufgrund der klinischen Angaben und des endoskopischen Befunds?

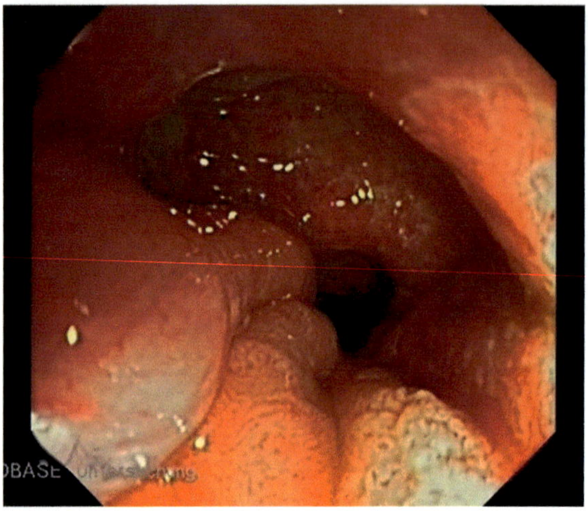

Abb. 3.10 Endoskopisches Bild im Analkanal [M817]

Als Korrelat zum Tastbefund ist eine tiefe ulzeröse, mit Fibrin belegte, kontaktvulnerable Läsion im Analkanal zu erkennen.

Das histologische Ergebnis der Probeentnahme bestätigt die Verdachtsdiagnose eines plattenepithelialen Analkarzinoms.

Benennen Sie Risikofaktoren, Häufigkeit, anatomische und histologische Differenzierung des Analkarzinoms.

Risikofaktoren für ein Analkarzinom:

- HPV-Infektionen, meist Typ 16 mit Condyloma acuminata
- HIV-Infektion
- M. Bowen, M. Paget
- Chronische Analfisteln
- Analverkehr
- Bei prämenopausalen Frauen: Rauchen
- Z. n. Radiatio

Das Analkarzinom ist im Vergleich zum kolorektalen Karzinom selten und tritt mit einer Inzidenz von 1/100.000 Einwohner/Jahr auf. Ein erhöhtes Risiko besteht für homosexuelle Männer, ohne diese Gruppe überwiegt das weibliche Geschlecht mit 4 : 1. Der Altersgipfel liegt zwischen 60 und 70 Jahren.

Analkarzinome werden unterteilt in Analrand- (vom Analrand bis zur Linea dentata) und Analkanalkarzinome. Karzinome, die vom Plattenepithel außerhalb des Analkanals ausgehen, werden wie übliche kutane Plattenepithelkarzinome behandelt. 75 % der Analkarzinome sind Plattenepithelkarzinome, 20 % Adenokarzinome und 4 % sind Melanome.

Symptome sind häufig unspezifisch und gering. Es kommt zu Blutspuren am Toilettenpapier, analem Druckgefühl oder Juckreiz. Im fortgeschritteneren Stadium sind die Leistenlymphknoten vergrößert und es besteht Stuhlinkontinenz.

Welches sind Ihre weiteren diagnostischen Schritte? Begründen Sie die Maßnahmen.

- Computertomografie oder MRT des kleinen Beckens (lokale Tumorausdehnung, Lymphknotenmetastasen)
- Rektale Endosonografie (lokale Tumorausdehnung und Lymphknotenmetastasierung)

Die Computertomografie ergibt einen Tumordurchmesser von 2,5 cm sowie Lymphknotenbefall pararektal.

Benennen Sie Tumorstadium und -kategorie.

Aus den o. g. Befunden ergibt sich ein klinisches Tumorstadium cT2N1 (➤ Tab. 3.10).

Tab. 3.10 TNM-Klassifikation von Analkarzinomen

Primärtumor (T)	
Tis	Carcinoma in situ/High-grade Dysplasia
T1	Tumordurchmesser < 2 cm
T2	Tumordurchmesser 2–5 cm
T3	Tumordurchmesser > 5 cm
T4	jede Tumorgröße bei Infiltration von Nachbarorganen (z. B. Vagina, Blase, Prostata)
Regionärer Lymphknotenbefall (N)	
N0	keine regionären Lymphknoten
N1	perirektale Lymphknoten
N2	Lymphknoten unilateral inguinal oder an der A. iliaca interna
N3	Lymphknoten bilateral inguinal und perirektal
M1 Fernmetastasen (hämatogen in Leber, Niere, Knochen)	

Welches Therapiekonzept wird ein interdisziplinäres Tumorboard dem Patienten vorschlagen? Begründen Sie die Entscheidung.

Nur anale T1N0-Karzinome werden lokal exzidiert. Bei dem hier vorliegenden T2N2-Stadium ist eine kombinierte Radiochemotherapie (5-FU und Mitomycin C) die Therapie der Wahl. In 80 % der Fälle kommt es hierunter zu einer Heilung.

Die Patientin stellt sich 2 Monaten später unter laufender Radiochemotherapie mit leichten peranalen Blutungen, Diarrhöen und zeitweiliger Dranginkontinenz erneut bei Ihnen vor.

Wie lautet Ihre Verdachtsdiagnose? Was tun Sie, um diese zu sichern? Wie können Sie therapieren?

Die Patientin hat am wahrscheinlichsten eine **akute Strahlenproktitis.** Die Diagnose lässt sich durch eine Proktoskopie sichern. Proben sollten eher nicht entnommen werden, da hierdurch ein chronisches Ulkus initiiert werden kann.

Therapeutisch kommt eine Behandlung mit topischen Steroiden, Mesalazin oder Sucralfat-Einläufen infrage. Die akute Strahlenproktitis verläuft meist selbstlimitierend. Auch neu aufgetretene Stuhlinkontinenz sistiert in den meisten Fällen im Laufe des ersten Jahres post radiatio.

Was können Sie zur chronischen Strahlenproktitis sagen?

Die chronische Strahlenproktitis tritt bei ca. 7 % der Patienten Monate oder auch mehrere Jahre nach Bestrahlung auf. Klinisch berichten die Patienten von Blutungen, Tenesmen und Defäkationsstörungen. Auch können sich Strikturen, Stenosen und Fisteln entwickeln.

Als Basismaßnahme gilt eine Regulierung der Stuhlkonsistenz mit Flohsamenprodukten.

Medikamentös finden sich zu Sucralfat-Einläufen (2 × 2 g/d über 8 Wochen) die besten Studienergebnisse. Diese können mit einer systemischen Antibiose (Metronidazol 3 × 400 mg p. o.) kombiniert werden. Des Weiteren können Mesalazin (p. o. und in Kombination mit 1 Suppositorium zur Nacht), topische Steroide (Budenosid) oder Butyrat-Zäpfchen angewendet werden.

Blutungen sind meist Folge von Neovaskularisationen in Form von Angiektasien und werden mittels APC-Koagulation verödet. Stenosen sollten frühzeitig dilatiert werden.

Wie sollte die Nachsorge nach Abschluss der Behandlung des Analkarzinoms erfolgen (➤ Tab. 3.11)?

Tab. 3.11 Nachsorgeuntersuchungen beim Analkarzinom

Untersuchungszeitpunkt nach W = Wochen, M = Monate	6 W	3 M	6 M	9 M	12 M	18 M	24 M	36 M	48 M	60 M
Anamnese und körperliche Untersuchung		X	X	X	X	X	X	X	X	X
Abdomensonografie (inkl. Inguinaler LK)			X		X	X	X	X	X	X
Röntgen-Thorax					X			X		X
Rektoskopie, ggf. EUS	X	X	X	X	X	X	X			
MRT oder CT Becken			X		X		X			

Welche Therapieoptionen gibt es bei einem Analkarzinomrezidiv?

Bei einem Rezidiv eines Analkarzinoms ist die Rektumexstirpation die Therapie der Wahl.

LITERATUR

PDQ Adult Treatment Editorial Board. Anal Cancer Treatment (PDQ®): Health Professional Version. 2017 Jan 31. In: PDQ Cancer Information Summaries [Internet]. Bethesda (MD): National Cancer Institute (US); 2002-. Available from: https://www.ncbi.nlm.nih.gov/books/NBK65778/.

REFERENZ-KAPITEL IN LAYER P, ROSIEN U (2017) FACHARZTWISSEN GASTROENTEROLOGIE

1.8 Gastrointestinale Blutung
7.11 Analtumoren

KAPITEL

4 Leitsymptom: Diarrhö, Obstipation und Inkontinenz

4.1 Diarrhö mit krampfartigen Schmerzen

A. Gaus, U. Rosien, C. Pachmann

KASUISTIK

In der Notaufnahme stellt sich ein 54-jähriger Patient mit vor 2 Tagen plötzlich begonnenen krampfartigen abdominalen Schmerzen und Meteorismus vor. Zusätzlich bestünden nun breiige Diarrhöen mit Blutbeimengungen. Vor dieser Episode habe der Patient keine abdominalen Probleme gehabt, eine Ileokoloskopie zur Vorsorge vor 2 Jahren war unauffällig. Auslandsaufenthalte werden verneint. Die Medikamentenanamnese ist leer.

Wie lautet Ihre Verdachtsdiagnose?

Der plötzliche Beginn der Symptome spricht für eine akute Enteritis, viral oder bakteriell bedingt. Aufgrund der fehlenden Auslandsanamnese ist eine Infektion mit Protozoen oder Würmern eher unwahrscheinlich. Differenzialdiagnostisch muss jedoch auch die Erstmanifestation einer chronisch-entzündlichen Darmerkrankung oder eines Intervallkarzinoms bei zuvor unauffälliger Ileokoloskopie bedacht werden. Auch eine sehr seltene Invagination wäre möglich.

Sie veranlassen eine bakteriologische Stuhluntersuchung. Welche Angabe des Patienten ist für das Labor wichtig?

Die Angabe von Blut im Stuhl ist für das Labor wichtig, da dann auch gezielt nach EHEC gesucht wird.

Nennen Sie die wichtigsten bakteriellen Erreger der akuten (Gastro-)Enteritis.

Nach Differenzierung der bakteriell ausgelösten Diarrhö in drei pathophysiologische Mechanismen lassen sich folgende wichtige Erreger benennen:

- **Erreger vom Sekretionstyp** wie *Vibrio cholerae* oder ETEC, der Haupterreger der Reisediarrhö. Sie bewirken eine Sekretion von Elektrolyten und Wasser über die Darmschleimhaut.
- **Erreger des Invasionstyps** wie Shigellen, Campylobacter, *Clostridium difficile* und EHEC. Diese dringen in die Mukosazellen des Darms ein, vermehren sich dort und führen durch Toxinbildung zu einer Zerstörung der Zellen.
- Vertreter des **Penetrationstyps** sind Salmonellen und Yersinien; sie werden von der Mukosa des Darms aufgenommen und in die Submukosa geschleust, wo sie eine Entzündungsreaktion hervorrufen.

Die bakteriologische Stuhluntersuchung ergibt den Nachweis von *Campylobacter jejuni.*

Wie ist der Übertragungsweg einer Campylobacter-Infektion?

Campylobacter jejuni und *coli* sind häufig im tierischen Gastrointestinaltrakt angesiedelt, insbesondere in Geflügel (48 % der Campylobacter-Infektionen sind mit der Übertragung durch Geflügel assoziiert; aufgrund von Antibiotikaeinsatz in der Geflügelmast sind Hühner eine Hauptursache chinolonresistenter Campylobacter-Infektionen). *Campylobacter coli* siedelt sich zusätzlich vor allem in Schweinen an. Meist handelt es sich also um eine durch Lebensmittel übertragene Infektion durch den Genuss rohen Fleisches bzw. durch mit rohem Fleisch kontaminierte Nahrungsmittel oder über den direkten Kontakt zu Tieren oder tierischen Produkten. Eine Infektion durch kontaminiertes Wasser ist jedoch ebenso möglich; die Bakterien kommen in Süß- und Salzwasser vor und können dort viele Wochen bei Temperaturen unter 15 °C überleben. Die Übertragung von Mensch zu Mensch ist selten.

Gibt es Ausbruchsituationen?

In den Industrieländern sind die meisten Campylobacter-Infektionen sporadisch oder Teil von Mehrfachinfektionen innerhalb einer Familie. Ausbrüche in Gemeinschaftseinrichtungen sind selten, wahrscheinlich weil sich Campylobacter nicht in Nahrungsmitteln vermehren können. Ausnahmen sind Mehrfacherkrankungen bei Übertragung durch Wasser oder unpasteurisierte Milch.

Erläutern Sie die klinische Symptomatik der Campylobacter-Enteritis.

Anhand der klinischen Symptome kann eine Campylobacter-Enteritis nicht von anderen bakteriell bedingten Gastroenteritiden, z. B. Salmonellen- oder Shigellen-Infektionen, unterschieden werden.

Die **Inkubationszeit** beträgt zwischen 1 und 7 Tagen, im Mittel 3 Tage. Erste klinische **Symptome** sind abrupt einsetzender krampfhafter Abdominalschmerz und Diarrhö (ca. 10 ×/d), in einem Drittel der Fälle begleitet von hohem Fieber, generalisiertem Muskelschmerz und ausgeprägten Allgemeinsymptomen. Etwa 15 % der Patienten entwickeln am zweiten oder dritten Krankheitstag blutige Diarrhö. Übelkeit ist häufig ein zusätzliches Symptom, seltener kommt es zu Erbrechen. Der abdominale Schmerz kann sich zu einem Kontinuum entwickeln und mit einem Punctum maximum in den rechten Unterbauch projizieren, das Bild einer akuten Appendizitis imitierend.

Die Diarrhö verläuft selbstlimitierend, besteht durchschnittlich über 7 Tage und kann zur Dehydratation führen. Der Abdominalschmerz kann persistieren, häufig kann ein Gewichtsverlust bis zu 5 kg beobachtet werden. Campylobacter kann noch Wochen nach Sistieren der Symptome im Stuhl ausgeschieden werden; Dauerausscheider sind selten und betreffen meist immunsupprimierte Patienten. Vor allem bei HIV-positiven Patienten wird eine erhöhte Inzidenz der Campylobacter-Infektion beobachtet, ebenso der Dauerausscheiderstatus mit der Gefahr rekurrenter Episoden von Enteritis und Bakteriämie und sehr schwerwiegend verlaufender Klinik.

Welche speziellen Manifestationen kennen Sie?

Campylobacter-Enteritiden können Symptome anderer Erkrankungen imitieren:

- **Pseudoappendizitis:** Der abdomielle Schmerz wird durch eine akute Entzündung des Ileozökalbereichs verursacht, eine sonografische Unterscheidung von der akuten Appendizitis ist möglich (Wandverdickung, die die Dünndarm- und Kolonsegmente, insbesondere Ileum und Zökum, einbezieht, mesenteriale Lymphome).
- **Kolitis:** Campylobacter-Infektionen beginnen meist im Jejunum und Ileum und schreiten im weiteren Verlauf nach distal ins Zökum und Kolon voran. Somit zeigen manche Patienten das Bild einer akuten Kolitis, passend zu einer chronisch-entzündlichen Darmerkrankung.
- **Lymphom:** Eine Assoziation zwischen *Campylobacter-jejuni*-Infektion und Lymphom ist möglich, jedoch nicht bewiesen.

Welche Komplikationen kennen Sie?

Folgende akuten Komplikationen der Campylobacter-Enteritis sind möglich:

- Cholezystitis
- Begleitpankreatitis
- Dehydratation
- Peritonitis bei Patienten mit Peritonealdialyse
- Urtikaria, Erythema nodosum, Vaskulitis
- Septische Pseudoaneurysmata
- Perikarditis und Myokarditis
- Septische Arthritis

Als **Spätkomplikationen** können auftreten:

- **Reaktive Arthritis** (2–6 % der Patienten): Das Auftreten ist nicht mit der Schwere der Enteritissymptome assoziiert, häufiger tritt sie jedoch bei HLA-B27-positiven Patienten auf. Gelenkschmerz und -schwellung manifestieren sich häufig 1 oder 2 Wochen nach Beginn der Diarrhö. Die Symptome betreffen meist Sprunggelenke, Knie, Hand- und die kleinen Fingergelenke. Die arthritischen Beschwerden können zwischen einer Woche und mehreren Monaten anhalten, meist kommt es zu einer Spontanremission, der Einsatz von NSAR ist supportiv möglich.

- **Guillain-Barré-Syndrom:** 30–40 % der Fälle sind mit einer Campylobacter-Infektion assoziiert und beginnen meist 1–2 Wochen nach Abklingen der enteritischen Symptome. Das Guillain-Barré-Syndrom ist in der Regel mit einer schlechten Prognose mit verlängerter Erkrankungszeit und neurologischen Residuen assoziiert. Es handelt sich um die axonale Form des Guillain-Barré-Syndroms, vermutlich bedingt durch Antikörper mit Kreuzreaktivität zwischen *Campylobacter jejuni* und GM_1-Gangliosiden (Myelin peripherer Neurone). Auch das Miller-Fisher-Syndrom, eine kraniale Variante des Guillain-Barré-Syndroms, ist mit der Campylobacter-Infektion assoziiert.
- Bei **Kindern** kann die Campylobacter-Infektion mit dem Auftreten von epileptischen Anfällen, Enzephalopathie oder Meningismus assoziiert sein.
- Die Entwicklung eines postinfektiösen **Reizdarmsyndroms** ist häufig.

4

Wie stellen Sie die Diagnose?

Eine Campylobacter-Enteritis kann bei Abdominalschmerz und Diarrhö vermutet werden. Die Diagnose wird durch eine positive Stuhlkultur bewiesen. In der Routinediagnostik ist die Differenzierung zwischen *Campylobacter jejuni* oder *Campylobacter coli* unerheblich, in Einzelfällen ist die genaue Identifikation für epidemiologische Zwecke sinnvoll.

Sehr selten kann die Dunkelfeldkontrastmikroskopie, mit einer jedoch geringeren Sensitivität, zu einer schnelleren Diagnose führen.

Welche weiteren Möglichkeiten der Diagnostik kennen Sie und bei welchen Patienten ist dies wichtig?

Bei Patienten mit verzögert einsetzender Arthritis oder Guillain-Barré-Syndrom können die Stuhlkulturen bereits wieder negativ ausfallen. In diesen Fällen steht der serologische Antikörpernachweis zur Verfügung (ELISA oder Komplementfixierung).

Wie gehen Sie mit dem oben genannten Patienten weiter vor?

Die Campylobacter-Infektion nimmt meist einen leichten, selbstlimitierenden Verlauf, somit ist ein abwartendes Verhalten mit Flüssigkeitsausgleich und Analgesie gerechtfertigt. In den meisten Fällen ist keine antibiotische Therapie notwendig.

Nennen Sie die Indikationen für eine antibiotische Therapie. Welche Therapie schlagen Sie vor?

Die antibiotische Therapie ist Patienten mit schweren Verläufen vorbehalten. Dieser ist definiert durch blutige Diarrhö, hohes Fieber, extraintestinale Infektionen, sich verschlechternder Verlauf, wiederkehrende Symptome oder länger als eine Woche anhaltende Symptomatik. Auch Patienten mit Risikofaktoren für einen schweren Verlauf sollten antibiotisch therapiert werden, insbesondere ältere oder immunsupprimierte Patienten und Schwangere.

Campylobacter jenuni und *coli* sind meist sensibel auf Makrolide, Fluorchinolone, Clindamycin, Tetrazykline, Aminoglykoside und Chloramphenicol. Zur Erstlinientherapie empfehlen sich ein Makrolid (z. B. Azithromycin 500 mg p. o.) oder Fluorchinolone wie Levofloxacin für 3 Tage oder, wenn länger notwendig, bis zur Regredienz der Symptome. Bei Komplikationen kann auch eine i. v.-Therapie mit einem Aminoglykosid oder Carbapenem erwogen werden.

Was wissen Sie über Resistenzbildung?

Die Rate der Makrolid-Resistenzen bei Campylobacter liegt in den meisten Teilen der Welt stabil unter 5 %.

Die Prävalenz der Fluorchinolon-Resistenz ist ansteigend mit Resistenzenraten über 50 % in Spanien. Auch bei infizierten Reisenden aus Südostasien sind erhöhte Resistenzen zu beachten.

Kennen Sie Möglichkeiten der Prävention?

Da Campylobacter häufig im tierischen Gastrointestinaltrakt angesiedelt ist, insbesondere bei Geflügel, ist auf eine ausreichende Garzeit und eine gute Säuberung der Kochutensilien, die mit dem rohen Fleisch in Kontakt geraten sind, zu achten. Auf unpasteurisierte Lebensmittel (z.B. Rohmilchkäse etc.) sollten insbesondere Patienten unter Immunsuppression verzichten.

Bei Erwachsenen mit einer Campylobacter-Infektion sind keine speziellen Isolationsmaßnahmen erforderlich, Standardhygienemaßnahmen, insbesondere Händehygiene, sind ausreichend. Diese Patienten sollten sich von der Nahrungsmittelzubereitung fernhalten.

Eine Impfung steht nicht zur Verfügung.

Kennen Sie Details über Mikrobiologie und Pathogenese der Campylobacter-Infektion?

Campylobacter-Enteritis ist eine Hauptursache akuter Diarrhö weltweit, sowohl in arktischen als auch in tropischen Klimazonen. In den gemäßigten Klimazonen gibt es einen saisonalen Erkrankungsgipfel im Sommer. Es handelt sich um gramnegative Bakterien, die die Schleimhautoberfläche des Gastrointestinaltrakts mithilfe ihrer Spiralform und langen Flagellen kolonisieren.

Aktuell sind 18 Campylobacter-Spezies identifiziert, die wichtigsten humanpathogenen Spezies sind *Campylobacter jejuni* (90 %) und *C. coli* (10 %).

Die Bakterien reagieren sensibel auf Magensäure, daher erhöht die Einnahme von Protonenpumpeninhibitoren das Infektionsrisiko. Campylobacter siedeln sich im Jejunum, Ileum und oft auch im Kolon und Rektum an und verursachen ein akute Schleimhautentzündung mit Ödem, Infiltration der Lamina propria und Kryptenabszessen. Humorale Immunmechanismen haben eine protektive Funktion, Serum-Antikörper erreichen ihren Höchstwert 2–4 Wochen nach der Infektion mit anschließend abfallenden Werten.

Diarrhö steht weltweit an 5. Stelle der Todesursachen, welche bakteriellen Erreger sind dafür verantwortlich?

Etwa vier Milliarden Menschen erkranken weltweit jährlich an Durchfall, davon sterben ca. 7,5 Millionen, insbesondere Kinder. Weltweit ist Campylobacter der führende Erreger der Diarrhö, insbesondere in den Entwicklungsländern ist die Diarrhö mit Todesfolge meist jedoch durch *Vibrio cholera, Salmonella typhi* oder *Shigella dysenteriae* (Ruhr) bedingt.

Welche Impfungen können durchgeführt werden?

- **Typhus abdominalis:** oraler Lebendimpfstoff oder parenteraler Totimpfstoff (max. Schutz 70 %)
- **Cholera:** orale Vakzine (Schutz von ca. 80 % für 6 Monate).

4

Welche infektiösen Gastroenteritiden sind bei Erregernachweis namentlich meldepflichtig (Krankheitsverdacht, Erkrankung und Tod)?

Salmonellen (einschließlich Typhus und Paratyphus), Shigellen, *Campylobacter jejuni, Yersinia enterocolitica,* darmpathogene *E. coli, Cryptosporidium parvum, Giardia lamblia,* Rotaviren, Norovirus, *Vibrio cholerae.*

Welche Protozoen verursachen Diarrhö?

- *Giardia lamblia* bei fäkal-oraler Infektion durch Schmierinfektion, Lebensmittel oder Trinkwasser. Die Inkubationszeit beträt 1–2 Wochen. Meist bleibt die Infektion symptomlos, schaumiger Durchfall kann auftreten, einhergehend mit Abdominalschmerz, Meteorismus und eventuell Malabsorption durch Schädigung und Zottenatrophie des Dünndarms. Die sicherste Diagnostik erfolgt über eine Duodenoskopie mit Biopsien oder Erregerbestimmung aus dem Duodenalsaft. Therapiert werden kann bei schweren Verläufen mit Imidazolderivaten.
- *Entamoeba histolytica* durch orale Infektion mit Zysten aus kontaminierten Lebensmitteln oder Trinkwasser. Unterschieden wird zwischen einer intestinalen Form mit himbeergeleeartiger Diarrhö und Tenesmen und einer extraintestinalen Form mit Leberabszess, Leukozytose und Fieber. In der Therapie kommen Imidazolderivate zum Einsatz (z.B. Metronidazol, zusätzlich luminale Therapie der Zystenform).
- *Cryptosporidium parvum* kommt insbesondere bei HIV-Patienten vor und ist eine AIDS-definierende Erkrankung. Nach meist oraler Infektion durch kontaminierte Lebensmittel kommt es nach einer Inkubationszeit von 1–12 Tagen zu wässrigen Diarrhöen, krampfartigen Abdominalschmerzen und leichtem Fieber. Bei immunkompetenten Patienten zeigt sich meist ein asymptomatischer bis milder selbstlimitierendender Verlauf mit folgender lebenslanger Immunität. Bei immunsupprimierten Patienten zeigen sich schwere Verläufe, nicht selten mit Todesfolge. Eine sichere antiparasitäre Therapie existiert nicht, ebensowenig eine Chemoprophylaxe für HIV-Patienten.

Die Symptomatik des Patienten hatte einen selbstlimitierenden Verlauf, ein postinfektiöses Reizdarmsyndrom entwickelte sich nicht.

LITERATUR

Hagel S et al. S2k-Leitlinie gastrointestinale Infektionen und Morbus Whipple. Z Gastroenterol 2015 May; 53(5): 418–459.
http://www.rki.de/DE/Content/Infekt/EpidBull/Merkblaetter/merkblaetter_node.html.

REFERENZ-KAPITEL IN LAYER P, ROSIEN U (2017) FACHARZTWISSEN GASTROENTEROLOGIE

1.9 Diarrhö
2.1 Hygiene als Qualitätsmerkmal
9.1 Bakterielle Enterokolitiden
9.2 Enterohämorrhagische Escherichia coli (EHEC) und hämolytisch-urämisches Syndrom (HUS)
9.7 Erkrankungen durch Parasiten

4.2 Wässrig-blutige Diarrhö mit Exsikkose

A. Gaus, U. Rosien, B. Keck

KASUISTIK

Eine 56-jährige Patientin wird am Samstagabend wegen seit mehreren Tagen bestehender wässriger Diarrhöen mit bis zu 20 Defäkationen mit Blut und Tenesmen sowie mit seit dem Morgen bestehender Übelkeit ohne Erbrechen in die Klinik eingeliefert. Bei der körperlichen Untersuchung befindet die Patientin sich in einem reduzierten Allgemeinzustand mit den deutlichen Zeichen einer Exsikkose bei stehenden Hautfalten und weichen Bulbi. Das Abdomen ist weich, ohne Druckschmerz oder Abwehrspannung, die Darmgeräusche sind lebhaft, aber nicht klingend. In der Ampulle befindet sich etwas flüssiger Stuhl mit Blut.

Anhand welcher anamnestischen Daten kann die Differenzialdiagnostik präzisiert werden?

Es gilt abzufragen, inwieweit das Umfeld der Patientin mit erkrankt und ob der Verzehr verdorbener Nahrung wahrscheinlich gewesen ist. Ein weiteres Augenmerk ist auf Komorbiditäten, insbesondere Vorerkrankungen des Darms, sowie etwaige Vormedikationen zu richten. Obligat ist auch die Frage nach Auslandsreisen.

Im Umfeld sind keine weiteren Personen erkrankt, es wurden keine verdorbenen Speisen verzehrt. Bei der Patientin liegt ein insulinpflichtiger Diabetes mellitus mit Nierenbeteiligung (eGFR grenzwertig eingeschränkt mit 65 ml/min) vor. Sie wird mit Insulin und ACE-Hemmern behandelt; vor 3 Wochen hat sie an einer milden Divertikulitis gelitten, die erfolgreich ambulant behandelt werden konnte. Die letzten Urlaubsreisen gingen immer nach Österreich.

Welche Arbeitsdiagnose stellen Sie, welche differenzialdiagnostischen Überlegungen haben Sie zur Ursache des Leitsymptoms Durchfall?

Bei der Patientin liegt eine akute Durchfallerkrankung mit systemischer Entzündungsreaktion, Exsikkose und Verschlechterung der vorbestehenden Niereninsuffizienz vor. Die Diarrhöen sind am ehesten infektiöser Genese, möglicherweise verursacht durch *Clostridium difficile* nach Antibiotikatherapie.

Welche Untersuchungen würden Sie einleiten? Wenn Sie eine Clostridien-Infektion nachweisen wollen, welche Untersuchungen veranlassen Sie? Worauf muss dabei geachtet werden?

Es sollte ein Labor erhoben und eine abdominale Sonografie durchgeführt werden. Des Weiteren müssen Stuhlkulturen auf pathogene Keime sowie Clostridien-Toxin und -GDH durchgeführt werden. Auf der bakteriologischen Anforderung ist zu vermerken, dass die Durchfälle blutig sind (u. a. Suche nach EHEC).

CRP 87 mg/dl, Leukozyten 14.000, BZ 280 mg/dl, Kreatinin 3,4 mg/dl, eGFR 35 ml/min, Harnstoff 120, K 3,2 mmol/l, Hb 14,8 g, l. Sonografisch ist eine Kolonwandverdickung von der rechten Flexur bis in das Sigma nachweisbar. Stuhlproben wurden genommen.

Welche allgemeinen Maßnahmen ergreifen Sie? Was ist insbesondere bei der (Hände-)Hygiene zu beachten?

Es erfolgen die Substitution von Flüssigkeit und K^+ unter Kontrolle der Ausscheidung und der Retentionsparameter sowie die Korrektur des Blutzuckers durch Normalinsulin. Die Patientin sollte isoliert werden (eigene Toilette, eigene Nasszelle); besondere Aufklärung der Kontaktpersonen und der Patientin hinsichtlich der korrekten Händehygiene mit Desinfektion und nachfolgendem (!) Händewaschen.

Die Patientin wurde am Samstag aufgenommen, die Clostridien-Diagnostik würde nicht vor Montagmorgen vorliegen. Sehen Sie eine Indikation zur spezifischen Therapie des Durchfalls?

Bei typischer Anamnese sollte angesichts der Schwere des Krankheitsbildes eine probatorische Therapie gegen Clostridien umgehend eingeleitet werden. Auch vor dem Hintergrund der Komorbiditäten sollte primär mit Vancomycin 4 × 250 mg p. o. über 10 Tage behandelt werden. Vancomycin muss oral verabreicht werden, es produziert bei intravenöser Applikation keine ausreichenden Spiegel in der Kolonmukosa. Bei nicht schwerem Verlauf kann Metronidazol 4 × 500 mg oral eingesetzt werden.

Die Patientin wird mit Vancomycin p. o. sowie Flüssigkeits- und Elektrolytsubstitution behandelt. Es erfolgt die Korrektur des Blutzuckers. Darunter bessern sich die Laborbefunde und das Allgemeinbefinden, die Stuhlfrequenz wie auch die Blutbeimengungen sind rückläufig.
Am Montag bestätigt das Labor den Nachweis von Clostridien-GLDH, jedoch nicht des Toxins.

4

Bewerten Sie den Befund vor dem Hintergrund des klinischen Verlaufs!

Der Toxinnachweis ist hinsichtlich der Sensitivität sehr variabel und insbesondere davon abhängig, dass der Stuhl vor der Analyse nicht eintrocknet (die Probenentnahme erfolgte bereits am Samstag). Die GLDH ist sensitiver und weniger empfindlich, kann aber auch bei anderen Clostridien positiv ausfallen. Man könnte in dieser Situation einen Nachweis mittels PCR führen. Da die Therapie klinisch aber offensichtlich bereits wirksam ist, kann sie auch ohne weitere Diagnostik unter der Diagnose *Clostridium-difficile*-assoziierte Diarrhö fortgesetzt werden.

Wie therapieren Sie weiter? Wie lange wird die Patientin isoliert?

Die Einzelzimmerpflege kann 2 Tage nach Sistieren der Symptomatik aufgehoben werden. Die Behandlungsdauer beträgt 10 Tage, der Erfolg wird anhand des klinischen Verlaufs beurteilt, eine mikrobiologische Kontrolluntersuchung ist nicht indiziert. Therapieversagen und Rezidive sind nur in Ausnahmefällen mit In-vitro-Resistenz gegenüber Metronidazol oder Vancomycin assoziiert.

Die Patientin kann bei gutem Allgemeinzustand entlassen werden. 14 Tage später stellt sie sich jedoch erneut mit blutigen Diarrhöen und Tenesmen vor. In den Stuhlproben kann der Nachweis von Clostridien-Toxin und -GLDH geführt werden.

Wie therapieren Sie Rezidive der *Clostridien-difficile*-assoziierten Kolitiden?

Rezidive sind nicht selten (bis 25 % je nach Risikogruppe). Beim ersten Rezidiv kann je nach Schwere der Erkrankung wieder mit der Primärtherapie begonnen werden, bei schwerer Erkrankung und Mehrfachrezidiven sollte die Therapie mit Vancomycin 4 × 500 mg eingeleitet werden, gefolgt von einer über 6–8 Wochen langsam reduzierten Vancomycindosis, üblicherweise flankiert von Probiotikagaben.

Alternativ steht mit Fidaxomicin ein nicht resorbierbares, makrozyklisches Antibiotikum zur Verfügung. Fidaxomicin erzielt eine Reduktion um mehr als 2 log der *C.-difficile*-Sporenproduktion im Vergleich zu Vancomycin. Die Sporen sind eine Quelle der Infektion und des Rezidivs. Ein Zusatznutzen des teuren Präparates ist nach Bewertung des gemeinsamen Bundesauschusses (g-BA) aktuell nur im ersten Rezidiv belegt.

Ein neuer Ansatz mit sehr gutem Ansprechen bei Mehrfachrezidiven ist die allogene Stuhltransplantation (fecal microbiota transfer). Hier wird der aufbereitete Stuhl eines gesunden Spenders mittels Endoskop üblicherweise auf die Kolonschleimhaut des zuvor kolonlavagierten Patienten appliziert. Der therapeutische Ansatz besteht in dem Ersatz der gestörten intestinalen Mikrobiota durch ein „gesundes" Mikrobiom. Die Ansprechraten liegen bei über 92–95 % nach der ersten „Transplantation", nur vereinzelt ist eine zweite Behandlung erforderlich. Zahlreiche Spenderuntersuchungen sind notwendig, sofern der Spender nicht aus dem unmittelbaren Umfeld des Patienten stammt. Ideal sind langjährige Lebenspartner, die trotz regelmäßigen Kontakts mit dem Patienten selbst nicht an einer Clostridien-Infektion erkrankt sind.

LITERATUR

Hagel S et al. S2k-Leitlinie gastrointestinale Infektionen und Morbus Whipple. Z Gastroenterol 2015 May; 53(5): 418–459.

REFERENZ-KAPITEL IN LAYER P, ROSIEN U (2017) FACHARZTWISSEN GASTROENTEROLOGIE

1.9 Diarrhö
2.1 Hygiene als Qualitätsmerkmal
9.3 Antibiotikaassoziierte Diarrhoe (AAD) und Clostridium-difficile-Infektion (CDI)

4.3 Akute blutige Diarrhöen

N. Liedtke

KASUISTIK

Eine 21-jährige Patientin wird notfallmäßig in der Aufnahme vorstellig. Sie berichtet, seit ca. 2 Wochen unter blutigen Diarrhöen mit Frequenzen bis ca. 8 x/d zu leiden. Begleitend bestünden diffuse Unterbauchschmerzen, die sich nach Defäkation bessern. Unmittelbar vor dem Stuhlgang verspüre sie eine erhebliche Urgency (Stuhldrang). Gelegentlich bestehe eine gewisse Übelkeit, erbrochen habe sie bislang jedoch nicht. Die Symptomatik habe relativ akut eingesetzt, es bestehen keine relevanten Vorerkrankungen. Auslandsreisen in den letzten Monaten werden verneint. Die Patientin ist Nichtraucherin.
In der **körperlichen Untersuchung** zeigt sich die Patientin in schlankem EZ (172 cm, 60 kg, BMI 20 kg/m^2) und reduziertem AZ. Der kardiopulmonale Status ist regelrecht. Die Schleimhäute sind feucht, der Hautturgor unauffällig. Der Lymphknotenstatus ist regelrecht. Die Darmgeräusche sind lebhaft, die Bauchdecke weich. Es besteht jedoch bereits bei leichter Palpation ein erheblicher Druckschmerz im gesamten Unterbauch mit p. m. im linken Unterbauch.

Welche Differenzialdiagnosen kommen in Betracht?

Das Erkrankungsalter und die Klinik sind klassisch für eine chronisch-entzündliche Darmerkrankung mit vorwiegend kolonischer Manifestation (Urgency, blutige Diarrhöen und Unterbauchschmerzen). Differenzialdiagnostisch ist aufgrund der kurzen Anamnese und des akuten Beginns auch eine infektiöse Enterokolitis (Bakterien, Parasiten, Viren) denkbar. Ferner sind medikamentös-toxische Ursachen möglich (Einnahme von NSAR oder Antibiotika). Auch eine Zoeliakie kann theoretisch auf analoge Weise symptomatisch werden und betrifft häufiger das weibliche Geschlecht, verursacht aber keine blutigen Durchfälle. Eher unwahrscheinlich in der Gesamtkonstellation sind eine ischämische Kolitis, Hämorrhoidenblutung, Divertikulitis sowie eine kolorektale Neoplasie.

Wie gehen Sie weiter vor?

Laborchemische Basisuntersuchungen sollten großes Blutbild, Entzündungswerte (CRP, BSG), Retentionsparameter (Kreatinin, Harnstoff, GFR), Leberwerte (GOT, GPT, γGT), Cholestaseparameter (Bilirubin, AP) und Eisenstatus (Eisen, Ferritin) beinhalten. Ergänzend sollten Stuhlproben gewonnen werden, die auf pathogene Keime (Shigellen, Campylobacter, Yersinien, EHEC) sowie Clostridienantigen und -toxin untersucht werden. Bei fehlender Auslandsanamnese kann zunächst auf die Untersuchung auf Amöben und andere Parasiten verzichtet werden. Zur Differenzierung zwischen entzündlichem und nichtentzündlichem Geschehen kann zusätzlich als fäkaler Entzündungsmarker Laktoferrin, Calprotectin, PMN-Elastase, Lysozym oder S100A12 bestimmt werden, wobei Calprotectin am besten evaluiert ist. Die Patientin ist darüber aufzuklären, dass sie bis zum Erhalt unauffälliger Stuhlkulturen als potenziell infektiös gilt (Empfehlungen zum hygienischen Verhalten). Als bildgebendes Verfahren sollte zunächst eine Abdominalsonografie erfolgen und kurzfristig eine Ileokoloskopie mit Entnahme von Stufenbiopsien angestrebt werden.

Labor (nur pathologische Befunde): Hämoglobin 9,6 g/dl, Leukozyten 22.000/Mikroliter, Thrombozyten 380.000/Mikroliter, CRP 54 mg/dl, BSG 44 mm/1 h, GOT 62 U/l GPT 55 U/l, Calprotectin 1.800 g/l. Stuhlkulturen: ohne Nachweis pathogener Keime oder Clostridientoxin bzw. -antigen.
Sonografie: Darmwandverdickung im Colon descendens, Sigma und Rektum im Sinne einer Linksseitenkolitis. Ansonsten unauffällige Abdominalsonografie.
Die **Ileokoloskopie** zeigt folgendes Bild im Colon descendens (➤ Abb. 4.1).

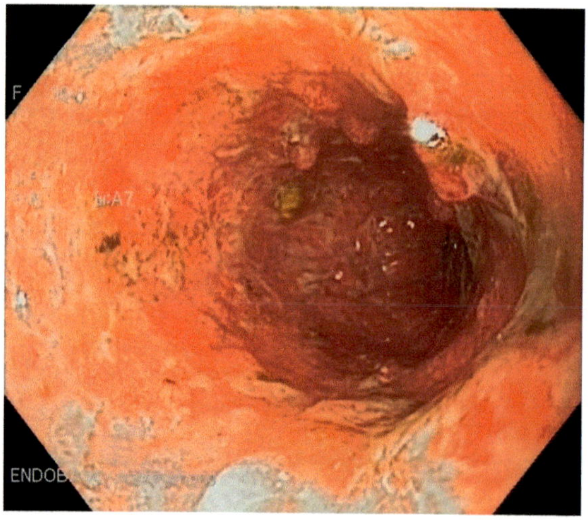

Abb. 4.1 Endoskopisches Bild im Kolon [M817]

Was sehen Sie auf diesem Bild?

Der abgebildete Darmabschnitt zeigt diffus gerötete, ödematös geschwollene, granuläre Schleimhaut; darüber hinaus zahlreiche Fibrinbeläge. Besonders im distalen Bildanteil erkennt man polypoide Schleimhautvorwölbungen. Die für diesen Darmabschnitt physiologische Haustrierung ist aufgehoben und die Gefäßzeichnung vermindert. Das Befallsmuster ist kontinuierlich. Zusammenfassend handelt es sich um eine hochfloride kontinuierliche Kolitis mit Pseudopolypenbildung.

Welches ist die wahrscheinlichste Differenzialdiagnose?

Höchstwahrscheinlich handelt es sich in diesem Fall um die Erstdiagnose einer chronisch-entzündlichen Darmerkrankung vom Typ der Colitis ulcerosa. Dafür sprechen die erhöhten Entzündungsmarker in Stuhl und Blut sowie das Befallsmuster im Ultraschall und das makroskopische Bild der Endoskopie. Für die Diagnosestellung gibt es keinen Goldstandard. Sie setzt sich letztendlich aus der typischen Klinik, dem Labor, radiologischen Verfahren, der Endoskopie und der Histopathologie zusammen.

Welche histopathologischen Veränderungen würden Sie in den entnommenen Biopsien erwarten?

Histopathologische Kriterien für Colitis ulcerosa:
- Diffuse panmukosale chronische Entzündung mit Infiltration mit Lymphozyten und Plasmazellen in Kombination mit einer Kryptenarchitekturstörung
- Plasmozytose im basalen Schleimhautstroma
- Paneth-Zell-Metaplasie distal der rechten Flexur
- Reduktion der Anzahl der Becherzellen bzw. des Muzingehalts der Einzelzelle
- Kontinuierliche Verteilung der entzündlichen und strukturellen Schleimhautveränderungen, abnehmender Gradient von distal nach proximal.

Aufgrund der frühen Erkrankungsphase, in der sich die Patientin befindet, können die klassischen Architekturstörungen der Mukosa in diesem konkreten Fall noch fehlen.

Wie würden Sie die Krankheitsaktivität einschätzen? Kennen Sie eine Klassifikation?

Es existieren einige Indizes, die jedoch vorwiegend bei klinischen Studien Anwendung finden, wie der CAI, der Partial Mayo Score und der Mayo Score. Im klinischen Alltag zur Einschätzung des Schweregrades einer Colitis ulcerosa etabliert ist die Einteilung nach Truelove und Witts (➤ Tab. 4.1). Die Einstufung wird in leicht, mäßig und schwer vorgenommen.
Folglich handelt es sich um eine schwergradige Linksseitenkolitis mit systemischer Krankheitsaktivität.

Tab. 4.1 Einteilung der Colitis ulcerosa nach Truelove und Witts

Symptom-Kategorie	I	II	III
Stuhlfrequenz/d	< 3	4–5	> 6
Blut im Stuhl	wenig	mäßig	deutlich
Fieber abends	kein	< 37,5 °C	> 37,5 °C
Fieber an 2 von 4 d	kein	< 37,7 °C	> 37,7 °C
Tachykardie	keine	< 90/min	> 90/min
Anämie	> 89 % d. Norm	89–76 % d. Norm	< 76 % d. Norm
BSG	< 31		> 30 mm

Schweregrad:
Leicht: kein Kriterium aus II und III
Mäßig: mindestens ein Kriterium aus II, kein Kriterium aus III
Schwer: Stuhlfrequenz > 5/d und mindestens ein weiteres Kriterium aus III

Wie würden Sie die Patientin behandeln?

Die schwergradige Colitis ulcerosa stellt ein potenziell bedrohliches Krankheitsbild dar, sodass eine stationäre Therapie indiziert ist. Gemäß Leitlinien der DGVS ist bei schwergradiger Colitis ulcerosa beliebiger Ausprägung eine systemische Steroidtherapie (1 mg/kg KG Prednisolonäquivalent/d) indiziert. Höhere Dosen bringen keinen zusätzlichen Nutzen, niedrigere Dosierungen sind unter Umständen weniger wirksam. Bei möglichen Resorptionsstörungen sollte jedoch auf jeden Fall die parenterale Zufuhr erfolgen. Für eine generelle Empfehlung der parenteralen Steroidtherapie fehlen gegenwärtig randomisierte Vergleichsstudien.

Aufgrund des Befallsmusters empfiehlt sich zusätzlich eine topische Therapie mit Mesalazinklysmen in Kombination mit einem oralen Mesalazin mit retardierter Freisetzung. Gleichzeitig sollten eine Thromboseprophylaxe und die Substitution mit Vitamin D und Kalzium erfolgen. Unterstützend ist oftmals eine parenterale Flüssigkeitszufuhr mit Elektrolytausgleich erforderlich. Enterale bzw. parenterale Ernährungstherapieregime können unterstützend ebenso erwogen werden wie der Einsatz von Antibiotika (bevorzugt Metronidazol und Ciprofloxacin). Bei fulminantem Verlauf sollte frühzeitig die Option einer chirurgischen Maßnahme diskutiert werden.

Unter Therapie mit 60 mg Prednisolon i. v., 3,6 g Mesalazin p. o. und 2 g Mesalazinklysma rektal kommt es zu einem raschen klinischen und laborchemischen Ansprechen.

Wie schätzen Sie die Prognose für die Patientin ein und wie gehen Sie weiter vor?

Bei Erstdiagnose besteht bei der Patientin eine schwergradige Krankheitsaktivität mit ausgeprägten endoskopischen Läsionen und der Notwendigkeit einer hochdosierten Steroidtherapie. Die Patientin hat insgesamt ein erhöhtes Risiko, nach Absetzen der Steroidtherapie einen erneuten Schub zu erleiden. Folglich sollte hier frühzeitig an eine immunsuppressive Basistherapie gedacht werden, um einerseits strukturellen Schäden am Darm vorzubeugen und auf längere Sicht Steroide einzusparen und damit potenzielle Nebenwirkungen zu minimieren. Mittel der Wahl ist Azathioprin.

Aufgrund der pharmakologischen Eigenschaften dieser Substanz (Wirkungseintritt erst nach 6–12 Wochen) ist eine längerfristige Therapieplanung notwendig. Es empfiehlt sich daher, bei dieser Konstellation mit einer Testdosis von 100 mg Azathioprin zu beginnen, um eine Unverträglichkeit gegenüber Azathioprin zu testeten. Typische Nebenwirkungen einer Azathioprintherapie sind Knochenmarksdepression (Leukopenie, Granulopenie, Thrombozytopenie, Anämie), Infektanfälligkeit, Pankreatitis, Cholestase, eine Verschlechterung der Leberfunktion, Transaminasenanstieg, Übelkeit und Erbrechen sowie andere allgemeine Überempfindlichkeitsreaktionen. Bei Verträglichkeit über ca. 1 Woche kann Azathioprin zeitnah auf die Zieldosis von 2,0–2,5 mg/kg KG gesteigert werden.

Während der ersten 2 Monate sollten alle 8 bis 14 Tage, anschließend alle 4 Wochen eine Befragung, eine körperliche Untersuchung sowie die Kontrolle des Blutbildes (inkl. Thrombozyten und Differenzialblutbild), der γGT, der AP, der GPT, der GOT, des Kreatinins und ein Urinstatus erfolgen. Alternativ ist auch der frühzeitige Einsatz eines TNF-α-Antikörpers (Infliximab oder Adalimumab) denkbar. Unter dem Aspekt der Darmkrebsprophylaxe empfiehlt es sich, die orale Mesalazintherapie bei Stabilisierung der Klinik bei einer Dosis von 1,5 g/d beizubehalten.

Nachdem sich die Patientin klinisch weiter stabilisiert hat, wird das Prednisolon oralisiert. Das Azathioprin wird gut vertragen. Sie entlassen die Patientin mit einer Empfehlung zur weiteren Dosisreduktion des Prednisolons in die ambulante Weiterbehandlung durch einen Gastroenterologen mit der Empfehlung, die bereits erwähnten Laborwerte unter laufender Azathioprintherapie regelmäßig zu überwachen.
6 Monate später wird Ihnen die Patientin erneut zugewiesen. Sie steht weiterhin unter Therapie mit Azathioprin (2,5 mg/kg KG). In den letzten 4 Wochen vor der stationären Aufnahme kam es erneut zu einem akuten Schub. Der behandelnde Gastroentrologe hatte begleitend mit einer hochdosierten Steroidtherapie begonnen, die bislang jedoch wirkungslos blieb.

Woran denken Sie? Wie klären Sie Ihre Verdachtsdiagnose weiter ab?

Da eine zusätzliche Steroid-Gabe keinen Erfolg gezeigt hat, könnte es sich einerseits um einen steroidrefraktären Verlauf handeln, andererseits wäre auch eine opportunistische Infektion unter bestehender immunsuppressiver Therapie denkbar. Zielführend sind die Entnahme von Stuhlproben mit der Frage nach Clostridienantigen und -toxin, PCR auf CMV sowie eine Sigmoidoskopie zur makroskopischen Beurteilung und Entnahme von Biopsien mit der Frage nach CMV-Superinfektion.

Es bestätigt sich eine Superinfektion mit CMV. Wie behandeln Sie?

Eine CMV-Erkrankung wird üblicherweise mit Ganciclovir (5 mg/kg i. v. alle 12 h) behandelt. Potenzielle schwere Nebenwirkung dieser Substanz sind Nierenfunktionsstörungen und eine Myelosuppression. Bei Therapieversagen kann mit Foscarnet (90 mg/kg KG i. v. alle 12 h oder 60 mg/kg KG i. v. alle 8 h) behandelt werden. Die Akuttherapie sollte bis zum Nachweis einer negativen CMV-PCR im Blut, jedoch mindestens über 14 Tage durchgeführt werden.

Bereits nach 2-tägiger Therapie mit Ganciclovir geht es der Patientin deutlich besser. Die Therapie wird über insgesamt 14 Tage fortgesetzt, die Steroide können schrittweise reduziert und im weiteren Verlauf komplett abgesetzt werden. Die Patientin stellt sich ein halbes Jahr später erneut bei Ihnen vor. Zu den Kontrolluntersuchungen ist sie regelmäßig erschienen und befindet sich weiterhin in einer stabilen Remission. Sie fragt Sie, ob sie das Azathioprin nicht wieder absetzen könne und ob die Azathioprintherapie ein Risiko bei einer Schwangerschaft darstelle.

Was empfehlen Sie der Patientin?

Von einem Absetzen der Therapie ist zu diesem Zeitpunkt abzuraten. Aufgrund der Schwere der Erkrankung hat man sich in diesem Fall frühzeitig für eine Basistherapie entschieden. Grundsätzlich ist eine Azathioprintherapie eine Langzeittherapie und auf ca. 3–5 Jahre ausgelegt. Untersuchungen zeigen, dass auch bei Patienten, die unter Azathioprin über einen langen Zeitraum in einer stabilen Remission waren, mit dem Absetzen ein erhöhtes Risiko für einen erneuten Schub besteht.

Sollte eine Schwangerschaft geplant sein, ist eine genaue Nutzen-Risiko-Abwägung erforderlich. Mehrere Studien und Fallserien zum Einsatz von Azathioprin während der Schwangerschaft bei Patienten mit chronisch-entzündlicher Darmerkrankung ergaben keine erhöhten Raten an Fehlbildungen. Es existieren jedoch auch Berichte über Frühgeburten und verringerte Geburtsgewichte bei mütterlicher Azathioprinexposition. Azathioprin ist zwar prinzipiell plazentagängig, wird jedoch von der fetalen Leber nicht in aktive Metaboliten umgewandelt. Es ist zu bedenken, dass ein akuter Schub während der Schwangerschaft mit einem erheblichen Risiko für das Kind behaftet ist. Die Food and Drug Association (FDA) teilt Azathioprin in die Klasse D ein, d. h. es gibt Hinweise für ein fetales Risiko aufgrund von Berichten, Meldungen, Studien etc. beim Menschen, der Nutzen kann den Einsatz trotz der Risiken rechtfertigen. Wenn das Azathioprin abgesetzt werden soll, sollte auf einen Abstand von 3 Monaten bis zur Konzeption geachtet werden.

Was schlagen Sie im Hinblick auf die weitere Überwachung der Colitis ulcerosa vor?

Die Colitis ulcerosa ist eine fakultative Präkanzerose mit einem Entartungsrisiko < 30 %. Metaanalysen konnten zeigen, dass Überwachungskoloskopien das Risiko, an einem kolitisassoziierten Karzinom zu versterben, vermindern können. Das Karzinomrisiko steigt mit der Erkrankungsdauer und mit dem Erkrankungsausmaß (Befallsmuster). Da sich das Befallsmuster nach Erstdiagnose auch ohne entsprechende Klinik verändern kann, sollte 8 Jahre nach Erstdiagnose eine Ileokoloskopie zur Festlegung des Befallsmusters erfolgen. Danach richtet sich die weitere Überwachungsstrategie.

Bei Pankolitis sollte 8 Jahre nach Erstdiagnose, bei Patienten mit linksseitiger oder distaler Kolitis 15 Jahren nach Erstdiagnose alle 1–2 Jahre eine Überwachungskoloskopie erfolgen. Sollte gleichzeitig eine PSC bestehen, sind unabhängig vom Erkrankungsausmaß ab Diagnosezeitpunkt der PSC jährliche Vorsorgekoloskopien indiziert. Dabei ist generell auf eine ausreichend lange Rückzugszeit zu achten, der Darm sollte möglichst optimal vorbereitet sein, die Vorsorge soll möglichst im entzündungsfreien Intervall erfolgen und neben den ungezielten Stufenbiopsien (alle 4–10 cm) sollen alle endoskopisch suspekten Läsionen gezielt biopsiert werden.

LITERATUR

AWMF-Leitline Colitis ulcerosa (2018). http://www.dgvs.de/wp-content/uploads/2018/05/CU_Leitlinie-2018.pdf

Harbord M et al. Third European Evicence-based Consensus on Diagnosis and Management of Ulcerative Colitis. Part 2: Current Mangement. J Crohns Colitis 2017 jjx009. doi: 10.1093/ecco-jcc/jjx009.

Magro F et al. Third European Evicence-based Consensus on Diagnosis and Management of Ulcerative Colitis. Part 1: Defi nitions, Diagnosis, Extre-intestinal Manifestations, Pregnancy, Cancer Surveillance, Surgery, and Ileo-anal Pouch Disorders. J Crohn Colitis 2017 jjx008. doi 10.1093/ecco-jcc/jjx008.

van der Woude CJ et al. ECCO Guidelines/Consensus Paper. The Second European Evidenced-Based Consensus on Reproduction and Pregnancy in Infl ammatory Bowel Disease. J Crohns Colitis 2015; 107–124. doi: 10.1093/ecco-jcc/jju006.

REFERENZ-KAPITEL IN LAYER P, ROSIEN U (2017) FACHARZTWISSEN GASTROENTEROLOGIE

1.9 Diarrhö

8 Chronisch-entzündliche Darmerkrankungen

4

4.4 Chronische Abdominalschmerzen

N. Liedtke

KASUISTIK

Ein 26-jähriger Patient wird vom Hausarzt zugewiesen. Seit Monaten bestehen Unterbauchschmerzen unklarer Ursache. Zusätzlich seien in den letzten Monaten übel riechende Flatulenzen aufgetreten. Der Stuhlgang sei regelmäßig, es bestehe kein Fieber. Im Routinelabor beim Hausarzt waren 2 Wochen zuvor bis auf eine milde CRP-Erhöhung auf 7 mg/dl keine Auffälligkeiten nachzuweisen. Daraufhin hatte der Hausarzt einen Therapieversuch mit Protonenpumpeninhibitoren begonnen, der vorübergehend zu einer leichten Verbesserung geführt habe, jedoch nie zu Beschwerdefreiheit. In der letzten Woche sei der Schmerz nunmehr in den rechten Unterbauch gewandert.

In der **körperlichen Untersuchung** zeigt sich der Patient in reduziertem Ernährungs- (190 cm, 70 kg, BMI 19 kg/m^2) und Allgemeinzustand. Der kardiopulmonale Befund ist unauffällig. Keine Exsikkose. Deutlicher Druckschmerz im rechten Unterbauch mit tastbarer Resistenz. Lebhafte Darmgeräusche ubiquitär. Nierenlager nicht klopfschmerzhaft. Rektodigitale Untersuchung schmerzhaft, Ampulle gefüllt mit normalem Stuhl, Schleimhaut glatt.

Welche Differenzialdiagnosen sind zu bedenken?

Die differenzialdiagnostischen Möglichkeiten umfassen das Leitsymptom rechtsseitiger Unterbauchschmerz. Ein Problem von Niere und ableitenden Harnwegen scheint aufgrund der nicht klopfschmerzhaften Nierenlager und bei Fehlen von Leitsymptomen wie Dysurie und Makrohämaturie unwahrscheinlich. Eine akute Gastroenteritis kann aufgrund der langen Anamnese und des Fehlens von Übelkeit, Erbrechen und Durchfällen ebenfalls mit großer Wahrscheinlichkeit ausgeschlossen werden. Bei regelmäßigem Stuhlgang ist auch ein Ileus wenig wahrscheinlich. Für eine Divertikulitis in atypischer Lokalisation, eine ischämische Kolitis oder ein kolorektales Karzinom ist das Erkrankungsalter eher untypisch. Die körperliche Untersuchung ergab letztlich keinen Anhalt für eine Leistenhernie. Nicht sicher auszuschließen ist die akute Appendizitis sowie ein symptomatisches Meckel-Divertikel. Am besten passt die Anamnese jedoch zu der Erstmanifestation einer Ileitis terminalis Crohn.

Laborchemisch ergibt sich eine Entzündungskonstellation mit einem CRP von 44 mg/l, einer Leukozytose von 13.200/ml und einer Thrombozytose von 310.000/ml. Das übrige internistische Basislabor ist unauffällig. **Sonografisch** zeigt sich folgendes Bild (➤ Abb. 4.2).

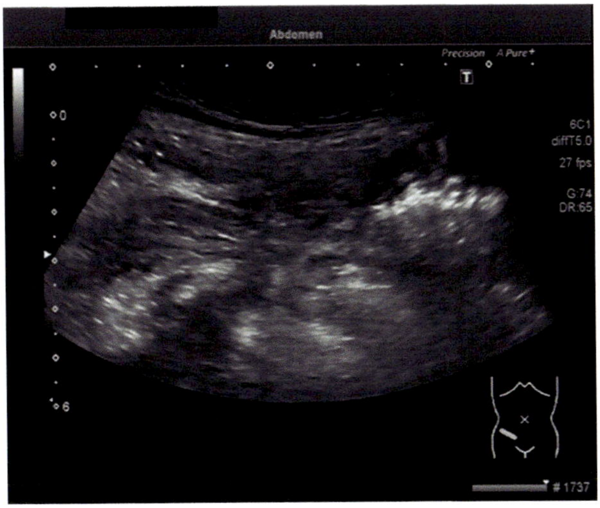

Abb. 4.2 Sonografisches Bild [M817]

Was sehen Sie auf dem Sonografiebild?

Anhand der Grafik am rechten Bildrand erkennt man, dass der Schallkopf leicht versetzt quer auf den rechten Unterbauch aufgesetzt wurde. In der Bildmitte ist eine unscharf begrenzte gemischt echoarm-echoreiche Raumforderung zu erkennen. Unmittelbar rechts davon findet sich eine überwiegend echofreie Struktur mit echoreicher Wandbetonung, unmittelbar links im Bild eine überwiegend echoreiche geschichtete Struktur, die von einem echofreien Randsaum umgeben ist.

Aufgrund der Schichtung könnte es sich bei der Struktur im linken Bildanteil um einen längs getroffenen wandverdickten Dünndarmabschnitt handeln, der durch die Raumforderung in der Bildmitte komprimiert wird, da sich in dieser Ebene das mutmaßliche Lumen nicht weiter nach rechts verfolgen lässt. Die rechts angrenzende Struktur imponiert wie ein dilatierter Dünndarmanschnitt mit Umgebungsreaktion. Entscheidend für eine genauere Lokalisation dieses Abschnitts wäre, die Leitstrukturen für das terminale Ileum – die Iliakalgefäße, den Psoasmuskel und das terminale Ileum – aufzusuchen. Zusammenfassend könnte es sich hierbei um eine floride Ileitis terminalis Crohn mit schmalem Aszitessaum, stenosierendem Konglomerattumor und prästenotischer Dilatation handeln.

Wie wird sonografisch die Krankheitsaktivität beurteilt?

Zunächst kann die Wanddicke als rein morphologisches Kriterium verwendet werden, um Verteilung und Aktivität zu beurteilen. Darüber hinaus kann mithilfe des Farb-Dopplers eine semiquantitative Abschätzung der Wandhyperämie vorgenommen werden. Dabei korreliert eine gesteigerte Vaskularisation mit der Entzündungsaktivität. Die Einteilung erfolgt dann nach der Klassifikation von Limberg in 4 Stufen (➤ Tab. 4.2).

Tab. 4.2 Klassifikation von Limberg

Limberg I	verdickte Darmwand (echoarm, manchmal auch echoreiche Submukosa, z. T. Aufhebung der Schichtung), keine intramuralen Gefäße (keine Hyperämie)
Limberg II	in der verdickten Darmwand kurzstreckige Gefäße nachweisbar (Hyperämie Grad I)
Limberg III	langstreckige Gefäßabschnitte in einer homogen echarm verdickten Wand (Hyperämie Grad II)
Limberg IV	langstreckige Gefäße bis ins angrenzende Mesenterium (Hyperämie Grad III)

Welche Diagnostik veranlassen Sie als Nächstes?

Bei Erstdiagnose eines M. Crohn gehört zur Erhebung des Befallsmusters neben der Ileokoloskopie obligat eine Beurteilung des oberen und mittleren Intestinaltrakts. Folglich sollten zusätzlich eine Ösophagogastroduodenoskopie und ein MRT des Abdomens bzw. nach Sellink erfolgen. Stuhlproben sollten eine mögliche Superinfektion ausschließen. Als weiterer Surrogatparameter zur Beurteilung der entzündlichen Aktivität empfiehlt sich die Bestimmung des Calprotectins im Stuhl. Das Calprotectin eignet sich in der Folge sehr gut als Marker der Verlaufsdiagnostik.

Beschreiben Sie das endoskopische Bild (➤ Abb. 4.3).

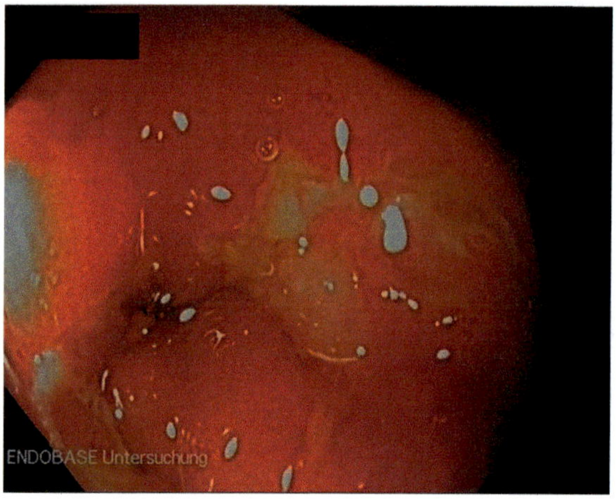

Abb. 4.3 Endoskopisches Bild an der Ileozökalklappe [M817]

Die Ileozökalklappe ist deutlich ödematös geschwollen und gerötet. Es bestehen mindestens ein unregelmäßig konturiertes, mäßig tiefes, fibrinbedecktes Ulkus und offensichtlich eine Stenose des Lumens zum Ileum.

Befunde: Hochfloride Ileitis Crohn mit entzündlicher Stenose, Konglomerattumor mit kleinem Abszess und prästenotischer Dilatation. Umschriebener Erkrankungsbefall im Colon descendens und einfache perianale Fistel.

Kennen Sie Prädiktoren für einen schweren Verlauf beim M. Crohn?

In der klinischen Praxis sind vor allem epidemiologische Ergebnisse hilfreich im Hinblick auf den mutmaßlichen weiteren Verlauf. So ist ein sehr junges Erkrankungsalter ebenso als Risikofaktor für einen komplizierten Verlauf zu sehen wie ein frühes Wiederauftreten eines Schubs (< 6 Monate). Ein ileokolonischer bzw. ein perianaler Befall und die Notwendigkeit einer Steroidtherapie bei Erstmanifestation gelten ebenfalls als suggestiv für einen schweren Verlauf. Das gilt auch für extraintestinale Manifestationen an Gelenken und Haut.

Wie würden Sie den Patienten therapieren?

Da es sich hier um einen hochgradig entzündlichen Erkrankungsschub handelt, ist die systemische Therapie mit Glukokortikoiden in einer Dosierung von 1 mg/kg KG indiziert. Zur Prophylaxe potenzieller Nebenwirkungen sind die Therapie mit Vitamin D und Kalzium sowie eine Thromboseprophylaxe ratsam. Bei gleichzeitig bestehendem Konglomerattumor und Schlingenabszess, aber auch bei perianaler Fistel empfiehlt sich zusätzlich eine antibiotische Therapie mit Metronidazol und Ciprofloxacin. Bei passagerelevanter Stenose kann unterstützend eine parenterale intravenöse Ernährungstherapie erfolgen. In dieser Konstellation sollte auch eine chirurgische Therapie diskutiert werden.

Die Therapie schlägt gut an. Die Entzündungswerte normalisieren sich und die Beschwerden sind rückläufig. Ein Kostaufbau wird komplikationslos vertragen. Sonografisch zeigt sich eine geringfügige Befundbesserung. Bei klinischer Beschwerdefreiheit besteht der Patient auf Entlassung. Die Steroide sind oralisiert, die Antibiotika mittlerweile abgesetzt.
2 Wochen später wird der Patient nachts mit dem Rettungswagen eingeliefert. Es bestehen ein akutes Abdomen und Fieber von 39,5 °C. Das **Computertomogramm** zeigt jetzt einen ca. 3 × 4 cm großen Schlingenabszess im Bereich des terminalen Ileums, das weiterhin hochfloride über mehrere Zentimeter entzündet ist.

Wie schätzen Sie die Situation ein und was schlagen Sie vor?

Vermutlich handelt es sich um eine septische Komplikation, bedingt durch den größenprogredienten Abszess. Zunächst sollte umgehend mit einer erneuten kalkulierten antibiotischen Therapie (Ciprofloxacin und Metronidazol) begonnen werden. In dieser Situation ist außerdem eine Drainage des Abszesses dringend erforderlich. Aufgrund seiner Lokalisation und im Hinblick auf die gute Prognose einer OP bei isolierter Ileitis terminalis ist eine Ileozökalresektion sicherlich die beste Lösung. Die noch bestehende Steroidtherapie stellt keine Kontraindikation für die OP dar. Die Datenlage zu postoperativen Komplikationen unter Steroidtherapie ist insgesamt uneinheitlich.

Nach Ileozökalresektion gestaltet sich der postoperative Verlauf komplikationslos.

Was empfehlen Sie zur weiteren Therapie?

Eine klare Empfehlung zur postoperativen Remissionserhaltung bei Ileitis terminalis und stattgehabter Ileozökalresektion gibt es nicht. Das Rezidivrisiko ist abhängig vom vorherigen Verlauf. Als Risikofaktoren für ein Rezidiv gelten eine hohe präoperative Aktivität, Raucherstatus, penetrierender Verlauf, junges Alter bei Erstmanifestation, ausgedehnter Befall sowie frühe endoskopische Veränderungen an der Anastomose. In diesem konkreten Fall muss zusätzlich die Analfistel berücksichtigt werden.

Für Mesalazine besteht in der Remissionserhaltung des Dünndarm-Crohns keine ausreichende Evidenz. Azathioprin und 6-Mercaptopurin sind erwiesenermaßen wirksam. Auch die 3-monatige postoperative Gabe von Metronidazol geht mit einem remissionserhaltenden Effekt einher. Der frühe Einsatz von TNF-α-Antikörpern zur Remissionserhaltung setzt sich immer mehr durch. In diesem konkreten Fall scheint der Einsatz von z. B. Infliximab sinnvoll, da ein Verschluss von perianalen Fisteln unter Infliximabtherapie gezeigt werden konnte. Über die Dauer der Remissionserhaltung besteht auch weiterhin keine Einigkeit. Es scheint sicher, dass die Beendigung einer Basistherapie mit Immunsuppressiva oder Biologika ein erhöhtes Risiko für einen Schub nach sich zieht. Bis weitere Daten hierzu gewonnen werden, bleibt es eine individuelle Entscheidung.

Welche Diagnostik sollte vor Beginn einer TNF-α-Therapie erfolgen?

Ein Abszess und blind endende retroperitoneale Fisteln sollten sicher ausgeschlossen sein, da diese Situation eine Kontraindikation für die Therapie mit TNF-α-Antikörpern darstellt. Außerdem sollte eine gründliche Anamnese im Hinblick auf bestehende Herz-Kreislauf-Erkrankungen erfolgen, da auch eine Herzinsuffizienz ab Stadium NYHA III eine Kontraindikation darstellt. Darüber hinaus sollte ein Infektionsscreening erfolgen. Durchgemachte Tuberkuloseinfektionen sind zu erfragen. Der Kontakt zu Tuberkulosekranken sollte ebenso abgefragt werden (wie Auslandsreisen in Endemiegebiete). Zur spezifischen Diagnostik gehören der Quantiferon- oder Tuberkulintest sowie eine Röntgenaufnahme des Thorax. Ein Hepatitis-B-Screening wird allgemein empfohlen. Auch wenn es gängige Praxis ist, ist eine entsprechende Testung auf Hepatitis C nicht erforderlich, da ihr Verlauf von einer immunsuppressiven Therapie nicht negativ beeinflusst wird. Ein generelles Screening auf HIV wird von der DGVS nur für Risikogruppen empfohlen. Eine großzügige Auslegung dieser Empfehlung scheint sinnvoll. Fakultativ erfolgt die Bestimmung von CMV, EBV und Hepatitis A.

Ein weiterer wichtiger Aspekt, der möglichst frühzeitig nach der Erstdiagnose einer chronisch-entzündlichen Darmerkrankung überprüft werden sollte, ist der **Impfstatus.** Generell haben Patienten mit einer chronisch-entzündlichen Darmerkrankung ein erhöhtes Infektionsrisiko, einerseits durch die oft notwendige immunsuppressive Therapie, andererseits durch krankheitsbedingte Malnutrition und häufige Hospitalisierung. Impfungen haben keinen Einfluss auf den Verlauf der Erkrankung selbst. Totimpfungen sind grundsätzlich immer möglich, es ist jedoch unter Umständen mit einer reduzierten Impfantwort zu rechnen. Lebendimpfungen sind unter laufender Immunsuppression kontraindiziert und sollten 3 Wochen vor geplanter immunsuppressiver Therapie abgeschlossen sein. Es gelten die allgemeinen Impfempfehlungen der Ständigen Impfkommission am Robert Koch-Institut (STIKO). Aktuell werden zur Grundimmunisierung für Erwachsene folgende Impfungen empfohlen (Stand 2017): Tetanus, Diphtherie, Pertussis, Poliomyelitis, Hepatitis B, Pneumokokken, Meningokokken, Masern (bei unklarem Status) und Varizellen (bei neg. AK-Status). Bei Mädchen und jungen Frauen empfiehlt die STIKO auch die Impfung gegen das humane Papillomavirus (HPV). Je nach individuellem Impfstatus empfehlen sich entsprechende Auffrischimpfungen. Zusätzlich sind bei Patienten mit chronisch-entzündlichen Darmerkrankungen die Hepatitis A- und einmal jährlich die Influenzaimpfung sinnvoll.

LITERATUR

Gionchetti P et al. 3rd European Evidence-based Consensus on the Diagnosis and Management of Crohn's Disease 2016: Part 2: Surgical Management and Special Situations. J Crohns Colitis 2017; 11(2): 135–149. doi: 10.1093/ecco-jcc/jjw169.

Gomollon F et al. 3rd European Evidence-based Consensus on the Diagnosis and Management of Crohn's Disease 2016: Part 1 Diagnosis and Medical Management J Crohns Colitis 2017; 11(1): 3–25. doi: 10.1093/ecco-jcc/jjw168.

Prei. JC et al. Aktualisierte S3-Leitlinie – „Diagnostik und Therapie des Morbus Crohn" 2014. Z Gastroenterol 2014; 52: 1431–1483. DOI: http://dx.doi.org/10.1055/s-0034-1385199.

REFERENZ-KAPITEL IN LAYER P, ROSIEN U (2017) FACHARZTWISSEN GASTROENTEROLOGIE

1.3 Chronischer Abdominalschmerz, Dyspepsie
8 Chronisch entzündliche Darmerkrankungen

4.5 Abdominalschmerz und Diarrhöen bei bekanntem Morbus Crohn

N. Liedtke

KASUISTIK

Ein 32-jähriger Patient stellt sich in Ihrer Aufnahme vor. Seit dem 18. Lebensjahr ist er an M. Crohn erkrankt. Das Befallsmuster erstreckt sich über das terminale Ileum und das gesamte Kolon. Nach mehrfachen Steroidstößen war bei steroidabhängigem Verlauf eine Therapie mit Azathioprin eingeleitet worden, die jedoch zu einer Pankreatitis führte. Auch 6-Mercaptopurin wurde nicht vertragen. Schließlich wurde der Patient auf MTX eingestellt, die Steroide konnten allerdings nie ganz abgesetzt werden. 6 Wochen zuvor war ein bronchopulmonaler Infekt mit Antibiotika behandelt worden. Ansonsten bestehen keine weiteren Komorbiditäten.

Der Patient berichtet über zunehmende abdominale Schmerzen in den letzten 4 Wochen, diese projizieren diffus ins gesamte Abdomen. Insgesamt besteht eine Tendenz zu weichem Stuhlgang, in den letzten 2 Wochen seien zunehmend Diarrhöen mit Frequenzen bis zu 10/d und Blutbeimengung aufgetreten.

Wie lautet Ihre Einschätzung?

Am wahrscheinlichsten handelt es sich um einen akuten Schub des M. Crohn. Dennoch ist eine bakterielle Superinfektion mit *E. coli,* Camphylobacter, Yersinien, Shigellen und Salmonellen durch Stuhlkulturen auszuschließen. Insbesondere bei vorausgegangener Therapie mit Antibiotika sollten Clostridien ausgeschlossen werden. Superinfektionen mit CMV sind im Vergleich zur Colitis ulcerosa beim M. Crohn seltener, sollten aber bei Therapieresistenz auf Immunsuppresiva bedacht werden. Dies erfordert die immunhistochemische Aufarbeitung (± PCR) der Kolonbiopsie und den Antigennachweis bzw. PCR im Blut.

In der körperlichen Untersuchung fällt Ihnen dieser Befund auf (➤ Abb. 4.4).

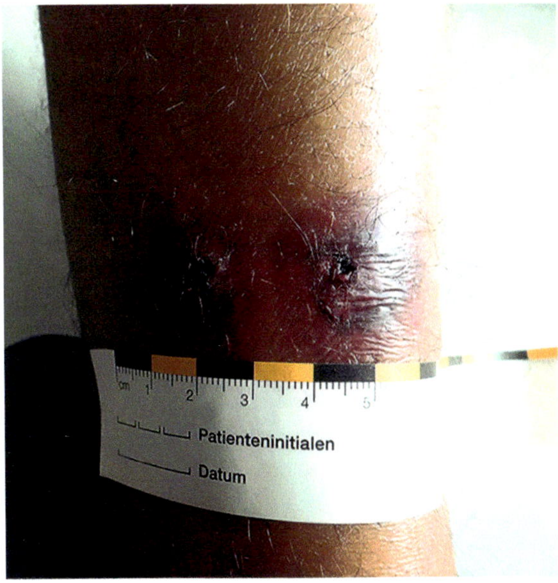

Abb. 4.4 Unterschenkel des Patienten [M817]

Welche Diagnose stellen Sie?

Hierbei handelt es sich um das klassische Bild eines Erythema nodosums. Man erkennt rundliche rötlich-violette Veränderungen, die sich wie hier klassischerweise an den distalen Streckseiten der Extremitäten finden. Oftmals sind diese subkutanen Knötchen erhaben. Es handelt sich hierbei um eine sog. extraintestinale Manifestation der chronisch entzündlichen Darmerkrankungen, die typischerweise im Rahmen eines akuten Schubs bei M. Crohn auftritt.

Wie würden Sie behandeln?

Die Therapie ist immunsuppressiv und erfolgt im Rahmen der Therapie des hier vermutlich vorliegenden akuten Schubs.

Welche anderen extraintestinalen Manifestationen des M. Crohn kennen sie?

- Hautmanifestationen: Erythema nodosum, Pyoderma gangraenosum
- Augenmanifestationen: Episkleritis, Uveitis
- Arthritis:
  - a) periphere Arthritis: Typ I pauciartikulär, Typ II polyartikulär
  - b) axiale Arthritis inkl. Sakroileitis und ankylosierende Spondylitis
- Knochen: Osteoporose
- Hepatobiliäre Erkrankungen: primär sklerosierende Cholangitis (PSC)
- Pankreas: (autoimmune) Pankreatitis
- Sonstige seltene extraintestinale Manifestationen: Niere, Lunge und Nervensystem, Vaskulitis, Amyloidose

Die Koloskopie ihres Patienten zeigt folgendes Bild (➤ Abb. 4.5).

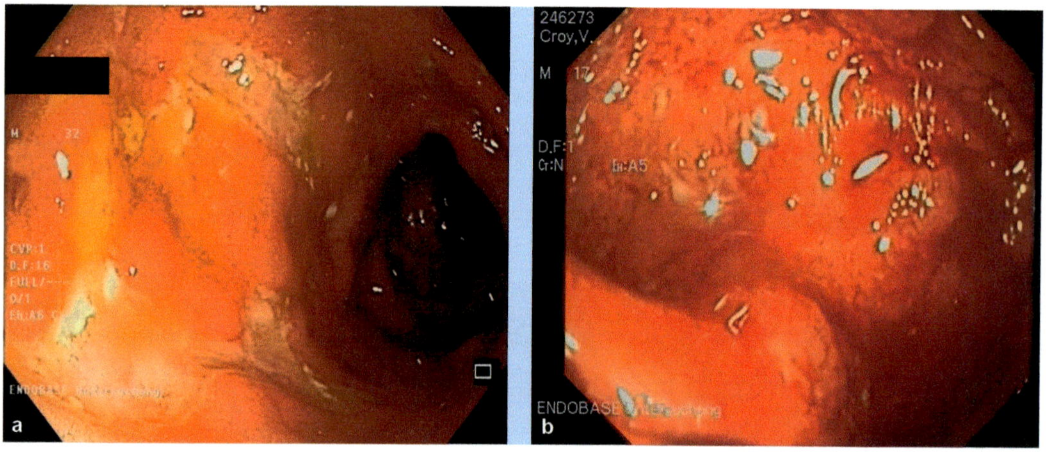

Abb. 4.5 a Endoskopisches Bild im Colon descendens; b endoskopisches Bild im terminalen Ileum [M817]

Beschreiben Sie die typischen endoskopischen Veränderungen des M. Crohn.

Typischerweise wechseln sich Segmente unauffälliger Schleimhaut mit entzündlichen Abschnitten ab („skip lesions"). Ebenfalls typisch ist der endoskopische Nachweis von aphthoiden Läsionen. Unterschiedlich tiefe Ulzerationen treten auf, einige sind unregelmäßig gewunden („snail trails"), öfter aber länglich und parallel angeordnet. Durch Kreuzung länglicher und fissuraler Querulzerationen entsteht das sog. Pflastersteinrelief, das typisch, aber nicht spezifisch für den M. Crohn ist. Pseudopolypen können vorkommen, sind jedoch seltener als bei Colitis ulcerosa. Häufig sind Strikturen vorhanden, die rein narbig oder mit Ulzera Ausdruck der transmuralen Entzündung sein können. Gelegentlich sind Fistelöffnungen zu sehen. In Abgrenzung zur Colitis ulcerosa fehlt die Rektumbeteiligung oft.

Es bestätigt sich Ihre initiale Verdachtsdiagnose akuter Schub bei M. Crohn mit Erythema nodosum. Die weitere **Umgebungsdiagnostik** erbrachte eine hochfloride Ileitis und Pankolitis Crohn ohne Befall des oberen GI-Trakts, ferner keinen Nachweis einer Stenose, einer Fistel oder eines Abszesses.

Wie würden Sie den Patienten nun weiter behandeln?

Da es einerseits nie gelungen ist, die Steroide ganz abzusetzen, und es andererseits zu einem akuten Schub mit massiver mukosaler Inflammation mit Erythema nodosum unter Therapie mit MTX gekommen ist, scheint die Basistherapie mit MTX nicht ausreichend zu greifen. Bei steroidabhängigem Verlauf scheint eine erneute Steroidstoßtherapie wenig sinnvoll, da nach Reduktion der Steroiddosis mit einem erneuten Aufflammen der Erkrankung zu rechnen ist. Folglich ist in dieser Situation die Indikation zur Therapie mit TNF-α-Antikörpern gegeben. Eine sinnvolle chirurgische Therapieoption ist aufgrund des disseminierten Befalls aktuell nicht gegeben.

Ihre Vordiagnostik ergibt eine unauffällige Hepatitis- und HIV-Serologie, Quantiferontest und Röntgen-Thorax sind ebenfalls unauffällig.

Angenommen, Sie hätten eine latente Tuberkulose festgestellt, welche Bedeutung hätte das für Ihre geplante Therapie gehabt?

Grundsätzlich sollte vor Beginn jeder immunsuppressiven Therapie (ab 15 mg Prednisolonäquivalent pro Tag) eine entsprechende Testung auf Tuberkulose erfolgen. Bei einer latenten Tuberkulose muss eine Chemoprävention vor Therapiebeginn erfolgen, üblicherweise mit Isoniazid (INH) in einer Dosierung von 5 mg/kg KG (maximal 300 mg). Die Therapie erfolgt über 9 Monate. Bei Isoniazidunverträglichkeit kann alternativ Rifampicin über 4 Monate eingesetzt werden. Rifampicin ist allerdings im Einsatz von TNF-α-Antikörpern nicht ausreichend evaluiert. Der beste Zeitpunkt, um dann mit der TNF-α-Antikörpertherapie zu beginnen, ist nicht bekannt. Idealerweise sollte die TNF-α-Antikörpertherapie erst nach Abschluss der Chemoprävention begonnnen werden, bei entsprechendem Zeitdruck kann frühestens nach 1–2 Monaten Chemoprävention begonnen werden.

Wie leiten Sie die Therapie mit TNF-α-Antikörpern ein?

Nach unauffälliger Vordiagnostik kann die Therapie sofort begonnen werden. Infliximab wird intravenös verabreicht. Die Induktionstherapie erfolgt mit 5 mg/kg KG zu den Zeitpunkten 0, nach 2 Wochen und nach 6 Wochen. Die anschließende Erhaltungstherapie erfolgt mit 5 mg/kg KG alle 8 Wochen. Adalimumab kann mit 160 mg zum Zeitpunkt 0 und mit 80 mg nach 2 Wochen induziert werden, alternativ mit 80 mg zum Zeitpunkt 0 und 40 mg nach 2 Wochen. Die anschließende Erhaltungstherapie erfolgt mit 40 mg alle 2 Wochen. Alternativ stehen weitere TNF-alpha-Antikörper und Biosimilars zur Verfügung.

Die Therapie mit TNF-α-Antikörpern spricht rasch an. Das Erythema nodosum verheilt, die abdominalen Schmerzen nehmen ab und der Stuhlgang normalisiert sich. Das Kortison kann im Verlauf erstmalig komplett abgesetzt werden.
Nach 14 Monaten stellt sich Ihr Patient erneut vor. Zunächst war es ihm sehr gut gegangen. Nun hat er bereits eine Woche vor der anstehenden nächsten TNF-α-Antikörpergabe erhöhte Stuhlfrequenzen und vermehrt abdominale Schmerzen. Dieses Problem besteht etwa seit den letzten 3 Anwendungen.

Wie bewerten Sie die Situation? Was unternehmen Sie?

Auch in dieser Situation ist theoretisch eine Superinfektion möglich, wenn auch wenig wahrscheinlich. Es klingt vielmehr nach einem beginnenden Sekundärversagen der Therapie. In dieser Situation besteht bei Infliximab die Möglichkeit, das Intervall zu verkürzen, d. h. Anwendung alle 4–6 Wochen, oder die Dosis zu verdoppeln (10 mg/kg KG). Bei Adalimumab ist lediglich die Verkürzung des Intervalls auf wöchentliche

Gabe etabliert. Theoretisch ist auch ein Wechsel auf einen anderen TNF-α-Antikörper (Antikörperswitch) möglich. Es sollte jedoch zunächst versucht werden, die gewählte Therapie auszureizen. In letzter Zeit werden in dieser Situation zunehmend die Antikörper gegen TNF-α-Antikörper (anti-drug-antibodies) sowie die Serumspiegel des Wirkstoffs (trough levels) bestimmt. Die Ergebnisse können die Entscheidung über das weitere Vorgehen erleichtern (Dosissteigerung vs. Antikörperswitch). Eine leitlinienbasierte Empfehlung zum Einsatz dieser Diagnostik ist bislang nicht verfügbar. Weitere zugelassene Nicht-TNF-Antikörper in der Behandlung des Morbus Crohn sind Vedolizumab und Ustekinumab.

LITERATUR

Gomollon F et al. 3rd European Evidence-based Consensus on the Diagnosis and Management of Crohn's Disease 2016: Part 1 Diagnosis and Medical Management J Crohns Colitis 2017; 11(1): 3–25. doi: 10.1093/ecco-jcc/jjw168.

Gionchetti P et al. 3rd European Evidence-based Consensus on the Diagnosis and Management of Crohn's Disease 2016: Part 2: Surgical Management and Special Situations. J Crohns Colitis 2017; 11(2): 135–149. doi: 10.1093/ecco-jcc/jjw169.

Prei. JC et al. Aktualisierte S3-Leitlinie – „Diagnostik und Therapie des Morbus Crohn" 2014. Z Gastroenterol 2014; 52: 1431–1483. DOI: http://dx.doi.org/10.1055/s-0034-1385199.

4

REFERENZ-KAPITEL IN LAYER P, ROSIEN U (2017) FACHARZTWISSEN GASTROENTEROLOGIE

1.9 Diarrhoe
8 Chronisch entzündliche Darmerkrankungen

4.6 Sodbrennen, Oberbauchschmerzen und Diarrhö

S. Michaelis, M. Bläker

KASUISTIK

Ein 30-jähriger normalgewichtiger Mann stellt sich in der gastroenterologischen Praxis mit seit einiger Zeit bestehenden leichten Oberbauchschmerzen und Sodbrennen vor. Außerdem bestehen seit ca. 1 Jahr intermittierend postprandial betonte Durchfälle, er habe im letzten Jahr 3 kg Gewicht verloren.

Welches sind Ihre ersten diagnostischen Schritte?

Bei Oberbauchschmerz und Sodbrennen sollte eine Ösophagogastroduodenoskopie erfolgen, zusätzlich zur differenzialdiagnostischen Abklärung der Oberbauchbeschwerden Labordiagnostik (Blutbild, CRP, Transaminasen, Cholestasewerte, LDH) und eine Abdomen-Sonografie. Bei seit einem Jahr bestehender postprandial betonter Diarrhö sollte angesichts des jungen Alters an eine Zoeliakie gedacht werden (Nachweis durch Stufenbiopsien im Duodenum und Transglutaminase-IgA-Antikörper i.S.).

Als weiterführender diagnostischer Schritt ist angesichts der Diarrhö die Durchführung einer Koloskopie notwendig.

Laborparameter, Abdomen-Sonografie und Transglutaminase-Antikörper fallen unauffällig aus. Bei der Gastroskopie lassen sich folgende Befunde erheben (➤ Abb. 4.6, ➤ Abb. 4.7, ➤ Abb. 4.8, ➤ Abb. 4.9).

Beschreiben und werten Sie die Befunde.

Im Bereich des gastroösophagealen Übergangs finden sich einzelne streifige erosive Veränderungen, entsprechend einer Refluxösophagitis Grad A. Magen- und Duodenalschleimhaut weisen multiple Erosionen mit einzelnen kleineren Ulzera i. S. einer erosiven Gastroduodenopathie auf.

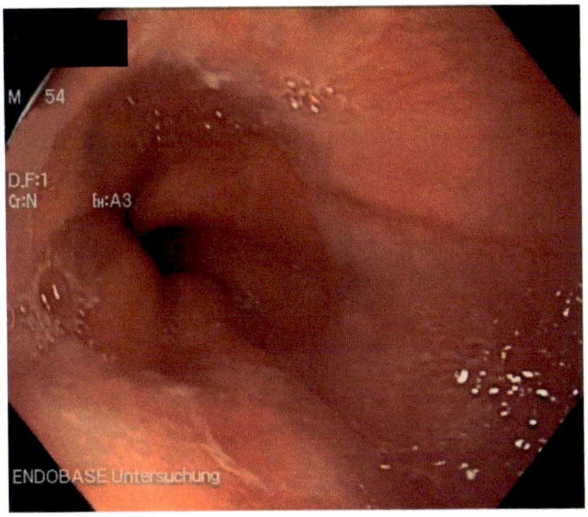

Abb. 4.6 Endoskopisches Bild im distalen Ösophagus [M817]

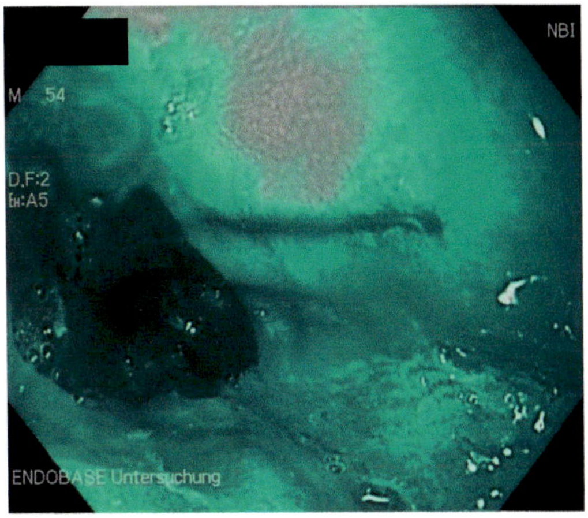

Abb. 4.7 Gleiche Einstellung wie ➤ Abb. 4.6 im Narrow Band Imaging [M817]

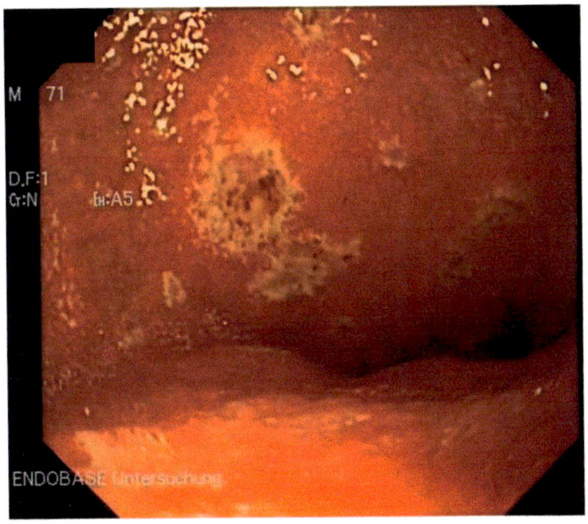

Abb. 4.8 Endoskopisches Bild im Antrum [M817]

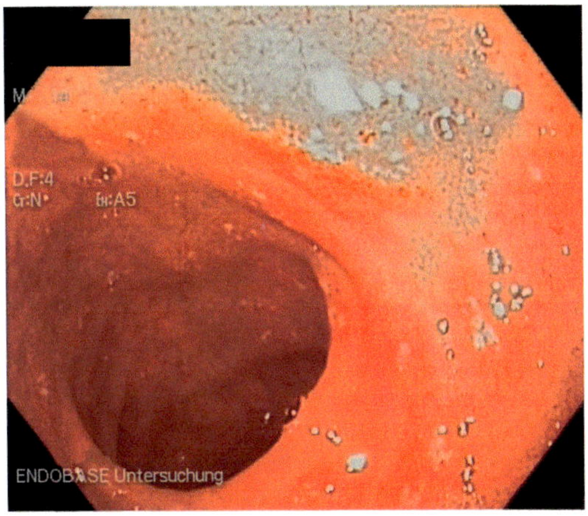

Abb. 4.9 Endoskopisches Bild im Bulbus duodeni [M817]

Histologisch findet sich eine Helicobacter-negative chronisch-aktive Typ-C-Gastritis sowie eine erosive Duodenitis ohne Anhalt für eine Zoeliakie. Eine Koloskopie inkl. Stufenbiopsien ergibt unauffällige Befunde.
Der Patient erhält aufgrund der entzündlichen Veränderungen eine PPI-Therapie in Standarddosis. Hierunter zeigt sich auch nach Dosissteigerung nur eine geringe Besserung der Oberbauchbeschwerden und Refluxsymptome, Diarrhö besteht jedoch nicht mehr. Eine endoskopische Kontrolle zeigt unter PPI-Therapie nahezu unveränderte Befunde, der Magen-pH liegt bei 3. Nach Pausieren der PPI-Medikation treten erneut Durchfälle auf.

Welche Verdachtsdiagnose stellen Sie?

Therapierefraktäre erosiv-ulzeröse gastroduodenale Veränderungen mit Refluxösophagitis, eine insuffiziente pH-Anhebung unter PPI sowie eine PPI-sensitive Diarrhö legen die Diagnose eines **Zollinger-Ellison-Syndroms** (ZES) nahe.

Das Zollinger-Ellison-Syndrom ist das durch einen gastrinproduzierenden Tumor hervorgerufene klinische Krankheitsbild mit dem Kardinalsymptom der peptischen Ulzera, die in mehr als 90 % der Fälle nachweisbar sind. Daneben findet sich bei zwei Drittel der Patienten eine Ösophagitis, bei bis zu 50 % besteht eine chronische Diarrhö. Insbesondere eine PPI-sensible Diarrhö sollte differenzialdiagnostisch an ein ZES bzw. Gastrinom denken lassen, wenngleich auch bei einfacher Hyperazidität eine PPI-sensible Diarrhö vorkommt.

Das **Gastrinom** zählt zu den neuroendokrinen Tumoren des gastroenteropankreatischen Systems (GEP-NET). Neuroendokrine Tumoren sind relativ selten, zählen aber zu den Differenzialdiagnosen bei chronischer Diarrhö. Pathomechanismen der Diarrhö beim Gastrinom sind eine Volumenüberladung des Dünndarms durch exzessive Magensekretproduktion, eine Inaktivierung von Pankreasenzymen und Denaturierung von Gallensäuren durch das saure Duodenalmilieu und eine säurebedingte Epithelschädigung und gastrininduzierte Hypersekretion der Dünndarmmukosa.

Durch welche Labordiagnostik können Sie die Verdachtsdiagnose eines Gastrinoms erhärten?

Ein **Nüchtern-Gastrinspiegel** (unter 5-tägiger PPI-Pausierung) von mehr als 1.000 pg/ml gilt bei saurem Magen-pH als beweisend für ein Gastrinom. Es wird empfohlen, parallel den Magen-pH zu bestimmen, um sekundäre Hypergastrinämien (chronische atrophe Gastritis, PPI-Therapie, Niereninsuffizienz) auszuschließen.

Zur Bestätigung vor allem bei unsicheren Befunden wird der **Sekretintest** durchgeführt. Hierbei zeigt sich nach intravenöser Gabe von Sekretin physiologischerweise ein konstanter bzw. rückläufiger Gastrinspiegel. Ein positiver Sekretintest ist definiert als Gastrinanstieg um mehr als 120 ng/l (Infusion von 2 U/kg Sekretin).

Ergänzt werden kann die Diagnostik beim ZES durch Bestimmung des Chromogranin A, das allerdings weniger sensitiv und spezifisch als das Gastrin ist. In den meisten Fällen ist das Chromogranin A erhöht und korreliert mit der Tumormasse.

Welche Lokalisationen kommen für ein Gastrinom infrage? Welche Möglichkeiten der Lokalisationsdiagnostik bestehen?

Zu unterscheiden sind sporadische, i. d. R. solitär wachsende Gastrinome (ca. 80 %) von den bei einer multiplen endokrinen Neoplasie Typ 1 (MEN1) auftretenden Gastrinomen (ca. 20 %), die meist ein multifokales Wachstum zeigen. Sporadische Gastrinome finden sich meist im Duodenum (70 %) oder Pankreas (20–30 %). Etwa 50 % der Gastrinome sind als maligne einzustufen und metastasieren bevorzugt in die Leber, in peripankreatische Lymphknoten und die Knochen.

Als **Standardbildgebung** gelten Abdomen-Sonografie, Endosonografie, CT und MRT sowie eine Octreotid-Szintigrafie bzw. ein 68Ga-DOTATATE-PET/CT (höhere Sensitivität). Gegebenenfalls muss zum Staging eine explorative Laparotomie erfolgen.

Bei dem Patienten findet sich CT-radiologisch und endosonografisch eine 2 cm messende Raumforderung ventral des Pankreaskopfs, die in der Octreotid-Szintigrafie stark anreichert. Die Szintigrafie deckt auch drei metastasensuspekte Läsionen der Leber auf.

Welche anamnestischen Angaben und welche Labordiagnostik sind für die Frage nach Vorliegen einer MEN1 von Bedeutung?

Die multiple endokrine Neoplasie Typ 1 ist charakterisiert durch die syn- oder metachrone Entwicklung endokriner Tumoren im Bereich der Nebenschilddrüsen, des Pankreas (neuroendokrin) und der Hypophyse. Außerdem assoziiert sind u. a. Tumoren der Nebenniere, Angiofibrome und neuroendokrine Tumoren des

Magens und des Thymus. Neben autosomal-dominant vererbter MEN1 werden auch sporadische Fälle (8–14 %) beschrieben.

Die Familienanamnese sollte daher die o. g. Tumorentitäten gezielt abfragen. Anamnese und körperliche Untersuchung sollten auf Symptome eines Hyperparathyreoidismus (u. a. Nephrolithiasis, Polyurie, Muskelschwäche), eines Prolaktinoms (u. a. Amenorrhö, Galaktorrhö, Impotenz), einer Akromegalie und eines zentralen Cushing-Syndroms ausgerichtet sein.

Bei entsprechendem Verdacht muss eine gezielte Labordiagnostik erfolgen (z. B. Kalzium/PTH, Prolaktin, IGF-1).

Nehmen Sie Stellung zu den Therapieoptionen beim Gastrinom.

Eine Symptomkontrolle kann in der Regel mit hochdosierter PPI-Therapie (bis 6 × Standardtagesdosis) erreicht werden. Solitäre Tumoren ohne Metastasierung sollten einer operativen Therapie zugeführt werden, da nur hierdurch eine Heilung mit exzellenter Prognose erreicht werden kann. Dies ist jedoch nur in 30 % der Fälle gegeben. Gastrinome im Rahmen einer MEN1 entziehen sich häufig aufgrund ihres meist multifokalen Auftretens einer operativen Therapie.

Da eine Lebermetastasierung der entscheidende prognostische Faktor ist, sollten solitäre Lebermetastasen ebenfalls chirurgisch reseziert werden. Lokal-ablative Verfahren (z. B. RFA) sollten nur bei eingeschränkter Resektabilität der Metastase angewandt werden. Bei fortgeschrittener Erkrankung kommen Somatostatinanaloga, molekular zielgerichtete Therapie (Sunitinib, Everolimus), Peptidrezeptor-basierte Radiotherapie oder eine Chemotherapie (Streptozotocin plus 5-Fluorouracil) infrage.

Die weitere Bildgebung (Kontrastmittel-Sonografie, MRT, PET/CT) kann die Leberherde nicht einheitlich bestätigen. Es erfolgt daher eine Laparotomie mit Entfernung des Primärtumors im Ligamentum hepatoduodenale sowie die Resektion einer im intraoperativen Ultraschall detektierten isolierten Metastase.

Welche Einteilungsprinzipien bei neuroendokrinen Tumoren des gastroenteropankreatischen Systems kennen Sie?

Neuroendokrine Tumoren des gastroenteropankreatischen Systems sind funktionell aktive oder inaktive Tumoren, die im gesamten Gastrointestinaltrakt auftreten können. Die meist langsam wachsenden Tumoren werden häufig als Zufallsbefund im Rahmen endoskopischer oder bildgebender Diagnostik entdeckt oder werden durch hormonelle Aktivität symptomatisch. Eine Einteilung der heterogenen Tumoren kann nach mehreren Prinzipien erfolgen:

- **Differenzierungsgrad:** Einteilung anhand des Proliferationsindex Ki-67 in neuroendokrine Tumoren G1 (Ki-67 < 2 %), neuroendokrine Tumoren G2 (Ki-67 > 2 % und < 20 %) und neuroendokrine Karzinome (Ki-67 > 20 %).
- **Lokalisation** (ontogenetische Herkunft): Vorderdarm (Ösophagus bis Treitz-Band, inkl. Pankreas), Mitteldarm (bis linke Flexur) und Hinterdarm.
- **Funktionalität bzw. hormonelle Aktivität:** Funktionell inaktive Tumoren sind häufiger, hormonell aktive werden aufgrund der klinischen Symptomatik eingeteilt in Karzinoid, Gastrinom, Insulinom, Glukagonom, VIPom und Somatostatinom.
- **Hereditäre NET** treten i. d. R. bei einer multiplen endokrinen Neoplasie Typ 1 auf (Vererbung autosomal-dominant): primärer Hyperparathyreoidismus (95 %), pankreatische Inselzelltumoren (40 %, am häufigsten Gastrinom), hormonaktive Hypophysentumoren (29 %), Nebennierenadenome (40 %, meist inaktiv).

4

Beschreiben Sie orientierend Charakteristik und Vorgehen bei endoskopischen Zufallsbefunden eines GEP-NET im Magen/Duodenum, Ileum und Kolon/Rektum.

Magen. Meist gut differenziert, bestehend aus Enterochromaffin-like(ECL)-Zellen. Einteilung in 3 Typen: Typ 1 (häufigste Form) meist benigne auf dem Boden einer Hypergastrinämie bei atrophischer Gastritis. Typ 2 (selten) meist benigne, infolge der Hypergastrinämie bei Zollinger-Ellison-Syndrom auf dem Boden einer MEN1. Typ 3 (zweithäufigste Form), neuroendokrine Karzinome G3, bei Diagnose oft > 2 cm (Lymphknoten-/Lebermetastasen).

Tumoren < 1 cm (Typ 1 + 2) werden beobachtet. Tumoren Typ 3 werden immer operiert. Tumoren Typ 1 + 2 ab 1 cm werden endosonografisch beurteilt, bei Infiltration bis Submukosa und Größe < 2 cm endoskopische Entfernung, sonst operativ.

4

Duodenum. Häufigste Form sind duodenale Gastrinome. Alle duodenalen NET sollten entfernt werden (solange keine Metastasierung). Endosonografie, CT/MR, Octreotid-Szintigrafie zum Ausschluss von Metastasen. Endoskopische Entfernung bei Größe < 1 cm, sonst chirurgische Resektion.

Ileum. In der Regel von enterochromaffinen Zellen ausgehende Tumoren, meist mit Serotonin-Produktion. Spektrum von gut differenziert bis hochmaligne, Karzinoid-Syndrom möglich. Bei Diagnose oft > 2 cm mit Muskularis-Infiltration (Lymphknoten-/Lebermetastasierung). Metastasensuche mittels CT/MRT und Szintigrafie (10 % Somatostatinrezeptor-negativ). Kurative Resektion (ggf. LK- und Leberteilresektion) bei 20 % möglich. Primarius-Entfernung stadienunabhängig oft zur Vermeidung von Lokalkomplikationen erforderlich.

Kolon/Rektum. NET des Kolons sind selten, häufig G3-Tumoren und bei Diagnose oft fortgeschritten mit ungünstiger Prognose. NET des Rektums sind dagegen relativ häufige Zufallsbefunde, i. d. R. hormoninaktiv. Tumoren < 1 cm verursachen keine LK-Metastasen und sind endoskopisch kurativ entfernbar. Tumoren von 1–2 cm Größe erfordern ein Staging (Endosonografie, Biopsie). Vorgehen je nach Invasionstiefe und mitotischem Index. Lokoregionäre Chirurgie und aggressiveres chirurgisches Vorgehen verbessern jedoch nicht das Überleben.

LITERATUR

Falconi M, Eriksson B, Kaltsas G et al. ENETS Consensus Guidelines Update for the Management of Patients with Functional Pancreatic Neuroendocrine Tumors and Non-Functional Pancreatic Neuroendocrine Tumors. Neuroendocrinology 2016; 103 :153–171.

Garcia-Carbonero R, Sorbye H, Baudin E et al. ENETS Consensus Guidelines for High-Grade Gastroenteropancreatic Neuroendocrine Tumors and Neuroendocrine Carcinomas. Neuroendocrinology 2016; 103(2): 186–194.

Newey PJ, Walls GV, Bilezikian J et al. Clinical practice guidelines for multiple endocrine neoplasia type 1 (MEN1). J Clin Endocrinol Metab. 2012 Sep; 97(9): 2990–3011.

Rinke A et al. S2k-Leitlinie Neuroendokrine Tumoren (2018): https://www.dgvs.de/wp-content/uploads/2018/04/Leitlinie-NET-incl_-Report.pdf

REFERENZ-KAPITEL IN LAYER P, ROSIEN U (2017) FACHARZTWISSEN GASTROENTEROLOGIE

1.2 Retrosternaler Schmerz, Sodbrennen
1.3 Chronischer Abdominalschmerz, Dyspepsie
1.9 Diarrhoe
16.7 Neuroendokrine Tumoren des gastroenteropankreatischen Systems (GEP-NET)

4.7 Wässrige Diarrhö

K. Ulbricht, V. Andresen

KASUISTIK

Eine 79-jährige Patientin stellt sich mit seit ca. 4 Wochen bestehenden persistierenden und bis zu 10 × täglich auftretenden wässrigen, nichtblutigen Diarrhöen, vereinzelt auch nachts, beim Hausarzt vor. Zudem leide sie rezidivierend unter

Unterbauchschmerzen. Übelkeit und Erbrechen seien nicht aufgetreten. Auch Fieber und Gewichtsverlust werden verneint. Die körperliche Untersuchung ist bis auf einen leichten Druckschmerz periumbilikal unauffällig. Auch kardiopulmonal bestehen keine Auffälligkeiten. Bekannt ist die Patientin in der Praxis aufgrund einer KHK, arterieller Hypertonie, einer Sigmadivertikulose, eines Volumenrefluxes bei axialer Hiatushernie (weiterhin gelegentlich Beschwerden trotz Fundoplicatio nach Toupet vor 3 Jahren), Hypothyreose (unter Substitution) bei Z. n. subtotaler Thyreoidektomie bei Struma multinodosa, Z. n. Cholezystektomie, eines Diabetes mellitus Typ 2 unter oralen Antidiabetika und einer Depression.

Benennen Sie die wichtigsten Differenzialdiagnosen der wässrigen Diarrhö. Welche scheinen Ihnen anhand der Anamnese am wahrscheinlichsten bzw. welche zusätzlichen anamnestischen Informationen würden Ihnen bei der Eingrenzung weiterhelfen?

Nichtblutige Diarrhöen können z. B. infektiöser, medikamentöser (z. B. Antibiotika- und Zytostatika-assoziiert), osmotischer (z. B. Laktose- oder Fruktose-Unverträglichkeit) oder chologener Genese sein. Zudem können Diarrhöen im Rahmen von chronisch-entzündlichen Darmerkrankungen, bei mikroskopischer Kolitis, bei Diabetes mellitus, Zöliakie, im Rahmen von funktionellen Darmerkrankungen und Malignomen (paradoxe Diarrhöen bei Kolonkarzinom) sowie postoperativ (subtotale Kolektomie) auftreten.

4

Weitere **wichtige anamnestische Informationen** dieser Patientin: Sie hatte keine Verfärbung des Stuhlgangs oder „Fettstühle“ bemerkt, war in den letzten drei Jahren nur innerhalb Deutschlands verreist und ist die Einzige mit Diarrhöen im engeren sozialen Umfeld. Einen sicheren Zusammenhang mit z. B. bestimmten Nahrungsmitteln (z. B. Milchprodukten oder Früchten) habe sie nicht bemerkt, auch eine Umstellung der Ernährungsgewohnheiten habe nicht stattgefunden. Begleitende Erscheinungen wie Gelenkschmerzen seien nicht aufgefallen. Die aktuelle Medikation besteht aus ASS 100 mg 1 × tägl., Pantoprazol 40 mg 1 × tägl., Ramipril/HCT 2,5/12,5 mg 1 × tägl., Metformin 500 mg 2 × tägl., L-Thyroxin 100 µg 1 × tägl. Keine antibiotische Therapie innerhalb der letzten sechs Monate.

Welche diagnostischen Schritte würden Sie als Erstes wählen und warum?

Zunächst sollte die Bestimmung folgender **Laborparameter** erfolgen: Blutbild, CRP, BSG, Elektrolyte, BGA (metabolische Azidose bei gastrointestinalem Bikarbonatverlust), Schilddrüsenparameter, Transaminasen, γ-GT, Bilirubin, Lipase, LDH und Cholinesterase. Bei Elektrolyt- oder pH-Veränderungen sollte eine Substitution bzw. ein Ausgleich erfolgen.

Die Patientin sollte zur Quantifizierung ein Stuhlprotokoll führen. Der Stuhlgang sollte auf **pathogene Keime** (*Clostridium-difficile*-Antigen und Toxin, Yersinien, Salmonellen, Shigellen, Campylobacter-Species, Wurmeier, Parasiten) untersucht und ergänzend Calprotectin im Stuhl bestimmt werden. Die serologische Bestimmung von Zöliakie-Antikörpern (IgA-Autoantikörper gegen Gewebstransglutaminase [TGA] und gegen Endomysium [EMA]) ist ebenfalls sinnvoll.

In einer **Abdomensonografie** sollte nach Darmwandverdickungen als möglichem Hinweis auf eine Kolitis, Stenosen und Raumforderungen gesucht werden. Bei nicht eindeutiger Sonografie ist eine Computertomografie des Abdomens sinnvoll.

Es zeigten sich keine laborchemischen Auffälligkeiten und die Stuhluntersuchung auf pathogene Keime und Parasiten war ebenfalls unauffällig. Calprotectin im Stuhl war mit 385 mg/kg (Norm 0–50 mg/kg) erhöht. TGA und EMA im Serum waren nicht nachweisbar. Die Sonografie des Abdomens war bis auf eine geringe Wandbetonung des Sigmas unauffällig, aber in manchen Bereichen wegen Luftüberlagerungen nicht eindeutig.
In der ergänzten Abdomen-CT ergab sich neben der bekannten Sigmadivertikulose kein Hinweis auf eine Divertikulitis oder eine abdominale Raumforderung.

Welche Differenzialdiagnosen sind aufgrund der Anamnese und bisher erhobenen Befunde am wahrscheinlichsten und was sind Ihre nächsten diagnostischen Schritte?

Nach Ausschluss einer infektiösen Ursache ist weiterhin an eine CED, ein Reizdarmsyndrom, eine mikroskopische Kolitis und bei Z. n. Cholezystektomie auch an chologene Diarrhöen zu denken.

Als Nächstes sollte eine Ileokoloskopie mit Stufenbiopsien erfolgen, um makroskopisch die Schleimhaut im Kolon und terminalen Ileum zu beurteilen, ggf. stenosierende Tumoren (paradoxe Diarrhöen) darzustellen und Gewebe zur histologischen Untersuchung zu gewinnen.

Endoskopisch zeigten sich eine normale Kolonschleimhaut ohne Hinweis auf entzündliche Veränderungen und nebenbefundlich einzelne reizlose Divertikel im Sigma. Während die histologische Aufarbeitung der Ileumbiopsien eine normale Ileumschleimhaut ohne nennenswerte Entzündung ergab, war in den Kolonstufenbiopsien eine mikroskopische Kolitis vom Typ einer kollagenen Kolitis nachweisbar (➤ Abb. 4.10a + b).

4

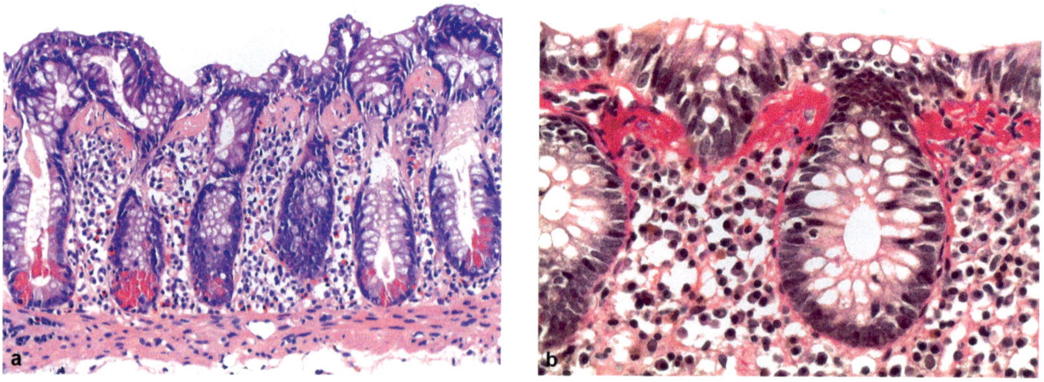

Abb. 4.10 a und b Histologisches Bild kollagener Kolitis. Histologisch zeigt die Dickdarmschleimhaut bei kollagener Kolitis in der HE-Färbung unterhalb des Saumepithels eine auf mehr als 10 µm verdickte hyalin-eosinophil imponierende, in der Van-Gieson-Färbung (b) leuchtend rote Kollagentafel. In die verbreiterte Basalmembranmatrix eingestreut finden sich Entzündungszellen und Erythrozyten und teilweise auch eingesprosste Kapillaren. Die Kryptenarchitektur ist intakt. Das Schleimhautstroma zeigt eine verdichtete Zellulation mit vermehrt beigemengten eosinophilen Granulozyten und Plasmazellen. Eine nennenswerte Vermehrung intraepithelialer Entzündungszellen besteht nicht (mit freundlicher Genehmigung von Prof. Dr. Sören Schröder, Pathologie-Hamburg) [T677]

Histologisch zeigt sich ein verdicktes subepitheliales Kollagenfaserband auf > 10 µm mit eingeschlossenen Kapillaren, Erythrozyten und Entzündungszellen, eine Ausbreitung des Kollagenfaserbandes in die übrige Lamina propria ist nicht erkennbar. Die Anzahl der intraepithelialen Lymphozyten ist nur gering erhöht (> 10–20 %).

Welche andere Entität zählt zu den mikroskopischen Kolitiden und welches sind deren Diagnosekriterien?

Der zweite Subtyp der mikroskopischen Kolitis ist die lymphozytäre Kolitis. Das Hauptdiagnosekriterium ist die erhöhte Anzahl an intraepithelialen Lymphozyten von mindestens 20 Lymphozyten/100 Deckzellenepithelien (>20 % IEL; ➤ Abb. 4.11a + b).

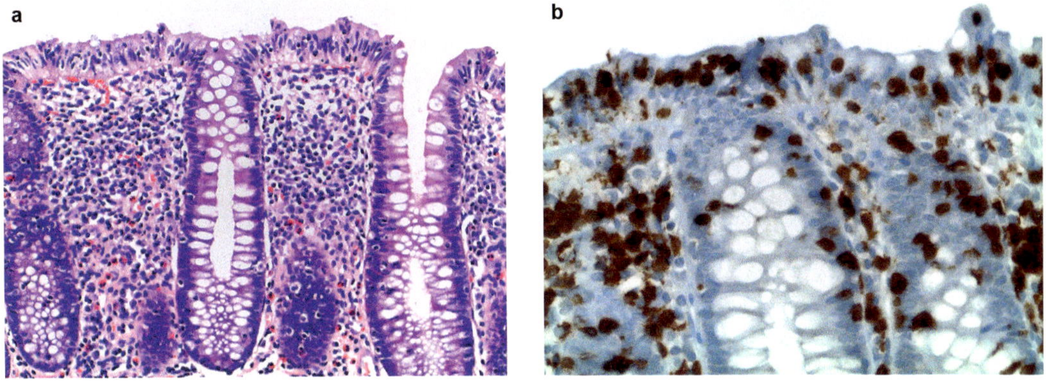

Abb. 4.11 a und b Histologisches Bild einer lymphozytären Kolitis. Hier finden sich ebenfalls eine unauffällige Architektur der Krypten und ein verdichtetes entzündliches Stromainfiltrat, aber im Gegensatz zur kollagenen Kolitis keine Verbreiterung der subepithelialen Basalmembran, sondern vielmehr eine deutliche Vermehrung intraepithelialer Entzündungszellen. Diese können in der CD3-Immunhistologie (b) ganz überwiegend als T-Lymphozyten identifiziert werden (Grenzwert: mehr als 20 intraepitheliale Lymphozyten pro 100 Epithelzellen [> 20 % IEL]) (mit freundlicher Genehmigung von Prof. Dr. Sören Schröder, Pathologie-Hamburg) [T677]

Warum sind für die korrekte Diagnosestellung der mikroskopischen Kolitis Stufenbiopsien des Kolons sinnvoll?

Die Veränderungen sind nicht immer im gesamten Kolon nachweisbar, können herdförmig sein und sind meist im proximalen Kolon besonders ausgeprägt. Daher genügen normale Schleimhautproben aus dem distalen Kolon nicht zur Ausschlussdiagnose. Zudem variiert im gesunden Kolorektum das lymphoplasmozytäre Infiltrat der Lamina propria in den verschiedenen Abschnitten (Zökum > Rektum).

Was wissen Sie über die Ätiologie bzw. Pathophysiologie und weitere Symptome der mikroskopischen Kolitis?

Sowohl bei der lymphozytären als auch bei der kollagenen Kolitis ist der Endoskopiebefund unauffällig; das klinische Hauptsymptom sind wässrige, nichtblutige Diarrhöen. Fakultativ können abdominale Schmerzen (40 %), Gewichtsverlust (40 %), nächtliche Diarrhöen (30 %), Übelkeit (20 %) und Meteorismus (10 %) auftreten. Die mikroskopische Kolitis ist eine Erkrankung des mittleren bis höheren Lebensalters; Frauen sind ca. 8-mal häufiger betroffen als Männer. Die Inzidenz wird auf mindestens 5/100.000/Jahr geschätzt, wobei die beobachtete Zunahme der Inzidenz in den letzten Jahren möglicherweise auch Resultat einer höheren Aufmerksamkeit gegenüber dieser Erkrankung ist.

Die Ursachen der mikroskopischen Kolitis sind bis heute weitestgehend unbekannt. Diskutiert werden pathologische mukosale Immunreaktionen auf luminale oder epitheliale Antigene, erworbene Schleimhautanomalien mit Störungen insbesondere des Abbaus von Kollagen und nichtsteroidale Antiphlogistika als mögliches kausales Antigen. Ein pathophysiologischer Mechanismus scheint eine reduzierte Natrium- und Chloridabsorption, begleitet von einer gesteigerten Chloridsekretion zu sein. Die Beobachtung, dass Fasten das Stuhlvolumen bei mikroskopischer Kolitis reduzieren kann, weist auf eine zusätzliche osmotische Komponente hin.

Welche Untersuchung sollte eventuell noch ergänzt werden?

Die mikroskopische Kolitis kann mit einer Zöliakie assoziiert sein, sodass eine entsprechende Abklärung sinnvoll ist. Im vorliegenden Fall waren die Antikörper negativ. Besteht dennoch der Verdacht auf eine Zöliakie (z. B. bei Zeichen der Malabsorption), empfiehlt sich eine ÖGD mit tiefen Dünndarmbiopsien. Im vorliegenden Fall war die Duodenoskopie mit Biopsie unauffällig.

Wie ist das weitere therapeutische Procedere?

Therapie der Wahl ist das topisch wirksame Steroid Budesonid. Initial in einer Dosierung von 3 ×/d 3 mg per os, zunächst für 6 Wochen, anschließend eine Erhaltungstherapie mit reduzierter Dosis (3–6 mg/d). Die primäre Ansprechrate liegt bei 80 %.

Warum sollte zunächst eine Erhaltungstherapie durchgeführt werden und welche Therapiealternativen gibt es?

4

Die Rezidivrate nach Beendigung der Therapie ist sehr hoch. In ca. 75 % der Fälle treten rezidivierend Episoden mit Diarrhöen, z. T. mit langjährigen symptomfreien Intervallen, auf.

NSAR scheinen einen ungünstigen Effekt auf den Verlauf der Erkrankung zu haben, deshalb sollte eine Therapie mit diesen Präparaten möglichst beendet werden.

Neben Budesonid wurden vereinzelt auch Teilerfolge mit 5-Aminosalicylsäure (insbesondere bei lymphozytärer Kolitis) berichtet.

Bei der 79-jährigen Patientin kam es nach Beginn der Budesonidtherapie zu einer deutlichen Reduktion der Stuhlfrequenz.

Sollten bei der Patientin im Verlauf erneut Diarrhöen auftreten, welche Differenzialdiagnose neben der MC wäre anhand der Anamnese noch möglich und wurde bisher noch nicht ausgeschlossen?

Nach Cholezystektomie kann es zu einem sekundären Gallensäureverlustsyndrom kommen und somit zu chologenen Diarrhöen. Bei Cholezystektomie in der Anamnese würde man eine Ex-juvantibus-Therapie mit 4 g Colestyramin 1–3 ×/d zu den Mahlzeiten versuchen (^{14}C-Glykocholat-Atemtest oder SeHCAT-Test zur Diagnosesicherung möglich).

LITERATUR

Cotter TG, Pardi DS. Current Approach to the Evaluation and Management of Microscopic Colitis. Curr Gastroenterol Rep 2017 Feb; 19(2): 8. doi: 10.1007/s11894-017-0551-3.

REFERENZ-KAPITEL IN LAYER P, ROSIEN U (2017) FACHARZTWISSEN GASTROENTEROLOGIE

1.9 Diarrhoe
6.4 Mikroskopische (kollagene und lymphozytäre) Kolitis

4.8 Flatulenz und Durchfall

S. Thiel, V. Andresen

KASUISTIK

Ein 24-jähriger Medizinstudent wird vom Hausarzt mit Gewichtsverlust, Bauchschmerzen, Übelkeit, Flatulenz und nichtblutiger Diarrhö zugewiesen. Die Beschwerden haben während einer Reise nach Ghana ca. 8 Wochen zuvor begonnen.

An welche Erkrankungen denken Sie?

Aufgrund des Beschwerdebeginns nach der Ghana-Reise kann an eine Reisediarrhö gedacht werden. Bei der akuten Reisediarrhö sind etwa die Hälfte der Erkrankungen auf nichtinvasive enterotoxinbildende *E. coli* zurückzuführen. Von Bedeutung sind darüber hinaus die invasiv wirkenden Pathogene wie nicht enterotoxinbildende *E. coli*, Salmonellen, Shigellen, Campylobacter, aber auch Rotaviren, Protozoen (Lamblien), Amöben und Kryptosporidien. In der Regel sind akute Reisediarrhöen nach 8 Wochen ausgeheilt.

Die chronisch-infektiöse Diarrhö kommt meist – aber nicht ausschließlich – bei Immungeschwächten nach Aufenthalt in subtropischen oder tropischen Gebieten vor. Das Erregerspektrum unterscheidet sich von dem der akuten Reisediarrhö, wobei die häufigste Ursache nach Fernreisen die Infektion mit *Giardia lambliasis* ist. Weitere Erreger sind *Entamoeba histolytica, Tropheryma whippeli, Balantidium coli,* Hakenwürmer, Cyclosporidien und Mikrosporidien. Ebenso muss an eine Malaria gedacht werden.

Angesicht der Kombination von Diarrhö mit Gewichtsverlust und Flatulenz besteht klinisch ein Malassimilationssyndrom (➤ Tab. 4.3).

Tab. 4.3 Symptome und Befunde bei Malassimilation

Symptome (Häufigkeit)	Assoziierte Befunde
Adynamie, Schwäche (95 %)	Anämie Vitaminmangel Hypokaliämie Muskelatrophie Neuropathie
Diarrhö (90 %)	Diarrhö/Steatorrhö
Gewichtsverlust (88 %)	
Flatulenz (69 %)	u. a. Kohlenhydratmalabsorption: H_2-Atemtest
Mundbrennen (66 %)	aphthöse Stomatitis Hunter-Glossitis Folsäure, Vitamin B_{12}, Serumeisen, Ferritin erniedrigt
Abdominales Unbehagen	
Ödeme (50 %)	Hypalbuminämie
Übelkeit/Erbrechen (30 %)	
Blutungsneigung (23 %)	Gerinnungsstörung (u. a. Vitamin-K-Mangel)
Parästhesien (25 %)	Neuropathien bei Vitaminmangel
Tetanie (40 %)	Hypokalzämie sekundärer Hyperparathyreoidismus
Knochenschmerzen (19 %)	Osteoporose/Osteomalazie bei Kalzium- und Vitamin-D-Mangel
Nächtliche Polyurie	Hypalbuminämie

Bewerten Sie nichtinfektiöse Ursachen chronischer Durchfälle im Fall dieses Patienten.

Die Anamnese kann Hinweise auf medikamentös bzw. durch Antibiotika induzierte Diarrhöen geben. Eine Erstmanifestation einer chronisch-entzündlichen Darmerkrankung (M. Crohn, Colitis ulcerosa) oder einer Zöliakie – getriggert z. B. durch eine Reisediarrhö – ist durchaus möglich, aber in diesem Fall erst in zweiter Linie zu berücksichtigen. Eine Oligosaccharidmalabsoption (Laktose-/Fruktose-/Saccharose-Malabsorption) und ein diarrhödominates Reizdarmsyndrom sollten bereits vor der Auslandsreise symptomatisch gewesen sein (wobei ein Reizdarmsyndrom häufig nach akuten infektiösen Enteritiden auftritt). In der Altergruppe unwahrscheinlich sind Karzinome (paradoxe Diarrhö) oder Karzinoide, exokrine Pankreasinsuffizienz, mikroskopische Kolitis, Strahlenenteritis und idiopathisches Gallensäureverlustsyndrom (➢ Tab. 4.4).

Tab. 4.4 Wichtige Ursachen und Differenzialdiagnosen von Malassimilationssyndrom und enteralem Eiweißverlustsyndrom

Maldigestion	
Pankreaserkrankungen	chronische Pankreatitis
	Mukoviszidose
	Tumoren
	Resektionen
Gastrale Störungen	Zollinger-Ellison-Syndrom (mit Enzym- und Gallensäureninaktivierung)
	Z. n. Magenresektion (Billroth II, Roux-Y mit viszibaler Asynchronie)
Bakterielle Fehlbesiedlung	Syndrom der blinden Schlinge
	intestinale Pseudoobstruktion
Intraluminaler Gallensäurenmangel	Verschlussikterus, cholestatische Lebererkrankungen
Medikamente	
Malabsorption	
Diffuse Dünndarmerkrankungen	Zoeliakie
	M. Whipple
	Parasiten (z. B. Lamblien)
	intestinales Lymphom
Kurzdarmsyndrom	
Immunopathien	systemische Mastozytose (Urticaria pigmentosa)
	eosinophile Gastroenteritis
	Hypogammaglobulinämie
Strahlenenteritis	
Endokrine Störungen	diabetische Enteropathie
	Thyreotoxikose
	Hypothyreoidismus
	Morbus Addison
	Hypoparathyreoidismus
	hormonproduzierende Tumoren
Medikamente	Colchicin, Neomycin, Methotrexat, Colestyramin (in hoher Dosierung), Biguanide, PAS
Bindegewebserkrankungen	systemischer Lupus erythematodes
	Panarteriitis nodosa
	Vaskulitiden
	rheumatoide Arthritis
	systemische Sklerodermie
Exsudative Enteropathie (häufig mit Malassimilationssyndrom vergesellschaftet)	
Lymphatische Obstruktion	primäre Lymphangiektasie
	Lymphfisteln (z. B. nach Radiatio)
	Lymphome

Tab. 4.4 Wichtige Ursachen und Differenzialdiagnosen von Malassimilationssyndrom und enteralem Eiweißverlustsyndrom *(Forts.)*

Maldigestion	
	M. Whipple
	M. Crohn
	Mesenterialtuberkulose
	Sarkoidose
	kardiale Erkrankungen (Pericarditis constrictiva)
Erkrankungen der Gastrointestinalwand	M. Ménétrier
	Magenkarzinom (Ösophagus-, Kolonkarzinom)
	Lymphome
	Zoeliakie
	tropische Sprue
	M. Whipple
	bakterielle Fehlbesiedlung
	Hypogammaglobulinämie
	Amyloidose
	Parasitosen (insbesondere Lamblien)
	eosinophile Gastroenteritis
	ausgedehnte Entzündungen (M. Crohn, Colitis ulcerosa)
	mikroskopische und kollagene Kolitis
	systemischer Lupus erythematodes
	akute und virale Gastroenteritis
	Diarrhö nach Masern
	Graft-vs.-Host-Disease
	Karzinoid
	Kaposi-Sarkom
Makroglobulinämie Waldenström/Alphaketten-Krankheit	

Welche diagnostischen Schritte unternehmen Sie als Nächstes?

Unter der Annahme einer infektiösen Genese muss eine bakteriologische und parasitologische Untersuchung des Stuhls erfolgen. Aufgrund der langen Krankheitsdauer und des Tropenaufenthalts sollte dabei an Amöben und Lamblien gedacht werden. Yersinien, Campylobacter und Amöben können auch durch den Nachweis spezifischer Antikörper im Serum diagnostiziert werden.
Außerdem wird ein Routinelabor abgenommen, um u. a. systemische Entzündungszeichen zu klären.

Bis auf eine Appendektomie in der Kindheit bestehen keine Voroperationen oder Erkrankungen, keine Medikamenteneinnahme, keine bekannten Allergien oder Nahrungsmittelintoleranzen.
Die fettig glänzenden, teilweise auch wässrig-schaumigen, übel riechenden Stühle (ca. 3–6 ×/d) sind unabhängig von der Nahrungsaufnahme. Es bestehen keine extraintestinalen Symptome.
Die **mikrobiologische Untersuchung** erbringt keinen Nachweis pathogener Keime/Parasiten. Serologische Untersuchungen bleiben ohne Antikörpernachweis gegen Yersinien, Campylobacter und Amöben. Die laborchemischen Untersuchungen sind bis auf eine geringe Erhöhung des CRP unauffällig.

Welchen weiteren diagnostischen Schritt empfehlen Sie als Nächstes?

Trotz negativer Stuhluntersuchung sollte unter dem weiterhin bestehenden Verdacht einer Lambliasis eine Gastroduodenoskopie mit Entnahme mehrerer Biopsien aus dem Duodenum durchgeführt werden. Ergänzend kann eine Aspiration von Duodenalsaft mit anschließender mikroskopischer Untersuchung erfolgen.

Die histologische Aufarbeitung der bei der Endoskopie entnommenen Biopsien ergibt eine deutliche Zottenatrophie im Duodenum mit Nachweis von *Giardia lamblia* in den Biopsien.

Wie sieht die Therapie der Lamblieninfektion aus?

Mittel der Wahl ist Metronidazol 2 × 400 mg/d für 7 Tage. Gleich effektiv sind Nimorazol (2 × 500 mg/d für 7 Tage) und Tinidazol (2 g als Einmaldosierung). Bei Schwangeren sind Nitroimidazole kontraindiziert, hier ist die Gabe von Paromomycin (3 × 500 mg/d für 7 Tage) angezeigt. Wichtig ist ergänzend eine ausreichende Flüssigkeits- und Elektrolytsubstitution. In Endemiegebieten werden wegen des Reinfektionsrisikos nur symptomatische Infekte therapiert. Reiserückkehrer sollten in jedem Fall therapiert werden, um weitere Infektionen zu verhindern.

Beschreiben Sie Verbreitung, Übertragungswege und Pathophysiologie bei *Giardia lamblia*.

Die Lambliasis ist eine weltweit verbreitete Erkrankung, die nicht nur den Menschen, sondern auch andere Säugetiere betrifft. Die Übertragung erfolgt in der Regel fäkal-oral von Mensch zu Mensch oder durch kontaminiertes Trinkwasser bzw. Nahrung. Der Erreger bildet Zysten, die im feuchten Milieu über Monate überleben können. Nach Ingestion entwickelt sich unter Einfluss von Magensäure aus der Zyste der Trophozoit, der anschließend den Dünndarm besiedelt. Nur ⅓ bis ⅔ der Personen, die Gardia aufnehmen, werden auch von dem Erreger besiedelt. Ein erhöhtes Infektionsrisiko besteht bei Kleinkindern und Immunkompromittierten (insbesondere auch IgA-Mangel). Asymptomatische Träger bergen ein erhebliches Verbreitungspotenzial der Erkrankung in Endemiegebieten.

Schildern Sie Symptome und Krankheitsverlauf.

Die vom Patienten geschilderten Symptome sind typisch, oft treten die Durchfälle als episodenhafte Attacken auf. In den meisten Fällen verläuft die Erkrankung milde und selbstlimitierend und bedarf keiner weiteren medikamentösen Therapie. Nicht jede besiedelte Person entwickelt Symptome. ⅔ der Erkrankungen verlaufen selbstlimitierend, jeder 4. Fall verläuft jedoch chronisch. Ein ausgeprägtes Malassimilationssyndrom – wie im vorgestellten Fall – ist möglich.

Welche anderen Formen der Reisediarrhö kennen Sie?

Durch **Bakterien und -toxine** verursacht:
- Salmonellen (häufig): in 5–10 % Erreger der Reisediarrhö
- *Escherichia coli* (EC)
  - enterotoxinbildende EC (ETEC): in 40 % der Fälle Erreger der Reisediarrhö
  - enteropathogene EC (EPEC): Säuglingsdiarrhö
  - enteroinvasive EC (EIEC): dysenterieartige Durchfälle mit Tenesmen und breiigen, evtl. blutigen Darmentleerungen

  - enterohämorrhagische EC (EHEC): bilden Shigatoxin
  - enteroaggregative EC (EAEC): Enteritis bei Säuglingen, Kleinkindern
- *Campylobacter jejuni:* in 5–10 % Erreger der Reisediarrhö
- Yersinien
- *Clostridium difficile*
- *Staphylococcus aureus, Bacillus cereus, Clostridium perfringens:* lösen als Toxinbildner die sog. Lebensmittelvergiftung aus
- Shigellen: in 5–10 % Erreger der Reisediarrhö
- *Vibrio cholerae*

Viren:
- Noroviren: bis zu 50 % der nichtbakteriellen Gastroenteritiden bei Erwachsenen
- Rotaviren: mehr als 70 % der infektiösen Diarrhöen bei Kleinkindern. In Entwicklungsländern eine Ursache der hohen Kindersterblichkeit
- SRSV (small round structured viruses), Astroviren u. a.

Protozoen:
- *Giardia lamblia*
- *Entamoeba histolytica* (Amöbenruhr)
- Kryptosporidien (insbesondere bei Immunsupprimierten), *Cyclospora cayetanensis, Isospora belli*

Pilze (Candida, Aspergillus)
Plasmodien (Malaria).

Wie sieht die Diagnostik bei Reisediarrhö aus?

Der Verlauf der akuten Reisediarrhö ist meist nach 2–5 Tagen selbstlimitierend, sodass nur schwere Verläufe eine weiterführende Diagnostik erforderlich machen. Eine Stuhluntersuchung auf pathogene Keime, Campylobacter, Clostridien, Norovirus und Parasiten sollte erfolgen, ebenso eine Labordiagnostik und ggf. eine Endoskopie, insbesondere auch zur Klärung einer evtl. vorliegenden tropischen Sprue. Ein Antigennachweis im Stuhl mittels ELISA bei Parasiten ist gelegentlich erfolgreich.

Wie behandeln Sie die unkomplizierte Reisediarrhö?

Wichtigste therapeutische Maßnahme ist auch hier der **Flüssigkeitsersatz.** Verluste können über salz-und zuckerhaltige Getränke, Salzstangen, Suppen etc. ausgeglichen werden; erst bei schweren Verläufen ist der Einsatz von speziellen Rehydratationslösungen, z. B. Elotrans®, angezeigt.

Die kurzfristige Einnahme (bis 48 h) von Motilitätshemmern ist nur bei unkomplizierten Verläufen möglich, die Wirksamkeit von Aktivkohle ist nicht eindeutig belegt.

Eine antibiotische Therapie ist bei Immunkompetenten nicht erforderlich. Das lokal wirksame Antibiotikum Rifaximin ist bei Reisediarrhö bei nichtinvasiven Keimen gut wirksam und seit 2008 für diese Indikation in Deutschland zugelassen (2–3 × tgl. 400 mg).

Wenn Durchfälle in hoher Frequenz auftreten, blutig oder eitrig sind oder Fieber besteht, kann eine **systemische antibiotische Therapie** indiziert sein. Wenn möglich, sollte vor Beginn eine bakteriologische Diagnostik durchgeführt werden. Mögliche Optionen sind z. B. Ciprofloxacin oder Azithromycin. Bei der Wahl der Therapie sollten die regionalen Resistenzmuster der Keime berücksichtigt werden.

LITERATUR

Hagel S et al. S2k-Leitlinie gastrointestinale Infektionen und Morbus Whipple. Z Gastroenterol 2015 May; 53(5): 418–459.
Robert S, Hill DR, DuPont HL. Traveler's Diarrhea A Clinical Revie. JAMA. 2015; 313(1): 71–80.

REFERENZ-KAPITEL IN LAYER P, ROSIEN U (2017) FACHARZTWISSEN GASTROENTEROLOGIE

1.9 Diarrhoe
9.4 Reisediarrhoe
9.7 Erkrankungen durch Parasiten

4.9 Schwierige Darmentleerung/Obstipation

J. Siegel, V. Andresen

KASUISTIK

Eine 45-jährige übergewichtige Patientin mit seit Jahren bestehenden Problemen mit dem Stuhlgang stellt sich in Ihrer Praxis vor. Sie berichtet über starke Schwierigkeiten bei der Darmentleerung, sie könne nur 2-mal pro Woche abführen. In letzter Zeit habe sich der Zustand deutlich verschlechtert. Sie könne teilweise nur mithilfe von Laxanzien abführen und habe deutliche Schmerzen. Das Gewicht sei konstant bei 96 kg bei 1,70 m Körpergröße. In jungen Jahren habe sie unter einer Essstörung gelitten. Es bestehen ansonsten keine relevanten Nebenerkrankungen. Aufgrund einer Depression nehme sie seit vielen Jahren Antidepressiva. Sie ist verheiratet und hat 2 Kinder.

Welche Differenzialdiagnosen sind zu klären?

Die Patientin berichtet über seit Jahren bestehende Probleme mit dem Stuhlgang. Sie berichtet jedoch auch über eine Verschlimmerung der Symptomatik und neu aufgetretene Schmerzen, sodass eine weitere Abklärung notwendig ist.

Mögliche Differenzialdiagnosen sind:

- Verschlechterung einer vorbestehenden chronischen funktionellen Obstipation
- Funktionelle oder strukturelle Stuhlentleerungsstörung (z. B. Beckenbodendyssynergie, Beckenbodensenkung, Rektozele, Enterozele o. Ä.)
- Reizdarmsyndrom mit Obstipation
- Sekundäre Obstipation bei z. B.
  - neuen obstipationsfördernden Medikamenten (z. B. bestimmte Antidepressiva!)
  - diabetischer Neuropathie
  - Hypothyreose
  - Neoplasie des Dickdarms oder anderen malignen Erkrankungen, die den Verdauungstrakt affektieren können (z. B. durch Peritonealkarzinose)

Welches Vorgehen würden Sie als Nächstes wählen?

Die **Anamnese** sollte um wichtige Fragen ergänzt werden:

- Medikamentenumstellung?
- Hinweise auf Stuhlentleerungsstörung (z. B. manuelle Hilfsmittel)?
- Weitere Begleit-/Alarmsymptome: Fieber, Gewichtsverlust, Nachtschweiß, Blut im Stuhl, allgemeine Abgeschlagenheit
- Art und Lokalisation des Schmerzes (immer gleiche Lokalisation? Diffus? Dauerschmerz? Krämpfe? Progredient oder fluktuierend?)
- Möglicher Auslöser der Symptomverschlechterung
- Familiäre Kolonkarzinom-Vorbelastung

Außerdem sollte eine **körperliche Untersuchung** inkl. funktioneller digital-rektaler Untersuchung durchgeführt werden.

Eine **Labor-Basisdiagnostik** sollte mindestens Blutbild, CRP, Nüchternglukose und TSH, wenn möglich auch Elektrolyte sowie Nieren- und Leberwerte enthalten.

Außerdem sollte eine **Sonografie** des Abdomens zum Screening von Pathologien des Verdauungstrakts (Darmwandverdickung, Stenosierung) und des Abdominalraums durchgeführt werden.

Aufgrund der neu aufgetretenen Schmerzsymptomatik und der subakuten Verschlechterung der Beschwerden sollte zum sicheren Ausschluss einer schwerwiegenderen strukturellen Erkrankung eine Spiegelung des Dickdarms erfolgen.

Besteht die Möglichkeit, die Patientin aufgrund der langen Vorgeschichte zunächst symptomatisch und probatorisch zu behandeln?

Die subakute Verschlimmerung der Obstipationsbeschwerden sowie die neu hinzugekommenen Schmerzen können auf ein verändertes Krankheitsgeschehen hindeuten, sodass in jedem Fall eine weitere Abklärung indiziert ist.

Die rektale Untersuchung ist für die Patientin schmerzhaft. Die übrige internistische sowie orientierend neurologische Untersuchung ist unauffällig. Die Sonografie des Abdomens erbringt keine eindeutige Pathologie. In der Koloskopie sehen Sie mehrere hyperplastische Polypen sowie eine geringgradige Sigmadivertikulose ohne stenosierende Komponente. Die Laborparameter sind ebenfalls unauffällig.

Bewerten Sie die bisherigen Befunde. Welche weitere Untersuchung sollte erfolgen?

Die bisherigen Untersuchungen sind nicht wegweisend für die bestehenden Beschwerden.

Zwingend notwendig ist eine gynäkologische Vorstellung der Patientin zum Ausschluss einer gynäkologischen Ursache der Beschwerden, da z. B. bei 90 % der Ovarialkarzinome im Anfangsstadium ähnliche Symptome wie bei einem Reizdarm auftreten und bis zu 2 Jahre vor Diagnosestellung eines Ovarialkarzinoms bestehen können.

Welche weitere Funktions- sowie radiologische Diagnostik kennen Sie?

- Anorektale Manometrie mit Sensitivitätsmessung
- Defäkografie (MR oder konventionell)
- Kolon-Transitzeitmessung (Hinton-Test)

Die gynäkologische Untersuchung der Patientin erbringt keine weiteren auffälligen Befunde. Das dynamische Beckenboden-MRT ergibt keinen Hinweis auf eine Beckenbodensenkung beim Pressen oder die Ausbildung einer Rektozele. Der Enddarm entleert sich vollständig. In der rektalen Manometrie konnte ein Morbus Hirschsprung ausgeschlossen werden. Es ergab sich kein Hinweis auf paradoxes Pressen.

Welche Differenzialdiagnose halten Sie für die wahrscheinlichste?

Unter Berücksichtigung der vielen unauffälligen Untersuchungen sowie der typischen Symptomkonstellation aus Bauchschmerzen und Obstipation erscheint ein Reizdarmsyndrom mit Obstipation immer wahrscheinlicher.

Wann liegt ein Reizdarmsyndrom vor und welche Untergruppen des Reizdarmsyndroms kennen Sie?

Ein Reizdarmsyndrom liegt vor bei chronischen abdominalen Beschwerden (insbesondere Schmerzen, Blähungen, Stuhlgangsveränderungen), für die sich mit den herkömmlichen diagnostischen Verfahren keine klare Ursache finden lässt. Die aktuelle **deutsche Definition** des Reizdarmsyndroms lautet:

Das Reizdarmsyndrom liegt vor, wenn alle 3 folgenden Punkte erfüllt sind:

- Chronische (Erstmanifestation mind. 6 Monate zuvor Monate) und anhaltende (über mindestens 3 Monate) Beschwerden, die von Patient und Arzt auf den Darm bezogen werden und in der Regel mit Stuhlgangsveränderungen einhergehen.
- Die Beschwerden sollen begründen, dass der Patient deswegen Hilfe sucht und/oder sich sorgt, und so stark sein, dass die Lebensqualität hierdurch relevant beeinträchtigt wird.
- Voraussetzung ist, dass keine für andere Krankheitsbilder charakteristischen Veränderungen vorliegen, die wahrscheinlich für diese Symptome verantwortlich sind.

Die international anerkannte Definition ist aktuell die **Rom-IV-Definition.**

4

Das Reizdarmsyndrom wird oft anhand des führenden Stuhlgangstyps in folgende Typen eingeteilt:

- Reizdarmsyndrom mit vorwiegender Obstipation: RDS-O
- Reizdarmsyndrom mit vorwiegender Diarrhö: RDS-D
- Reizdarmsyndrom mit wechselndem Stuhlverhalten: Mischtyp oder RDS-M
- Wenn keine eindeutigen Stuhlgangsveränderungen vorliegen, spricht man auch vom RDS-Schmerz-/Bläh-Typ.

Was wissen Sie zu Häufigkeit, Geschlechterverteilung und Begleitsymptomen des Reizdarmsyndroms?

Das Reizdarmsyndrom kommt vermehrt bei Frauen vor (Verhältnis 2 : 1). Die Studien zur tatsächlichen Prävalenz der Erkrankung sind sehr unterschiedlich. Es existieren Studien, in denen Zahlen von 2,5–37 % genannt werden. In Deutschland wird von einer Prävalenz von 7,4 % ausgegangen. Beim Reizdarmsyndrom bestehen oft begleitend psychische Komorbiditäten (Ängstlichkeit, Depressivität) sowie extraintestinale Beschwerden (z. B. Fibromyalgie).

Kann die Diagnose eines Reizdarmsyndroms allein anhand der Symptomatik gestellt werden?

Nein. Die Beschwerden eines Reizdarmsyndroms sind letztlich unspezifisch und können in gleicher Weise von einer Vielzahl anderer Erkrankungen ausgelöst werden.

Welche Differenzialdiagnosen wären in Abhängigkeit von den führenden Symptome zu bedenken und ggf. auszuschließen? Nennen Sie Beispiele.

Schmerzen

- Morbus Crohn
- Ulkuskrankheit
- Gastrointestinale Tumoren
- Endometriose
- Ovarialtumoren
- Dünndarmstenosen (z. B. radiogen, Briden)
- Postoperative Funktionsstörungen

- C1-Esterase-Inhibitor Mangel
- Mesenteriale Ischämie
- Intestinale Motilitätsstörung
- Prophyrie

Blähungen
- Bakterielle Fehlbesiedelung des Dünndarms
- Kohlenhydratmalabsorption
- Postoperative Funktionsstörungen (z. B. Briden)
- „Luftschlucken"

Obstipation
- Kolorektales Karzinom (paradoxe Diarrhö)
- Medikamentennebenwirkung
- Hypothyreose
- Chronische Divertikelkrankheit
- Motilitätsstörungen (Slow-transit Constipation)
- Funktionelle oder strukturelle Stuhlentleerungsstörung

Diarrhö
- Morbus Crohn
- Colitis ulcerosa
- Zöliakie
- Kolorektales Karzinom (paradoxe Diarrhö)
- Infektiöse Darmentzündungen mit chronischem oder akutem Verlauf (z. B. bakterielle, parasitäre oder virale Infektionen)
- Bakterielle Fehlbesiedelung des Dünndarms
- Kohlenhydratmalabsorption/Nahrungsmittelunverträglichkeit
- Mikroskopische Kolitis
- Motilitätsstörungen des Dünndarms
- Exokrine Pankreasinsuffizienz
- Autonome Neuropathie (Diabetes)
- Hormonaktive neuroendokrine Tumoren

Welche Ursachen für das Reizdarmsyndrom kennen Sie?

Die Pathogenese des Reizdarmsyndroms ist bislang nicht eindeutig geklärt. Derzeit wird von einem multifaktoriellen Geschehen ausgegangen, bei dem u. a. Störungen der viszeralen Sensitivität (insbesondere eine viszerale Hypersensitivität), der gastrointestinalen Motilität sowie der Sekretion eine wichtige Rolle spielen. Ursächlich hierfür könnten nachgewiesene Störungen der mukosalen Immunität und Barrierefunktion, Veränderungen der Darmflora (durch Infektion oder Antibiotika) sowie Störungen des enterischen Nervensystems sowie der Kommunikation der Darm-Gehirn-Achse sein.
- **Postinfektiöses Reizdarmsyndrom:** Das Risiko, nach einer bakteriellen Enteritis ein Reizdarm zu entwickeln, ist (je nach Schweregrad) um 8- bis 15-fach erhöht.
- **Veränderungen der Darmflora:** In einigen Fällen entsteht ein Reizdarmsyndrom nach einer antibiotischen Therapie. In anderen Fällen kann eine Verbesserung der Symptome durch Probiotika oder Antibiotika erreicht werden.
- **Psychische Faktoren:** Erlernte Verhaltensmuster scheinen eine Rolle zu spielen. Außerdem könnten starke psychische Belastungen (v. a. Missbrauch) ursächlich zugrunde liegen. Stresssituationen können die Beschwerden deutlich verschlechtern.

Eine Frage für Spezialisten: Welche messbaren Veränderungen findet man beim Reizdarmsyndrom?

- Motilität:
  - Verlangsamte oder beschleunigte Darmpassage
  - Störung des Gastransits v. a. im Dünndarm
- Sensitivität:
  - Veränderte enterale Nozizeption
  - Veränderungen der zerebralen Verarbeitung von viszeralen Reizen
- Veränderungen in Schleimhautbiopsien:
  - Erhöhte Freisetzung von Proteasen, Histamin, Zytokinen und Defensinen
  - Veränderungen von Nervenfasern
- Veränderungen im Blut:
  - Erhöhte Konzentration von Zytokinen, IL6-, IL8-, TNF-α-Spiegel
  - Erhöhte ACTH- und Kortisolspiegel
  - Erhöhte Serotoninspiegel bei RDS-D
- Veränderungen im Stuhlgang:
  - Erhöhte Konzentrationen von α-Defensin, Proteasen, Laktoferrin.

Wie können Sie die Patientin behandeln?

Die Therapie ist prinzipiell symptomatisch und probatorisch. Zur Behandlung der Obstipationskomponente sind wasserlösliche Ballaststoffe wie Flohsamenschalen zwar geeignet, können aber verstärkt zu Blähungen und Schmerzen führen. Auch Laxanzien können eingesetzt werden (vorzugsweise osmotische Laxanzien vom Macrogoltyp). Zur Behandlung der Schmerzen können Spasmolytika (z. B. Mebeverin, Buscopan) versucht werden. Bei Beschwerdeverschlechterung oder fehlender Wirkung kann das Prokinetikum Prucaloprid zur Behandlung der Obstipation wirksam sein.

Der Symptomkomplex des RDS-O kann mit Linaclotid behandelt werden. Über den Wirkmechanismus der Guanylatzyklase-C-Aktivierung wird bei diesem Medikament über eine prosekretorische Wirkung der Stuhlgang verbessert und über eine antinozizeptive Wirkung werden die Schmerzen gelindert.

Zusätzlich können Probiotika versucht werden.

Was kann die Patientin tun?

Auf eine ausgewogene ballaststoffreiche Ernährung sowie ausreichend Flüssigkeitszufuhr sollte geachtet werden. Darüber hinaus sollte die Patientin psychologische Beratung einholen, da die bestehende Depression zu einer Verschlechterung der Beschwerden beitragen kann.

LITERATUR

Andresen V, Enck P, Frieling T et al. S2k-Leitlinie Chronische Obstipation: Definition, Pathophysiologie, Diagnostik und Therapie. Z Gastroenterol 2013; 51: 651–672.

Drossman DA. Functional Gastrointestinal Disorders: History, Pathophysiology, Clinical Features and Rome IV. Gastroenterology 2016 Feb 19. pii: S0016–5085(16)00223–7. doi: 10.1053/j.gastro.2016.02.032.

Layer P, Andresen V, Pehl C et al. S3-Leitlinie Reizdarmsyndrom: Definition, Pathophysiologie, Diagnostik und Therapie. Z Gastroenterol 2011; 49: 237–293.

Palsson OS et al. Rome IV Diagnostic Questionnaires and Tables for Investigators and Clinicians. Gastroenterology 2016 Feb 13. pii: S0016–5085(16)00180–3. doi: 10.1053/j.gastro.2016.02.014.

REFERENZ-KAPITEL IN LAYER P, ROSIEN U (2017) FACHARZTWISSEN GASTROENTEROLOGIE

1.10 Obstipation
14.4 Funktionelle Darmerkrankungen
14.7 Funktionelle anorektale Störungen

4.10 Oberbauchschmerz und wechselndes Stuhlverhalten

M. de Greck, V. Andresen

KASUISTIK

Eine 76-jährige, etwas übergewichtige, sonst rüstige Patientin stellt sich mit seit 2 Jahren bestehenden postprandial verstärkten Oberbauchschmerzen und wechselndem, diarrhödominantem Stuhlverhalten in der gastroenterologischen Sprechstunde vor.
Das Gewicht sei konstant, eine ambulant durchgeführte ÖGD und Koloskopie hatte bis auf einen H. p.-Nachweis im Antrum und Korpus keine Pathologien ergeben, die probatorisch durchgeführte Eradikationstherapie keine Besserung erbracht. Weitere Biopsien waren nicht erfolgt. Auch ein Abdomen-CT war unauffällig. Bei leicht positivem Laktose-H_2-Atemtest hatte die laktosefreie Kost nicht zu einer Besserung der Symptome geführt.
Außer einer arteriellen Hypertonie bestehen keine Erkrankungen, keine Voroperationen.

Benennen und bewerten Sie die möglichen Differenzialdiagnosen anhand der Anamnese.

Oberbauchschmerzen und wechselndes Stuhlverhalten können multiple Ursachen, u. a. mechanischer, funktioneller und entzündlicher Genese, haben.

Bei Veränderung der Stuhlgewohnheiten und postprandial verstärkter Symptomatik muss differenzialdiagnostisch immer an eine Passageproblematik, z. B. durch ein malignes Geschehen, gedacht werden. Die relativ lang bestehende Klinik bei konstantem Gewicht macht dies jedoch eher unwahrscheinlich, zumal die endoskopische Diagnostik und die Bildgebung mittels Abdomen-CT bereits erfolgten. Bei fehlender OP-Anamnese ist auch eine durch Verwachsungen bedingte Passageproblematik eher unwahrscheinlich.

Auch eine funktionelle Ursache wie hereditäre Laktosemalabsorption ist denkbar, eine Erstmanifestation im Alter von 74 Jahren jedoch selten, außerdem hatte die Ernährungsumstellung nicht zu einer Besserung der Symptomatik geführt.

Ein ebenfalls in Betracht kommendes Reizdarmsyndrom kann erst durch Ausschluss anderer Differenzialdiagnosen gesichert werden.

Was fehlt Ihnen bei der bisher durchgeführten Diagnostik?

Sicher war die endoskopische Untersuchung der richtige Schritt, aber bei wechselndem, diarrhödominantem Stuhlverhalten und Oberbauchschmerzen sollte differenzialdiagnostisch immer an eine Zoeliakie gedacht werden.

Was ist Ihr nächster diagnostischer Schritt?

Da bereits die invasive Diagnostik erfolgte, würde man zunächst die Antikörperdiagnostik auf IgA-Anti-Gliadin, IgA-Anti-Endomysium und IgA-Anti-Transglutaminase durchführen, wobei die IgA-Anti-Transglutaminase (TGA) der spezifischste Antikörper ist (Spezifität > 95 %, allerdings abhängig von Laboratorien).

Bei der Patientin finden sich deutlich erhöhte Transglutaminase-AK mit 286 U/ml (normal < 7 U/ml).

4

Was ist Ihre nächste Maßnahme?

ÖGD. Zur Bestätigung der Diagnose und vor Beginn der Therapie ist die tiefe Dünndarmbiopsie erforderlich. Dabei werden jeweils 6–8 Biopsate aus verschiedenen Regionen (Bulbus duodeni bis distales Duodenum jenseits der Papilla Vateri) bevorzugt.

Bei der Patientin zeigt sich folgendes endoskopisches und histologisches Bild (➤ Abb. 4.12, ➤ Abb. 4.13).

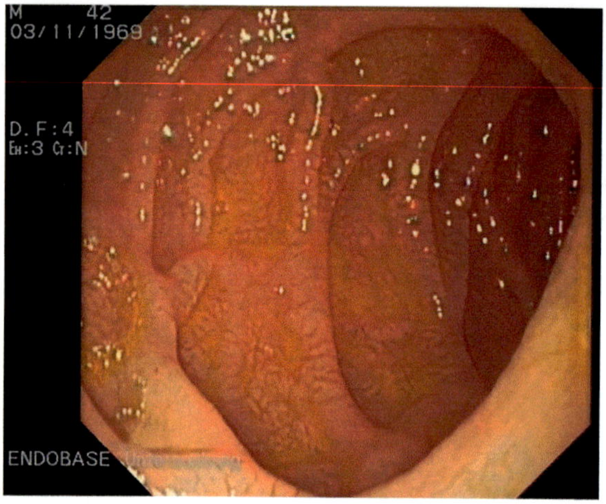

Abb. 4.12 Endoskopisches Bild im Duodenum [M817]

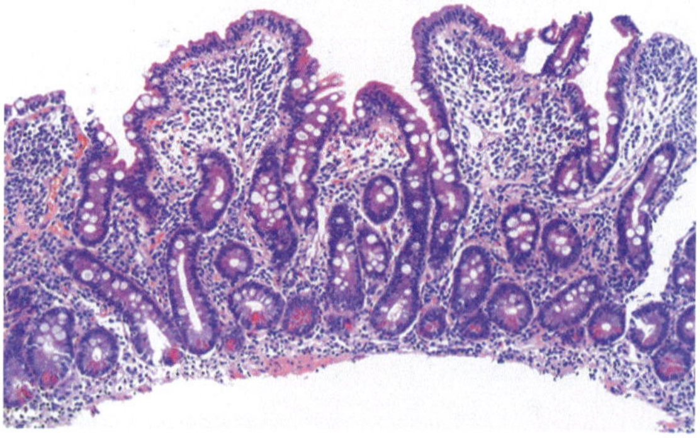

Abb. 4.13 Histologisches Bild im Duodenum [T677]

Was sehen Sie und nach welchen Kriterien werden die Biopsate beurteilt?

Endoskopisch fällt eine unruhige, atroph wirkende Schleimhautstruktur mit abgeflachtem Relief auf. Auch histologisch zeigt bereits die Übersicht eine Zottenatrophie (➤ Tab. 4.5).

Welche weiteren Erkrankungen können zu einer Zottenatrophie führen?

- Infektionen (M. Whipple, Lamblien, Krypotsporidien, bakterielle Fehlbesiedlung)
- Toxisch (Strahlen, Chemotherapie, NSAR)
- Variables Immundefektsyndrom (CVID), Autoimmunenteropathie.

Tab. 4.5 Einteilung der histologischen Veränderungen nach Marsh

Marsh Typ 0	Normalbefund
Marsh Typ 1	Lymphozyteninvasion
Marsh Typ 2	zusätzliche Kryptenhyperplasie
Marsh Typ 3	zusätzliche Zottenatrophie 3a partiell 3b subtotal 3c komplett
Marsh Typ 4	Zotten- und Kryptenatrophie

Was wissen Sie über die Ätiologie und Pathophysiologie der Zoeliakie?

Die Zoeliakie ist eine immunologisch bedingte Enteropathie mit Ausbildung immunologischer Marker. Die Erkrankung kann in jedem Lebensalter auftreten, über Jahre asymptomatisch, subklinisch oder oligosymptomatisch verlaufen und sich Jahre, eventuell Jahrzehnte später erneut manifestieren. Es besteht eine genetische Disposition mit familiärer Häufung der Erkrankung und HLA-DQ2- bzw. HLA-DQ8-Positivität.

Im Serum der Patienten sind zirkulierende Antikörper gegen Gluten und seine Komponenten, in der Lamina propria des Dünndarms vermehrt sensibilisierte T-Lymphozyten und Plasmazellen nachweisbar. Das Zielantigen der durch die Aufnahme des Glutenextrakts Gliadin in die Mukosa induzierten autoimmunologischen Reaktionen ist die Gewebs-Transglutaminase, ein Bestandteil der Endomysiumstruktur.

Die Mukosaoberfläche ist abgeflacht, die Zotten sind verplumpt oder fehlen. Häufig fehlt das typische Symptom der Diarrhö, insgesamt ist das klassische Vollbild der Malassimilation nur bei 10 % der Patienten ausgeprägt.

Wie interpretieren Sie den positiven Laktose-H_2-Atemtest?

Es handelt sich hier am ehesten um eine sekundäre Laktoseunverträglichkeit bei bestehender Zoeliakie, bedingt durch die Verminderung der resorptiven Oberfläche des Dünndarms.

Erklären Sie die Begriffe Malassimilation und Malabsorption.

Unter **Malassimilation** versteht man eine beeinträchtigte, d. h. verminderte Nährstoffausnutzung aufgrund unterschiedlichster Störungen im Verdauungstrakt.

Ein Hauptmechanismus, der zur Malassimilation führen kann, ist die **Malabsorption,** d. h. die unzureichende Resorption bereits aufgeschlüsselter Nahrungskomponenten durch Verminderung der resorptiven Oberfläche des Dünndarms, wie z. B. bei der Zoeliakie.

Nennen Sie weitere Erkrankungen, die zu einer Malabsorption führen können.

- Entzündliche Erkrankungen (z. B. M. Crohn des Dünndarms)
- Infektiöse Erkrankungen (z. B. M. Whipple, Lamblieninfektion, Darmtuberkulose)
- Operationen/physikalische Schäden am Dünndarm (Kurzdarmsyndrom, Strahlenenteritis)
- Bindegewebserkrankungen (SLE, Vaskulitiden, Amyloidose).

Was versteht man unter Maldigestion?

Unter **Maldigestion** versteht man die unzureichende intraluminale Verdauung der Nahrung. Bei der Maldigestion liegt eine Störung der (enzymatischen) Spaltung der Nahrung vor. Die Ursachen können im Bereich des Magens (Z. n. Magenresektion), der Bauchspeicheldrüse, der Leber bzw. der Gallenwege liegen sowie angeborene Enzymdefekte wie bei der Laktoseintoleranz sein.

Auch bei der Zoeliakie kann es durch die Verminderung der epithelialen Enzymaktivität und die Regulationsstörung der Galle- und Pankreassekretion zur Maldigestion kommen.

Nennen Sie weitere Erkrankungen, die zur Maldigestion führen können.

- Pankreaserkrankungen wie chronische Pankreatitis, Mukoviszidose, Operationen am Pankreas
- Gastrale Störungen (Z. n. Magenresektionen, Zollinger-Ellison-Syndrom)
- Bakterielle Fehlbesiedlung (z. B. bei intestinaler Pseudoobstruktion, Syndrom der blinden Schlinge)
- Gallensäuremangel (bei Verschlussikterus, cholestatischen Lebererkrankungen).

Mit welchen Krankheiten kann Zoeliakie assoziiert sein?

Die Zoeliakie kann mit zahlreichen **autoimmunologischen Erkrankungen** assoziiert sein, z. B:

- Autoimmunologische Schilddrüsenerkrankungen
- Diabetes mellitus Typ 1
- Dermatitis herpetiformis Duhring
- Vitiligo
- Chronisch-entzündliche Darmerkrankungen
- Selektiver IgA-Mangel

Aber auch mit:

- Ullrich-Turner-Syndrom
- Morbus Down

Wie behandeln Sie die Patientin?

Entscheidend ist die lebenslange glutenfreie Ernährung, verboten sind alle Produkte aus Weizen, Gerste, Roggen, Dinkel oder Grünkern oder Nahrungsmittel, die mit glutenhaltigen Zusätzen hergestellt werden. Geringe Mengen Hafer werden oft vertragen.

Aufgrund der initial fast immer bestehenden Laktoseintoleranz und häufig bestehender exokriner Pankreasinsuffizienz sollten anfangs milchzuckerhaltige Produkte gemieden werden, ggf. ist eine Pankreasenzymsubstitution erforderlich.

Wann und wie erfolgt die Verlaufskontrolle?

Die Therapiekontrolle sollte nach 3 Monaten durch eine erneute Dünndarmbiopsie und Antikörperbestimmung erfolgen. Nach streng eingehaltener Diät sinken die Antikörper oder sind nicht mehr nachweisbar, auch histologisch zeigt sich eine Regeneration der Zotten.

Was unternehmen Sie bei unzureichender klinischer und histologischer Besserung?

Sowohl Rezidive nach initial erfolgreicher Therapie als auch primäre Therapieversager kommen vor (refraktäre Zoeliakie). Immer sollten zunächst Diätfehler ausgeschlossen werden.

Bei der refraktären Zoeliakie kann ein Typ I (polyklonale T-Zell-Infiltration der Mukosa) von einem Typ II (monoklonale Infiltration mit Übergängen in ein T-Zell-Lymphom) differenziert werden. Der Typ I hat eine gute Langzeitprognose unter Immunsuppression (Budenosid, Thiopurine, Calcineurinantagonisten, TNF-α-Antikörper). Der Typ II hat mit einer 5-Jahres-Überlebensrate von unter 60% eine deutlich schlechtere Prognose und bedarf neben Budenoid ggf. einer onkologischen Therapie (Zytostatika, Stammzelltransplantation).

Nennen Sie Langzeitfolgen der Zoeliakie.

Malignome: Nach einer Latenz von ca. 20 Jahren werden gehäuft T-Zell- und histiozytische Lymphome beobachtet (Enteropathie-assoziierte T-Zell-Lymphome), insbesondere bei refraktärer Zoeliakie Typ II. Auch das Risiko für Malignome des oberen GI-Trakts ist erhöht.
Eine konsequente Diät scheint das Lymphom- und Karzinomrisiko zu normalisieren.

LITERATUR

Felber J et al. Ergebnisse einer S2k-Konsensuskonferenz der Deutschen Gesellschaft für Gastroenterologie, Verdauungs- und Stoffwechselerkrankungen (DGVS) gemeinsam mit der Deutschen Zöliakie-Gesellschaft (DZG) zur Zöliakie, Weizenallergie und Weizensensitivität. Z Gastroenterol 2014; 52: 711–743.

REFERENZ-KAPITEL IN LAYER P, ROSIEN U (2017) FACHARZTWISSEN GASTROENTEROLOGIE

1.3 Chronischer Abdominalschmerz, Dyspepsie
1.9 Diarrhoe
5.1 Zoeliakie

KAPITEL

5 Leber, Galle und Pankreas

5.1 Transaminasenerhöhung

S. Rose, D. Frederking

KASUISTIK

Eine 45-jährige Patientin stellt sich bei Ihnen konsiliarisch in der hepatologischen Sprechstunde vor. Vor 5 Wochen hatten sich erstmals deutlich erhöhte Leberwerte mit führenden Transaminasen gezeigt. Unter dem Verdacht einer Cholezystolithiasis mit Cholezystitis war eine CHE erfolgt, obwohl eine klassische Klinik fehlte. 3 Wochen nach Entlassung wurde die Patientin in einem externen Krankenhaus erneut bei starkem Anstieg der Transaminasen (GOT 1.060 U/l, GPT 978 U7 l), ausgeprägtem Ikterus mit Erhöhung des Bilirubins auf 20 mg/dl sowie Abfall des Quicks auf 40 % (INR 1,6) behandelt.

Weitere Anamnese: seit längerer Zeit Gelenkbeschwerden, Abgeschlagenheit, regelmäßige Analgetikaeinnahme bei degenerativem Wirbelsäulenleiden/Zephalgien (Novamin/Ibuprofen/Katadolon®/Arcoxia®) sowie Amitriptylin seit etwa 10 Monaten, darunter normale Leberwerte, allerdings nur γGT bestimmt. Gelegentlich 1–2 Gläser Wein.

Medikamente: Flupirtin (Katadolon®) 1Tbl. zur Nacht und Etoricoxib (Arcoxia®) 90 mg morgens seit jeweils 6 Monaten bis zur ersten stat. Aufnahme vor 5 Wochen, seither abgesetzt. Amitriptyllin seit 10 Monaten.

Klinik/Untersuchungsbefund: leistungsgemindert, aber stabil, milde Konzentrationsstörungen, aber keine Zeichen einer höhergradingen hepatischen Enzephalopathie, keine hydropische Dekompensation, Skleren- und Hautikterus, Leber vergrößert und verhärtet tastbar, progredienter Pruritus. Urin dunkel verfärbt, Stuhl aufgehellt.

Wie lautet Ihre Verdachtsdiagnose? Definieren Sie und nennen Sie mögliche Ursachen.

Sub-/akutes Leberversagen, medikamentös-toxisch.

Ein **akutes Leberversagen** ist durch eine massive Leberzellnekrose bzw. eine schwere Leberfunktionsstörung bei einem Patienten ohne chronische Lebererkrankung gekennzeichnet. Klinisch zeigen sich eine Koagulopathie (INR > 1,5), eine hepatische Enzephalopathie und ein Ikterus. In Abhängigkeit vom Abstand zwischen Lebererkrankung und Auftreten der Symptome werden ein hyperakutes (< 7 d), ein akutes (7–28 d) und ein subakutes Leberversagen (> 28 d) unterschieden.

In Deutschland ist ein medikamentös induziertes LV am häufigsten, gefolgt von Virushepatitiden (Hepatitis A–E, Adenoviren, EBV, CMV, HSV, VZV, HHV-6) und Autoimmunhepatitis. Jedes 5. LV bleibt ätiologisch unklar.

Medikamente, die ein Leberversagen hervorrufen können, sind Antiinfektiktiva (z. B. Macrolidantibiotika, Amoxicillin/Clavulansäure, Doxycyclin, Anti-Tuberkulose-Therapie), Allopurinol, Amiodaron, Carbimazol, Diclofenac, Flupirtin, Gold, Halothan, Phenprocoumon, Paracetamol, Valproat, trizyklische Antidepressiva u. v. m. Bei der Drug-induced Liver Injury (DILI) wird die direkte, dosisabhängige Schädigung (z. B. Paracetamol) von der idiosynkratischen Reaktion (z. B. Diclofenac, Flurtipin), die weder dosisabhängig noch vorhersehbar ist, unterschieden. Meist sind Medikamente ursächlich, die in den letzten 6 Monaten verabreicht wurden.

Weitere Ursachen bzw. Verursacher eines Leberversagens sind Toxine (Amantadin, pflanzliche Alkaloide, Tetrachlorkohlenwasserstoff), Autoimmunhepatitis, M. Wilson, Budd-Chiari-Syndrom, akute Schwangerschaftsleber, HELLP, Schockleber und Drogen (Ecstasy).

Welche weiteren Laboruntersuchungen würden Sie bei der o. g. Patientin veranlassen?

- Elektrophorese, Immunglobuline quantitativ
- Autoimmundiagnostik (ANA, AMA, SMA, Anti-LKM1, Anti-SLA, pANCA, IgG4)
- Virusdiagnostik (Serologie Virushepatitis A/B/C/E, ggf. auch PCR-Bestimmung. HSV, EBV, Adenoviren, CMV, VZV, HHV-6)
- Hämochromatosemarker (Ferritin, Transferrin, Transferinsättigung)
- M. Wilson: Kupfer und Coeruloplasmin im Serum, Kupfer im Urin

- Alpha-1-Antitrypsin
- Faktor V, BGA, Laktat, α-Fetoprotein.

Laborbefunde der Patientin: Ferritin 2.136,0 µg/l (Ref. 22–112), ANA 1:320 (Ref. < 1: 80), Eisen 37,1 µmol/l (Ref. 11,0–31,0), E-Phorese: Albumin 48,7 % (Ref. 55,8–66,1 %), α-/β-Globuline regelrecht, γ-Globuline 31,6 % (Ref. 11,1–18,8), Immunglobuline dezent erhöht, erniedrigtes Transferrin mit erhöhter Transferrinsättigung (98 %, Ref. 16–45 %), erweiterte Virusdiagnostik unauffällig.

Was besagen die King's-College-Kriterien und welche anderen Scores kennen Sie?

Die Kriterien erfassen prognostisch ungünstige Aspekte des akuten Leberversagens und werden eingesetzt, um die Indikation zu einer Lebertransplantation zu stellen. Sind die Kriterien erfüllt, liegt die Überlebenswahrscheinlichkeit bei < 20 %

King's-College-Kriterien:

- Paracetamolintoxikation: pH < 7,3 oder PTT > 100 s (INR > 6,5) und Serumkreatinin > 3,4 mg/dl bei Patienten mit HE Grad III–IV
- Nicht-Paracetamol-Intoxikation: Prothrombinzeit > 100 s (INR > 6,5) oder drei der folgenden Parameter:
  - Alter < 10 und > 40 Jahre
  - Serumbilirubin > 17,5 mg/dl
  - Prothrombinzeit > 50 s (INR > 3,5)
  - Zeitspanne zwischen Auftreten des Ikterus und der HE länger als 7 d
  - Leberversagen durch seronegative Hepatitis, Halothan oder idiosynkratische Medikamentenreaktion

CLYCHY-Kriterien: hepatische Enzephalopathie III–IV° und Faktor V < 20 % (Alter < 30 Jahre) oder Faktor V < 30 % (Alter > 30 Jahre).

MELD-Score (Model of End Stage Liver Disease).

Wie gehen Sie bei der Patientin weiter vor?

Stationäre Aufnahme, Amitriptylin absetzen, Katadolon®/NSAR waren bereits im Vorfeld pausiert worden. Vitamin-K-Gabe, ggf. FFP vor Durchführung einer Leberbiopsie (ggf. minilaparoskopisch oder transjugulär).

Die **Leberbiopsie** ergab ein schwerstgradiges hepatitisches Bild mit ausgedehnten Nekrosen ohne Nachweis einer kompletten Zirrhose und ohne Hinweis auf einen M. Wilson, eine Hämochromatose oder einen α-1-Antitrypsin-Mangel.
Die Patientin entwickelt im Verlauf eine hepatische Enzephalopathie II°.

Wie reagieren Sie auf diese Verschlechterung?

- Steroidversuch (initial mind. 50 mg/Tag, ggf. 1 mg/kg KG), da eine autoimmune Genese histologisch bei massiver Nekrose nicht eindeutig ausgeschlossen werden und auch die idiosynkratische Hepatitis auf Steroide ansprechen kann. Start, sobald eine Infektionsgenese ausgeschlossen ist. Des Weiteren auch bei nicht Paracetamol-induziertem ALV N-Acetylcystein (NAC), da dies, in den frühen Stadien der hepatischen Enzephalopathie gegeben, das transplantatfreie Überleben verbessert.
- Kontaktaufnahme zum nächsten Transplantationszentrum, nach Absprache ggf. Verlegung.
- Evaluation zu Lebertransplantation (auch wenn noch keine Indikation zur Listung besteht).
- Engmaschige Kontrolle, bei Verschlechterung intensivmedizinische Überwachung.

5

Welche Untersuchungen würden Sie ergänzend vor einer eventuellen LTX durchführen lassen?

- Abhängig von der Dringlichkeit sollte mindestens vorliegen:
  - Blutgruppe, HIV-/Hepatitisserologie, CMV-Status
  - kardiologische Evaluation: Ruhe-EKG, Echokardiografie
  - Sonografie, Rö-Thorax
- Transplantationspsychologische Evaluation

Wenn zeitlich möglich, sollte die Diagnostik vollständig erfolgen, mittels:

- Ausführlicher Anamnese (inkl. kardiovask. RF, AP, Schwindel)
- Körperlicher Untersuchung, Vitalparameter
- Kardiologischer Untersuchungen: Ruhe-EKG, Echokardiografie, Ergometrie (bei fehlender Belastbarkeit evtl. Myokardszintigrafie/Koronarangiografie)
- ÖGD/Koloskopie
- Lungenfunktionsprüfung und arterielle BGA
- Röntgenthorax
- Abdomensonografie
- Abdomen-CT
- Krebsvorsorge/Infektfokusausschluss (Gynäkologie/Urologie/HNO/Zahnheilkunde)
- Überprüfen des Impfstatus

Nennen Sie Probleme einer Steroidmedikation und deren Therapie.

- Infektionsneigung (Monitoring, ggf. antibiotische Therapie, möglichst nach Antibiogramm)
- Steroidakne (dermatologische Vorstellung, topische Therapie)
- Iatrogener Diabetes (Normalinsulintherapie nach BZ, da vorübergehende Therapieindikation, Ernährungsberatung)
- Ödemneigung (Diuretika, Lymphdrainage, Kompressionsbehandlung)
- Osteoporoseneigung (Vitamin D/Kalziumeinnahme)
- Langsame Dosisreduktion unterhalb von 10 mg Prednisolon-Äquivalent nach mehrwöchiger Kortisontherapie wegen der Gefahr einer Addison-Krise
- Kataraktentwicklung
- Psychische/psychiatrische Nebenwirkungen, z. B. Schlafstörung/Unruhe, DD zur hep. Enzephalopathie ggf. schwierig

Wie sieht die Prognose für diese Patientin aus?

Das subakute Leberversagen, insbesondere unklarer oder idiosynkratischer Ätiologie, hat eine schlechte Prognose, das transplantationsfreie 3-Wochen-Überleben ist mit 27 % gering. Eine Transplantation ist mit 42 % häufig, mit hohen 1-Jahres-Überlebensraten von 80–90 %. Die Dynamik der Erkrankung hat prognostische Relevanz (je schneller, desto besser), ebenso die Grunderkrankung (HAV recht gut, Alter < 10 bzw. > 40 J. schlecht, Non-A/B/C- und Medikamentenintoxikationen eher schlecht).

Nennen Sie die häufigsten Todesursachen bei ALV.

- Hirnödem (70 %)
- Infektionen
- Blutung

- Respiratorische Insuffizienz
- Kreislaufversagen
- Nierenversagen
- Hypoglykämien
- Pankreatitis.

Es ist wichtig, die Ätiologie eines ALV zu kennen, da es z. T. spezifische Maßnahmen zur Bekämpfung gibt und sich auch die Prognose besser abschätzen lässt. Ordnen Sie den folgenden Ursachen eines ALV die spezielle erforderliche Maßnahme zu (decken Sie dazu die rechte Spalte der ➤ Tab. 5.1 zunächst ab).

Tab. 5.1 Ursachen eines ALV und spezifische Maßnahmen

Ursachen	Maßnahmen
Herpesviren	Aciclovir
CMV	Gancyclovir
Paracetamol	N-Acetylcystein (NAC) i. v.
Amantadin-Intoxikation (Knollenblätterpilz)	Silymarin (hemmt Giftaufnahme), Aktivkohle
Hepatitis B	Nukleos(t)idanaloga
AIH	Steroide i. v.
Medikamenten-allergische Reaktion	Steroide i. v., NAC i. v.
Budd-Chiari-Syndrom	Notfall-TIPS
HELLP oder Schwangerschaftsfettleber	Entbindung, evtl. Plasmapherese bei Persistenz bei HELLP
Ätiologisch unklare Hepatitis mit beginnendem LV	Frühzeitige probatorische Gabe von Steroiden, NAC i. v.
Andere Intoxikationen	evtl. Plasmapherese

Verlauf der Patientin: Unter der Steroidmedikation entwickelte die Patientin einen iatrogenen Diabetes sowie eine Steroidakne und Schlafstörungen. Zudem kam es zu einer Visusminderung. Im Verlauf der nächsten 4 Monate besserte sich der Zustand der Patientin, die Transaminasen und das Bilirubin sowie die Gerinnungsparameter zeigten sich zuletzt normwertig, die hepatische Enzephalopathie bildete sich zurück. Die Steroide konnten ausgeschlichen werden.
Die abschließende Diagnose lautete subakutes Leberversagen durch Flurpitin plus weitere potenziell heptatotoxische Substanzen.
Trotz des initial sehr schweren Leberparenchymschadens konnte eine vollständige Restitution der Leber erreicht werden.

5.1.1 Allgemeine Maßnahmen bei Verdacht auf ein ALV

Jeder Patient mit dem Verdacht auf ein akutes Leberversagen sollte frühzeitig in ein Zentrum verlegt werden, das auch eine Lebertransplantation durchführen kann.

- Bei schwerer Gerinnungsstörung und/oder beginnender hepatischer Enzephalopathie ist eine intensivmedizinische Überwachung notwendig.
- Kontraindikationen für eine Lebertransplantation frühzeitig abklären und möglichst vor der Entwicklung einer hepatischen Enzephalopathie diese Therapieoption mit dem Patienten besprechen (wg. des Einverständnisses).

LITERATUR

Canbay A et al. Akutes Leberversagen: Ein lebensbedrohliches Krankheitsbild. Dtsch Arztebl Int 2011; 108(42): 714–20; DOI: 10.3238/arztebl. 2011.0714

Teschke et al. Drug and herb-induced liver injury: Council for International Organizations of Medical Sciences scale for casuality assessment. World J Hepatol 2014; 6: 17–32

REFERENZ-KAPITEL IN LAYER P, ROSIEN U (2017) FACHARZTWISSEN GASTROENTEROLOGIE

1.14 Ikterus, „pathologische Leberwerte"
10.3 Akutes Leberversagen
10.9 Medikamentös induzierte und toxische Lebererkrankungen

5.2 Oberbauchdruck und Abgeschlagenheit

A. Jung, D. Frederking

KASUISTIK

In Ihrer Praxis stellt sich ein 54-jähriger Patient mit Oberbauchdruck, Inappetenz und Abgeschlagenheit vor. Er gibt an, regelmäßig ein bis zwei Flaschen Bier zu trinken. Bei dem Patienten ist eine medikamentös eingestellte arterielle Hypertonie bekannt, zudem besteht eine Hyperlipoproteinämie sowie eine Adipositas (BMI 31 kg/m²).
Laborchemisch zeigt sich ein Hb von 15 g/dl, MCV 105 fl, Elektrolyte normwertig, GOT 160 U/l, GPT 123 U/l, γGT 230 U/l, Billirubin 1 mg/dl, Triglyzeride 322 mg/dl, BZ nüchtern 220 mg/dl, normwertige Leukozyten, CRP 10 mg/l.

Was finden Sie anhand der erhobenen Anamnese abklärungsbedürftig, welche Diagnosen können Sie bereits stellen?

Laborchemisch lässt sich zuallererst die Diagnose eines Diabetes mellitus stellen, es zeigt sich ein Gelegenheitsblutzucker nüchtern von 220 mg/dl.
Es fällt ein makrozytäres Blutbild als möglicher Hinweis für einen erhöhten Alkoholkonsum auf.

Es zeigen sich unklar erhöhte Transaminasen mit einem De-Ritis-Quotienten > 1 (= GOT/GPT >/<1), was zunächst für eine mitochondriale Leberzellschädigung spricht. Die Erhöhung der γGT, die membrangebunden ist, kann durch Enzyminduktion (bei Steatosis, Hypercholesterinämie, Diabetes, Alkohol, Medikamente) erklärt sein.

Was ist Ihre nächste diagnostische Maßnahme?

Als nächsten diagnostischen Schritt führen Sie eine Sonografie des Oberbauchs durch.

Die Sonografie des Abdomens zeigt folgende Bilder der Leber (➤ Abb. 5.1, ➤ Abb. 5.2). Beschreiben Sie die Ultraschallbilder.

Auffällig ist ein im Vergleich zur rechten Niere echodichteres, echoreicheres Leberparenchym, was für das Vorliegen einer Fettleber spricht. Zudem zeigt sich eine Verminderung der Schallleitung in den tieferen Anteilen, was hier zu einer dorsalen Schallabschwächung führt. Als Folge der Volumenzunahme geht die Fettleber häufig mit einer Vergrößerung des Organs einher. Die Oberfläche der Leber ist weiterhin glatt. Die Lebervenen verlaufen leicht bogig und sind besonders in der Peripherie im Lumen etwas verschmälert.

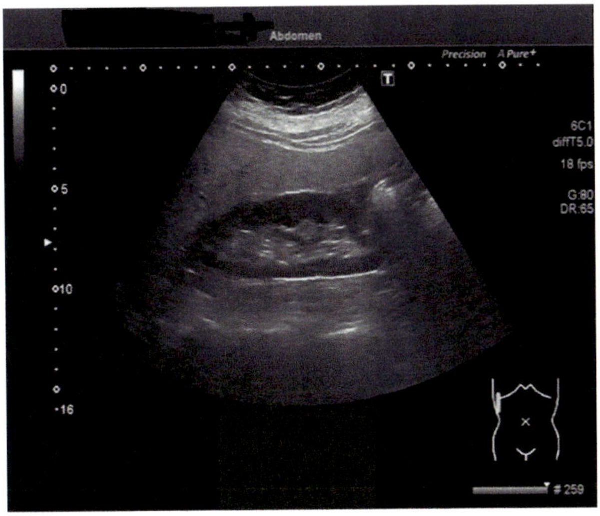

Abb. 5.1 Abdomensonografie, subkostaler Längsschnitt [M817]

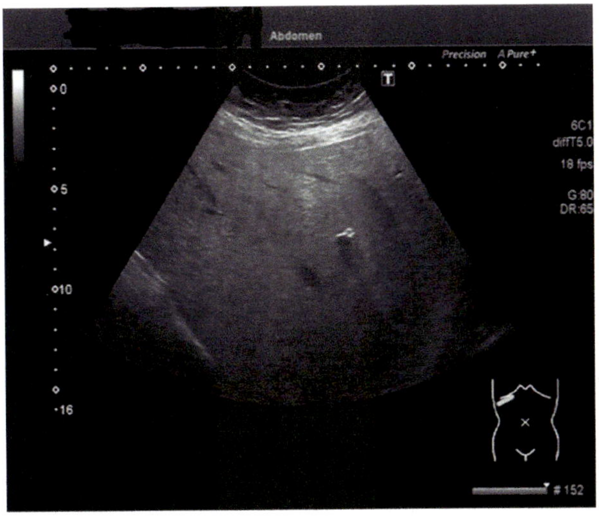

Abb. 5.2 Abdomensonografie, subkostaler Querschnitt [M817]

Welche Verdachtsdiagnose stellen Sie anhand der bisher erhobenen Befunde?

Nichtalkoholische bzw. alkoholische Fettleberhepatitis, vorausgesetzt, die anderen wesentlichen Differenzialdiagnosen (chronische Hepatitis, autoimmune Erkankungen, Stoffwechselerkrankungen) sind serologisch ausgeschlossen.

Was sind die Ursachen einer Fettleber bzw. Fettleberhepatitis?

Häufig: Alkoholkonsum, erworbene Stoffwechselstörungen wie Adipositas, Diabetes mellitus Typ 2, Hyperlipoproteinämie.

Seltener: parenterale Ernährung, rapider Gewichtsverlust, angeborene Stoffwechselstörungen wie M. Wilson, nach chirurgischen Eingriffen (Adipositaschirurgie, Kurzdarmsyndrom), medikamentös verursacht (Amiodaron, Steroide, Tamoxifen…) usw.

Welche Medikamente fallen Ihnen ein, die eine Fettleber hervorrufen können (➤ Tab. 5.2)?

Tab. 5.2 Medikamente, die eine Fettleber verursachen können

Schädigungsmuster (Histologie)	Medikament
Mikrovesikuläre Steatose	Amiodaron, Aspirin, L-Asparaginase, Coumadin, Desferoxamin
Makrovesikuläre Steatose	Halothan, Methotrexat, Tamoxifen, Steroide, Tetrazykline, Valproinsäure

Wie gehen Sie therapeutisch bei unserem Patienten vor?

Bei dem Patienten liegt ein Mischbild aus ASH und NASH vor. Folgende therapeutische Optionen sind angeraten:

1. **Strikte Alkoholkarenz** (unter strikter Alkoholkarenz und ggf. Korrektur von Vitaminmangel bei rein alkoholischer Leberschädigung sind die Leberwerte häufig vollständig reversibel).
2. **Lifestyle-Modifikation** mit langsamer Gewichtsreduktion/Sport zur Normalisierung der Blutfette und des Blutzuckers (Studien haben gezeigt, dass eine schnelle Gewichtsreduktion das Risiko der Progression der Lebererkrankung erhöht). Eine Gewichtsreduktion von 10 % des Körpergewichts in 6–12 Monaten ist angeraten. Bereits eine Gewichtsreduktion von 10 % normalisiert häufig die Leberwerte und bessert in bis zu 60 % die Histologie.
3. Aktuell ist **keine medikamentöse Therapie** der NASH zugelassen. In klinischen Studien geprüft wird Orbeticholsäure (bei PBC indiziert).
4. **Therapie eines Diabetes mellitus,** wenn die Lifestyle-Modifikation alleine nicht ausreichend ist. Medikament der ersten Wahl ist Metformin, das die Insulinresistenz bessert und bei fehlender Kontraindikation die First-Line-Therapie bei Fettleber darstellt. Metformin führt zu einer Gewichtsreduktion und vermag darüber eine Risikoreduktion für das Fortschreiten der Lebererkrankung herbeizuführen. Leberwerterhöhungen bei normaler Leberfunktion stellen keine Kontraindikation für Metformin dar. Thiazolidindione wie Pioglitazon steigern die Insulinsensitivität der Patienten mit NASH, die Transaminasen werden abgesenkt und die Fibrose kann verbessert werden. Allerdings führen die Glitazone zu einer Gewichtszunahme und damit möglicherweise zu einem Anstieg kardiovaskulärer Ereignisse. Des Weiteren steht Pioglitazon im Verdacht, das Risiko für Harnblasenkarzinome zu erhöhen, es darf daher nicht als First-Line-Therapie eingesetzt werden. GLP-1-Analoga stellen eine weitere Therapieoption dar, die zu einer signifikanten Gewichtsreduktion führen.
5. **Therapie einer Hyperlipidämie** mit Statinen ist sinnvoll aufgrund der Hemmung der Progression der Leberzirrhose und damit einhergehender Prognoseverbesserung (bei bis zum 3-Fachen der oberen Norm erhöhten Transaminasen möglich).

Bei unserem Patienten zeigt sich unter strikter Alkoholkarenz ein leichter Rückgang der Leberwerte im Verlauf. Die Transaminasen liegen nach 5 Monaten Alkoholkarenz bei GOT 98, GPT 112. Der Diabetes ist weiter suboptimal eingestellt, ebenso der Lipidstatus.

In welche Richtung beraten Sie Ihren Patienten nun?

Gewichtsreduktion. Therapieversuch mit Metformin. Unterstützend könnte dem Patienten ein Statin verabreicht werden. Bei Patienten mit morbider Adipositas (die hier nicht vorliegt) können bariatrische Therapieansätze, z. B. eine Magenverkleinerung durch Magenband, die Steatose verbessern.

Benötigen Sie bei unserem Patienten eine histologische Untersuchung der Leber?

Eine histologische Untersuchung der Leber ist primär nicht notwendig. Kommt es jedoch unter den genannten Maßnahmen wie Lifestyle-Modifikation und Alkoholkarenz nicht zu einer Besserung der Leberwerte, sollte eine histologische Untersuchung angestrebt werden. Die Konsensus-Leitlinie der Pathologie definiert die alkoholische und nichtalkoholische Fettlebererkrankung und grenzt sie gegenüber der NASH und ASH ab. Zu den histopathologischen Charakteristika zählen unter anderem Steatose, lobuläre und portale Entzündungsparameter sowie hepatozelluläre Ballonierung. Darüber hinaus werden Biopsieempfehlungen gegeben, die auch die chemotherapieassoziierte Steatohepatitis einschließen.

Kennen Sie weitere Techniken oder Möglichkeiten, eine Steatosis hepatis zu detektieren und ggf. auch zu quantifizieren?

Es werden zunehmend nichtinvasive, elastografische Verfahren eingesetzt (z. B. FibroScan®). Mithilfe des konventionellen Ultraschalls kann eine Steatose erst bei 30 % und mehr verfetteten Hepatozyten diagnostiziert werden. Durch Bestimmung der Lebersteifigkeit kann die Fibrose bei zahlreichen Lebererkrankungen quantifiziert und insbesondere der Verlauf gut beobachtet werden.

Wie hoch ist die tägliche Alkoholtoleranz bei Frauen und Männern?

Die Alkoholtoleranz der Leber ist individuell unterschiedlich, abhängig von Vorerkrankungen, Geschlecht, Mangel- und Fehlernährung. Für alkoholbedingte Erkrankungen der Leber ist grundsätzlich von einer Dosis-Wirkungs-Beziehung auszugehen. Ältere Analysen berechneten ein erhöhtes Zirrhoserisiko ab ca. 40 g Ethanol/d bei Männern und ca. 20 g Ethanol/d bei Frauen. Aktuelle Metaanalysen fanden ein erhöhtes Mortalitätsrisiko sowohl bei Männern als auch bei Frauen, die täglich 12–24 g konsumieren. Bei Frauen war sogar ein signifikanter Anstieg in der Gruppe derjenigen, die weniger als 12 g pro Tag zu sich nahmen, festzustellen.

Nachdem Ihr Patient entsprechende Diagnostik- und Therapieempfehlungen von Ihnen erhalten hat, fragt er Sie nach der Prognose seiner Erkrankung.

Der natürliche Verlauf der Fettlebererkrankung ist individuell sehr unterschiedlich: Einige Patienten zeigen über einen langen Beobachtungszeitraum keine signifikante Progression der Fettleber zur Steatohepatitis. Ein Übergang von einer Steatose über die nichtalkoholische Steatohepatitis zur Fettleberzirrhose ist möglich. Der Übergang zwischen den einzelnen Stadien ist fließend und im präzirrhotischen Stadium ist eine Rückbildung möglich. Die Entwicklung eines hepatozellulären Karzinoms (HCC) scheint bei Patienten mit NASH, insbesondere bei Männern, auch ohne Vorliegen einer Zirrhose möglich zu sein. Strikte Alkoholkarenz beugt der Krebsentstehung vor. Patienten mit einer NASH sollten sorgfältig beobachtet werden, um ein HCC frühzeitig zu erkennen. Aktuell wird eine planmäßige Surveillance alle 6 Monaten nur bei Patienten mit einer Zirrhose auf dem Boden einer NASH als evidenzbasiert bewertet.

Welche Ursachen und Differenzialdiagnosen fallen Ihnen für die Hepatomegalie ein?

Ursachen einer **diffusen Vergrößerung** sind:
- Entzündliche und toxische Schädigungen
- Akute, chronische Hepatitiden
- Beteiligung bei Infektionskrankheiten
- Beteiligung bei Systemerkrankungen
- Akute toxische Schädigung
- Leberzirrhose
- Speicherkrankheiten (M. Wilson, Hämochromatose, primäre Stoffwechselstörung der Leber)
- Fettleber
- Hämatologische Erkrankungen
- Diffuse Tumor-Infiltration
- Extranoduläre Blutbildung
- Stauung
- Budd-Chiari-Syndrom, Thrombosierung der kleinen Lebervenen
- Chronisch-biliäre Obstruktion bei Kindern
- Kardiale Ursachen
- Metastasenleber
- Zystenleber
- Extraintestinale Erkrankungen
- Rechtsherzinsuffizienz

Fokale Ursachen einer Lebervergrößerung:
- Neoplasien
- Benigne und maligne Tumoren
- Leberzellkarzinom, Metastasen
- Infektiöse Raumforderungen
- Abszesse (Bakterien, Amöben)
- Echinokokkenzyste
- Fehlbildungen
- Zysten
- Hamartome

LITERATUR

European Association for the Study of the Liver (EASL); European Association for the Study of Diabetes (EASD); European Association for the Study of Obesity (EASO). EASL-EASD-EASO Clinical Practice Guidelines for the management of non-alcoholic fatty liver disease. J Hepatol 2016; 64(6): 1388–1402.

Roeb E et al. S2k-Leitlinie nicht alkoholische Fettlebererkrankungen: AWMF Register Nr. 021–025. Z Gastroenterol 2015; 53(7): 668–723.

REFERENZ-KAPITEL IN LAYER P, ROSIEN U (2017) FACHARZTWISSEN GASTROENTEROLOGIE

1.13 Hepatomegalie
1.14 Ikterus, „pathologische Leberwerte"
10.7 Nicht-alkoholische Fettleberkrankheit (NAFLD) und nicht-alkoholische Fettleberhepatitis (NASH)
10.8 Alkoholische Lebererkrankung

5.3 Schmerzloser Ikterus

S. Michaelis

KASUISTIK

Ein 68-jähriger Mann klagt seit 3 Monaten über allgemeine Schwäche, Müdigkeit und Appetitverlust. Im letzten halben Jahr habe er 12 kg an Gewicht verloren. In der letzten Woche kam es zu einem progredienten Ikterus, der Stuhl sei sehr hell, der Urin dagegen dunkel gefärbt. Schmerzen werden verneint. Die Gallenblase wurde vor ca. 5 Jahren entfernt, der Patient ist Raucher (30 pack years). Bei pathologischen Laborwerten (Bilirubin 17 mg/dl, AP 553 U/l, GGT 378 U/l, GOT 67 U/l, GPT 79 U/l) erfolgt die stationäre Einweisung.

Welche Differenzialdiagnosen berücksichtigen Sie?

Leitsymptom ist der **schmerzlose Ikterus.** Das Gallensteinleiden geht in der Regel mit kolikartigen Beschwerden einher und nimmt keinen solch schleichenden Verlauf. Erhöhte GGT und AP sowie Stuhlentfärbung und Urinverfärbung sprechen gegen einen prähepatischen Ikterus (z. B. Hämolyse) und für ein posthepatisches Abflusshindernis. Die Allgemeinsymptome mit progredienter Schwäche und Gewichtsverlust sind stark suggestiv auf ein ursächliches Tumorgeschehen im Bereich der ableitenden Gallenwege (Pankreas- oder Gallengangsraumforderung, Lymphome).

5

Die sonografische Untersuchung zeigt folgende Befunde (➤ Abb. 5.3a + b)

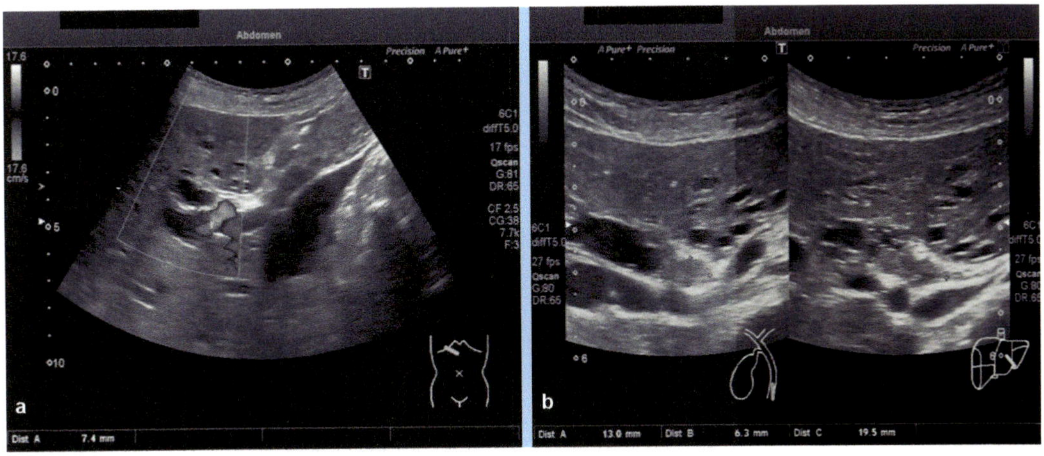

Abb. 5.3 a + b Sonografisches Bild der Leber [M817]

Beschreiben Sie die Befunde. Wie lautet die Verdachtsdiagnose?

Zu sehen sind erweiterte intrahepatische Gallengänge mit Doppelflintenphänomen. Im Bereich der Leberpforte findet sich eine inhomogene echoarme Formation. Es besteht der V. a. eine maligne Raumforderung im Bereich der Leberpforte, z. B. ein cholangiozelluläres Karzinom.

Wie könnten Sie den Verdacht weiter erhärten?

Zunächst sollte eine komplementäre Bildgebung durch CT oder MRT durchgeführt werden. Eine orale Endosonografie ist eher bei papillennahen Prozessen hilfreich.

Auch aus therapeutischen Gründen sollte eine ERC, in der einerseits durch eine Stentversorgung der Galleabfluss wiederhergestellt werden kann, andererseits auch die Möglichkeit einer zytologischen Diagnosesicherung besteht, durchgeführt werden.

Das **CT** untermauert den Verdacht auf eine von den Gallenwegen ausgehende Raumforderung im Bereich der Leberpforte ohne erkennbare Infiltration der Leber. Es finden sich einzelne vergrößerte hiläre Lymphknoten. Die ERC zeigt folgenden Befund (➤ Abb. 5.4).

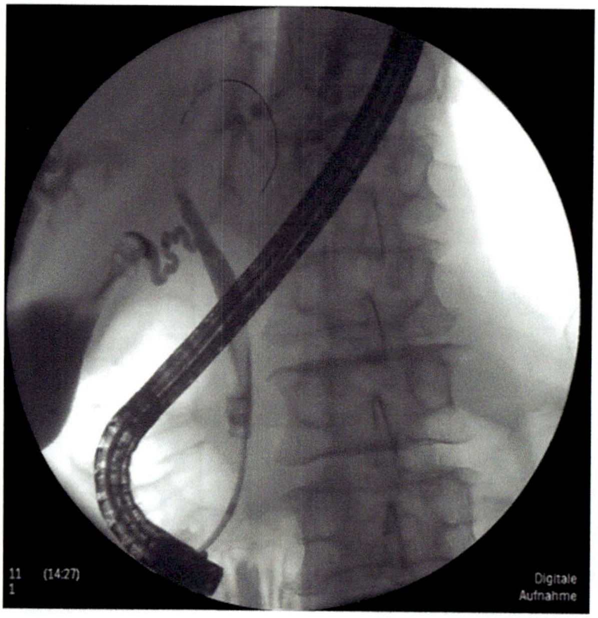

Abb. 5.4 Radiologisches Bild bei der ERCP [M817]

Wie lautet die Verdachtsdiagnose? Welche Klassifizierung kennen Sie für diese Erkrankung?

Zu sehen ist das typische cholangiografische Bild eines Klatskin-Tumors.

Maligne Tumoren der Gallenwege werden anhand der Lokalisation in intrahepatische (10 %) und extrahepatische (distale) (30 %) Cholangiokarzinome sowie im Bereich der Hepatikusgabel gelegene hiläre Cholangiokarzinome (Klatskin-Tumoren, 60 %) unterschieden.

Klatskin-Tumoren werden nach Bismuth unterteilt in Typ I (zwischen Hepatikusgabel und Ductus cysticus), Typ II (Hepatikusgabel ohne Einbeziehung von Ductus hepaticus dexter oder sinister), Typ III (Einbeziehung von Ductus hepaticus dexter und/oder sinister) und Typ IV (Übergreifen auf weiter peripher gelegene Gallengänge). In diesem Fall liegt also ein Klatskin-Tumor Bismuth III vor (➤ Abb. 5.5).

Eine Bürstenzytologie aus dem Stenosebereich bestätigt ein Adenokarzinom des pankreatikobiliären Systems.

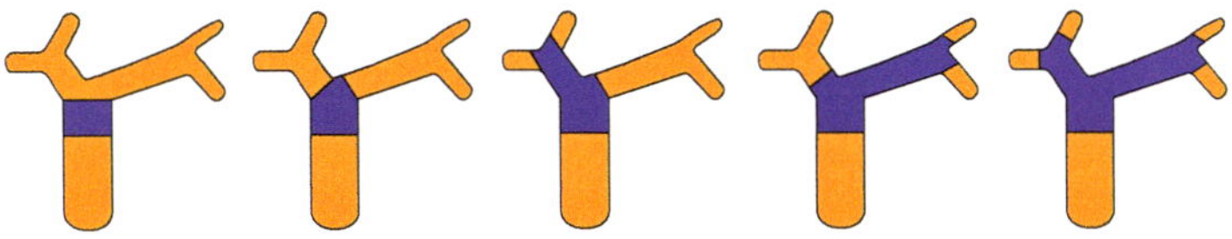

Abb. 5.5 Bismuth-Klassifikation [L231]

Welche Risikofaktoren sind für Cholangiokarzinome bekannt?

Ein gehäuftes Auftreten ist bei chronisch-entzündlichen und cholestatischen Zuständen bekannt: primär sklerosierende Cholangitis, Leberegel, chronische Hepatitis B/C, kongenitale Gallenwegsanomalien (Caroli-Syndrom, Choledochuszysten). Weitere Risikofaktoren sind Alkohol, Rauchen und Nitrosamine.

Wie würden Sie das Tumorstadium einstufen? Welche therapeutischen Optionen bestehen stadienabhängig?

Bei hilärer Raumforderung ohne Infiltration der Leber und Nachweis hilärer LK lautet das TNM-Stadium cT2a N1 Mx (➤ Tab. 5.3), entsprechend UICC-Stadium IIIB (➤ Tab. 5.4).

Tab. 5.3 TNM-Klassifikation für perihiläre Cholangiokarzinome

Primärtumor	
Tis	Carcinoma in situ
T1	Auf Gallengang beschränkt
T2a	Infiltration des umgebenden Fettgewebes
T2b	Leberinfiltration
T3	Invasion unilaterale Äste der Pfortader oder der A. hepatica
T4	Invasion Pfortaderhauptstamm oder bds. Pfortaderäste oder Hauptstamm der A. hepatica
Lymphknoten	
N0	Keine LK
N1	D. cysticus, DHC, A. hepatica, Pfortader
N2	Aorta, Cava, A. mesenterica sup., Tr. coeliacus
Metastasen	
M0/M1	

Tab. 5.4 UICC-Stadien

0	Tis	N0	M0
I	T1	N0	M0
II	T2a-b	N0	M0
IIIA	T3	N0	M0
IIIB	T1–3	N1	M0
IVA	T4	N0–1	M0
IVB	T1–4 T1–4	N2 N0–2	M0 M1

5

Eine Heilung des Cholangiokarzinoms ist nur durch komplette Resektion möglich. Zum Diagnosezeitpunkt sind jedoch nur ca. 20–30 % der Cholangiokarzinome resektabel. Operabilität und das OP-Ausmaß orientieren sich bei Klatskin-Tumoren an der Bismuth-Klassifikation und bei intrahepatischen sowie distalen Karzinomen an der lokalen Tumorausdehnung. Die Resektabilität muss sorgfältig mit der verfügbaren bildgebenden Diagnostik (CT/MRT, Endosonografie, Kontrastmittel-Sonografie) eruiert werden, ggf. auch unter Einsatz einer Staging-Laparoskopie.

- **Klatskin-Tumoren:** Bismuth-Typ I und II können durch Resektion der extrahepatischen Gallenwege und Lymphadenektomie (Typ II mit Resektion des Lobus caudatus) therapiert werden. Bei Typ III wird zusätzlich eine Hemihepatektomie durchgeführt, Typ IV gilt als inoperabel.
- **Intrahepatische Cholangiokarzinome:** Leberteilresektion abhängig von der Ausdehnung.
- **Extrahepatische distale Karzinome:** Duodenopankreatektomie.

Die mittlere Überlebensdauer ist auch in resektablen Fällen begrenzt (20 Monate). Mögliche adjuvante oder palliative Chemotherapiekonzepte beinhalten Gemcitabin und Oxaliplatin, sollten aber nur auf dem Boden einer interdisziplinären Einzelfallentscheidung und möglichst im Rahmen von Studien angewandt werden.

Welche palliativen, interventionellen Therapieoptionen stehen bei einem inoperablen, mit Ikterus einhergehenden Cholangiokarzinom zur Verfügung?

In der Palliativsituation ist die **Sicherstellung der Galleableitung** ein im Vordergrund stehendes Problem. Als Zugangsweg stehen als Standardverfahren die ERC sowie, wenn dies nicht durchführbar ist, die perkutane transhepatische Drainage zur Verfügung. Auch bei perkutanem Zugang sollte eine Galleableitung in den Darm angestrebt werden. Dies vermeidet Elekrolyt- und Bikarbonatverluste und bedeutet mehr Lebensqualität für den Patienten. Auch die Anlage einer biliodigestiven Anastomose kann in Einzelfällen bei distalen Tumoren in Betracht gezogen werden.

Beim endoskopischem Vorgehen wird die Stenose – ggf. nach Bougierung/Dilatation – mit einer Endoprothese überbrückt. Selbstexpandierende Metallstents haben aufgrund ihres größeren Durchmessers eine deutlich längere Offenheitsrate als Kunststoffstents. Die Metallstents sind daher bei distalen Tumoren bzw. Bismuth-I-Tumoren die erste Wahl, sofern der Patient eine absehbare Lebenserwartung von mehr als 6 Monaten hat. Metallstents können zwar auch im Bereich und proximal der Hepatikusgabel platziert werden, dies ist jedoch primär technisch aufwendiger als eine Kunststoffstentplatzierung und birgt das Risiko, Gallengänge durch die Expansion des Stents zu verlegen. Bei Stentokklusion ist ein Wechsel von Kunststoffstents einfacher durchzuführen als die erneute Stentversorgung bei Metallstents.

LITERATUR

Valle JW et al. Biliary cancer: ESMO Clinical Practice Guidelines for diagnosis, treatment and follow-up. Ann Oncol 2016; 27(suppl 5): v28–v37.

REFERENZ-KAPITEL IN LAYER P, ROSIEN U (2017) FACHARZTWISSEN GASTROENTEROLOGIE

1.14 Ikterus, „pathologische Leberwerte"
11.9 Tumoren (biliäres System)

5.4 Grippale Symptome und Sklerenikterus

A. Jung, D. Frederking

KASUISTIK

Eine 55-jährige Patientin stellt sich mit akuter Verschlechterung des Allgemeinzustands, Fieber, Schüttelfrost, Muskel- und Gelenkschmerzen und Oberbauchdruck bei Ihnen vor. **Laborchemisch** zeigen sich eine Erhöhung der Transaminasen

(GPT 863 U/l, GOT 650 U/l) und γ-GT sowie AP, das Billirubin ist auf 2,3 mg/dl erhöht. Die Patientin hat eine negative Reiseanamnese. In letzter Zeit habe sie keine neu verschriebenen Medikamente, lediglich die bereits seit Langem bestehende antihypertensive Medikation eingenommen.

Welche erste Verdachtsdiagnose äußern Sie?

Laborchemisch ist die Diagnose einer **akuten Hepatitis** zu stellen. Dazu passend zeigen sich die Erhöhung der Transaminasen sowie die Klinik mit Fieber, Gelenk- und Muskelschmerzen, Oberbauchbeschwerden.

Weitere Symptome einer akuten Hepatitis können gastrointestinale Beschwerden mit Durchfällen und Erbrechen, Kopfschmerzen, Ikterus, Krampfanfälle sein.

Welche Erreger einer akuten Virushepatitis kommen differenzialdiagnostisch generell infrage?

- Hepatitis A, B, C, D, E
- EBV, CMV, HSV, VZV
- Coxsacki-Viren, Rubellavirus, Adenoviren, Leptospiren, Masernviren, Lassa-Fieber, Marburg-Virus, Ebola-Virus, Gelbfieber-Erreger

Welche Marker bestimmen Sie im Serum?

- Hepatitis A: Hepatitis-A-IgM
- Hepatitis B: HBsAg, ggf. HVB-DNA, Anti-HBs
- Hepatitis C: HCV-RNA
- CMV-Serologie, EBV-Serologie, Adenoviren-, HSV-, VZV-Serologie

Die von Ihnen vorgeschlagene Diagnostik fällt durchgehend negativ aus. Nach genauerer **Anamnese** erfahren Sie, dass der Ehemann der Patientin Jäger ist und sie gemeinsam des Öfteren Wildprodukte zu sich nehmen. Vor ca. 3 Wochen haben sie eine Wildschweinpastete zubereitet.

Woran müssen Sie in diesem Fall zur weiteren Diagnostik denken? Erläutern Sie den epidemiologischen Hintergrund Ihrer Vermutung.

Akute Hepatitis-E-Infektion.

Die **Hepatitis-E-Infektion** ist in Asien, Afrika, Zentralamerika und im Mittleren Osten endemisch. Die Übertragung erfolgt wie bei der Hepatitis A in erster Linie fäkal-oral durch kontaminiertes Wasser. In den westlichen Industrieländern hat die Anzahl der Meldungen in den letzten Jahren stark zugenommen, was fast ausschließlich durch einen Anstieg der Inzidenz bei Patienten ohne Reiseanamnese, sogenannte „autochthone" Infektionen bedingt war. Es sind 4 Genotypen bekannt, die Genotypen 1 und 2 wurden vornehmlich in subtropischen Ländern und bei fäkal-oraler Übertragung festgestellt. Genotypen 3 und 4 verlaufen häufig subklinisch, insbesondere Genotyp 3 scheint für die Mehrzahl der autochthonen Infektionen in Europa verantwortlich. Hier scheinen Wildtiere (Wildschwein, Hirsch) ein wesentliches Reservoir und auch direkte Infektionsquelle zu sein.

Es existieren klare Belege dafür, dass die Hepatitis E (Genotypen 3 und 4) als Zoonose angesehen werden muss. Der Verzehr von nicht ausreichend gegarten Innereien oder Fleisch infizierter Tiere ist wahrscheinlich für die autochthonen Erkrankungsfälle verantwortlich. Die Seroprävalenz beträgt in Deutschland 16,8 %.

Wie ist der Verlauf einer Hepatitis E?

Ein erheblicher Anteil der Infektion verläuft asymptomatisch. Bei Schwangeren und Immunsupprimierten kann es zum fulminanten Leberversagen kommen. Zudem sind Fälle von chronischen Verläufen bei immunsupprimierten und transplantierten Patienten beschrieben. Die Inkubationszeit beträgt 15–60 Tage. Die Diagnose wird durch Nachweis spezifischer IgM- und IgG-Antikörper sowie der HEV-RNA im Serum gestellt. Mit Beginn der ikterischen Phase ist HEV-RNA im Stuhl bis etwa 10 Tage nach Abklingen des Ikterus nachweisbar. Die Therapie ist supportiv. Stuhlisolierung und Händedesinfektion sind sinnvoll. Seit 2012 existiert in China ein Impfstoff.

Auch bei **negativer Reiseanamnese** muss an eine Hepatitis-E-Infektion gedacht werden. Die Hepatitis E ist heute die häufigste Ursache einer akuten Virushepatitis.

Welche anderen Viruserkrankungen mit Leberbeteiligung (außer den klassischen Hepatitisviren) kennen Sie?

EBV. Die infektiöse Mononuklerose (Pfeiffer-Drüsenfieber) wird durch das Epstein-Barr-Virus, ein humanes Herpesvirus Typ IV, verursacht. Hauptrisikogruppen sind Kinder und junge Erwachsene. Neben der klassischen Trias fieberhafte Angina tonsillaris/Pharyngitis, Lymphknotenschwellung, typisches Blutbild mit Virozyten findet sich auch häufig eine Hepatosplenomegalie. Ca 80 % der Patienten weisen Transaminasenerhöhungen auf. Sehr selten sind persistierende Hepatitiden und fulminante Verläufe bei Immunsuppression. Die Diagnosestellung erfolgt durch den Nachweis von IgM-Antikörpern sowie durch EBV-DNA-Nachweis mittels PCR. Es gibt keine spezifische Therapie.

CMV. Ebenso kann bei einer Infektion mit humanem Zytomegalievirus (CMV) eine Leberbeteiligung vorkommen. Der Erreger wird auch als humanes Herpesvirus Typ 5 bezeichnet. Die Inkubationszeit beträgt 4–6 Wochen, die Übertragung erfolgt durch Schleimhautkontakt (Speichel, sexuell, peri-, postnatal), parenteral und kongenital. Bei Immunkompetenten verläuft die Erkrankung meist asymptomatisch oder klinisch wie eine infektiöse Mononukleose oder eine Virushepatitis. Schwere Verläufe sind meist assoziiert mit einer gestörten zellulären Immunität, z. B. bei HIV-Infektionen oder nach Organtransplantation. Insbesondere nach Lebertransplantation kann es zu schweren Hepatitiden mit fulminantem Leberversagen kommen. Die Diagnosestellung erfolgt serologisch mit dem Nachweis von CMV-Antikörpern, pp65-Antigen und CMV-DNA. Bei generalisiertem Infekt und bei immunsupprimierten Patienten wird eine Behandlung mit Ganciclovir durchgeführt.

Coxsackie-Virus Typ B, Varizellen und **Varicella Zoster** sowie **Rubella** können Hepatitiden verursachen. Eine hepatische Beteiligung bei Varizellen-Infektion rechtfertigt eine Aciclovir-Behandlung. Bei Adenoviren-Infektion wurden fulminante Hepatitiden bei Immunsupprimierten beschrieben. Masern verursachen vor allem bei Erwachsenen eine Leberbeteiligung in 80 % der Fälle.

REFERENZ-KAPITEL IN LAYER P, ROSIEN U (2017) FACHARZTWISSEN GASTROENTEROLOGIE
1.14 Ikterus, „pathologische Leberwerte"
10.2 Akute Virushepatitis

5.5 Oberbauchschmerzen, Fieber und dunkler Urin

S. Michaelis

KASUISTIK

Eine 52-jährige Patientin stellt sich mit seit einer Woche zunehmenden Oberbauchschmerzen und seit der letzten Nacht bestehendem Fieber vor. Sie beschreibt die Beschwerden als kolikartig, sie habe ähnliche Schmerzen schon einmal vor wenigen Jahren gehabt. Der Urin sei dunkler als sonst, dem Ehemann ist zuletzt eine leichte Gelbfärbung der Augen aufgefallen. Alkohol trinke sie eher selten. Bei der körperlichen Untersuchung der leicht adipösen Patientin finden sich ein leichter Druckschmerz im rechten Oberbauch sowie ein Sklerenikterus.

Grenzen Sie die aufgrund von Anamnese und Untersuchung in Betracht kommenden Differenzialdiagnosen ein.

Ein Ikterus kann prähepatisch (Hämolyse), intrahepatisch (toxisch, infektiös, entzündlich) oder posthepatisch (biliäre Abflussstörung) begründet sein. In Verbindung mit kolikartigen abdominalen Schmerzen im rechten oberen Quadranten und relativ kurzer Anamnese ist in erster Linie an das epidemiologisch häufige Gallensteinleiden mit den Hauptmanifestationen der **Cholezystitis** und der **Choledocholithiasis** zu denken, wobei aufgrund des Ikterus das Vorliegen einer Choledocholithiasis naheliegender ist. Hepatitiden gehen eher mit dumpfen Oberbauchschmerzen und deutlicherem Krankheitsgefühl einher. Immunologische (PBC) oder toxisch-medikamentöse Ursachen begründen in der Regel einen langsamen Verlauf und fallen häufiger durch Routinelaborkontrollen als durch eine klinische Symptomatik auf. Tumorerkrankungen im Bereich der extra- oder intrahepatischen Gallenwege nehmen meist einen längerfristigen Verlauf, oft ist ein Gewichtsverlust zu anamnestizieren, der Ikterus ist meist schmerzlos. Bei akuten Oberbauchschmerzen ohne Ikterus sind in die differenzialdiagnostischen Erwägungen ein Ulkusleiden, eine KHK und eine Nierenkolik einzubeziehen.

Beschreiben und begründen Sie Ihr weiteres diagnostisches Vorgehen.

Zu Eingrenzung der Ikterusursache sind eine Abdomensonografie (extrahepatische Cholestase? Raumforderungen? Cholelithiasis? Cholezystitis?) und Labordiagnostik (GOT/GPT, GGT/AP/Bilirubin, CRP, Blutbild, LDH) erforderlich.

Abdomensonografisch finden sich bei eingeschränkter Sicht ein schemenhaft abgrenzbarer DHC mit einer Weite von ca. 8–9 mm, mehrere kleinere Konkremente in der reizlosen Gallenblase sowie eine mäßige Leberverfettung.
Laborwerte: γGT 240 U/l, AP 276 U/l, Bilirubin 2,8 mg/dl, CRP 14,9 mg/dl, Leukozyten 9,2/nl.
Die Patientin wird bei zunehmenden Beschwerden mit V. a. Gallenkolik stationär eingewiesen. In der Klinik wird aufgrund von Klinik, Sonografie-Befund und Labor eine Choledocholithiasis vermutet.

Welche medikamentöse Therapie bis zur Einleitung weiterer Maßnahmen schlagen Sie vor?

Die Therapie der akuten Gallenkolik beinhaltet neben Nahrungskarenz die Gabe von Spasmolytika (Buthylscopolamin) und Analgetika (Novaminsulfon, Pethidin). Bei Fieber und erhöhten Entzündungsparametern muss auch an die Möglichkeit einer Cholangitis oder die Differenzialdiagnose einer (möglicherweise zusätzlich bestehenden) Cholezystitis gedacht werden. In diesem Fall ist (nach Entnahme von Blutkulturen) eine antibiotische Therapie indiziert (Cephalosporin der 2. oder 3. Generation, ggf. plus Metronidazol).

Wie ist das weitere diagnostische Vorgehen?

Wenn nach Bildgebung, Klinik und Labor an einer Choledocholithiasis keine Zweifel bestehen, ist die primäre Durchführung einer ERC gerechtfertigt. In unklaren Situationen (keine oder nur geringe Hyperbilirubinämie, eingeschränkte Darstellbarkeit des DHC, atypische Klinik) ist aufgrund der möglichen Risiken einer ERC eine weiterführende Bildgebung zum Nachweis einer Choledocholithiasis vorzuschalten.

Nennen Sie die infrage kommenden bildgebenden Verfahren und deren Wertigkeit.

Die höchste Sensitivität und Spezifität zum Nachweis einer Choledocholithiasis besitzen Endosonografie und ERC. Die ERC ermöglicht in gleicher Sitzung eine Therapie, geht aber mit einem relevanten Risiko für Pankreatitis, Cholangitis oder Perforation einher. Eine MRCP ist nicht invasiv, kann jedoch Konkremente < 6 mm nur eingeschränkt darstellen. Die orale Endosonografie ist daher zum Ausschluss von Konkrementen oder Sludge am besten geeignet.

Bei der Patientin wird bei nur gering erhöhtem Bilrubin zunächst eine Endosonografie durchgeführt. Hierbei stellt sich der DHC wie abgebildet dar (➤ Abb. 5.6).

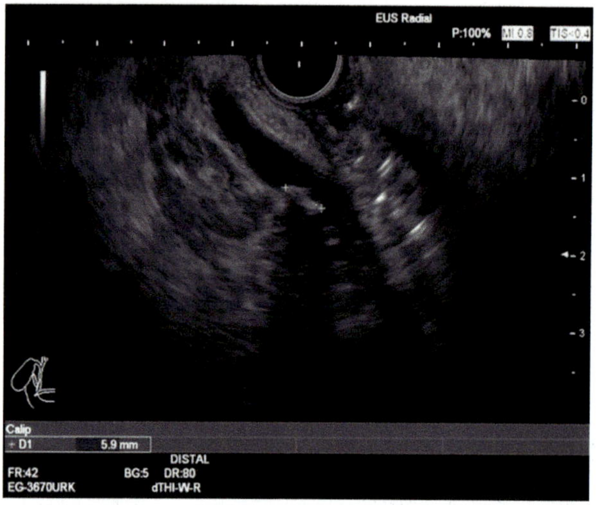

Abb. 5.6 Endosonografisches Bild [M817]

Beschreiben und deuten Sie das Bild!

Der DHC erscheint nicht erweitert, die Wanddicke ist normal. Innerhalb des DHC ist ein ca. 4–5 mm messendes, schattengebendes Konkrement erkennbar.

Wie entwickeln sich Gallengangsteine, was ist zu tun?

Konkremente können aus der Gallenblase in die Gallenwege übertreten oder direkt in diesen entstehen. Schwarze Pigment- und Cholesterinsteine in den Gallenwegen stammen aus der Gallenblase (bei Cholesterinsteinen in über 90 %). Braune Pigmentsteine können direkt in den Gallenwegen entstehen und sind mit biliären Strikturen bzw. Ganganomalien (z. B. Caroli-Syndrom, PSC) und mit Cholangitiden assoziiert.

Anders als bei der Cholezystolithiasis besteht auch bei asymptomatischer Choledocholithiasis eine klare Behandlungsindikation. Nur bei asymptomatischen Patienten mit erhöhtem Interventionsrisiko oder eingeschränkter Lebenserwartung kann zugewartet werden. **Therapie** der Wahl sind ERC mit Papillotomie und Steinextraktion unter Antibiotikatherapie. Falls die Steinextraktion endoskopisch auch mit mechanischer Lithotripsie nicht möglich ist, ist eine Cholangioskopie („Mother-baby-Endoskopie", modulare Cholangioskopie) mit elektrohydraulischer Lithotripsie oder Laserlithotripsie indiziert, in Ausnahmefällen auch eine chirurgische Choledochotomie.

Bei nachgewiesener Choledocholithiasis besteht die Indikation zur ERC. Über welche Risiken klären Sie die Patientin auf?

Die wesentlichen **Komplikationen** der ERC umfassen Pankreatitis (0,4–2 %), Blutung (1–4 %), Cholangitis sowie ggf. Sepsis (0,1–0,8 %) und Perforation in das Retroperitoneum (ca. 0,1 %). Eine relevante Atemdepression wird während der ERC bei ca. 0,2–0,6 % der Patienten beobachtet. Insgesamt muss bei einer therapeutischen ERC mit ca. 10 % Komplikationen gerechnet werden. Die Sterblichkeit unter ERCP liegt bei 1 Promille.

Bei der ERC werden nach Papillotomie mehrere kleine Konkremente entfernt. In der Gallenblase lassen sich ebenfalls Konkremente nachweisen. Der postinterventionelle Verlauf ist unauffällig.

Was empfehlen Sie der Patientin?

Nach stattgehabter Gallenkolik bzw. Choledocholithiasis und bei bestehender Cholezystolithiasis wird die elektive laparoskopische **Cholezystektomie** empfohlen, da in den folgenden 5 Jahren in 15 % der Fälle mit erneuten Komplikationen zu rechnen ist.

Die Patientin stellt sich noch vor geplanter Cholezystektomie notfallmäßig erneut mit rechtsseitigen Oberbauchschmerzen mit Ausstrahlung in die rechte Schulter und Fieber vor. Das **Notfalllabor** zeigt deutlich erhöhte Werte für γGT, AP sowie eine Leukozytose und ein CRP von 78 mg/dl, das Bilirubin ist normwertig. Die **klinische Untersuchung** ergibt einen deutlichen Druckschmerz im rechten Oberbauch bei Inspiration. **Sonografisch** lassen sich folgende Befunde erheben (➤ Abb. 5.7a + b).

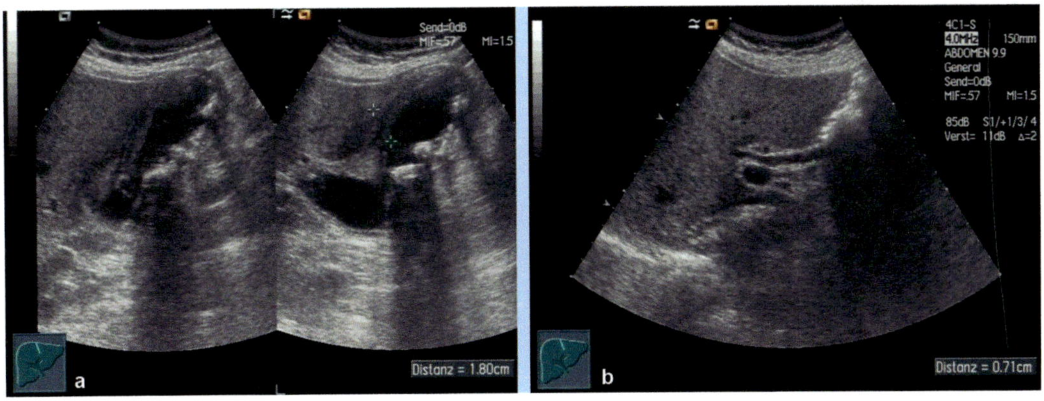

Abb. 5.7 a+b Sonografische Bild rechter Oberbauch [M817]

Beschreiben Sie die Befunde. Wie lautet die Diagnose?

Es zeigt sich das typische Bild einer akuten Cholezystitis mit deutlicher Wandverdickung, Dreischichtung der Wand und umgebendem Flüssigkeitssaum bei mehreren Konkrementen. Der DHC stellt sich mit ca. 7 mm normal weit dar.

Die **akute Cholezystitis** ist in über 90 % der Fälle mit einer Cholezystolithiasis vergesellschaftet. Die Entzündung entwickelt sich typischerweise infolge einer Zystikusobstruktion durch ein Konkrement. Eine offensichtlich sekundäre bakterielle Besiedlung (hämatogen über die Pfortader) ist in bis zu 70 % nachweisbar (*E. coli, Streptococcus faecalis,* Anaerobier u. a.).

Typische **Symptome** sind die einer Gallenkolik, begleitet von Übelkeit, Erbrechen und oft leichtem Fieber. Bei progredienten Schmerzen oder Schüttelfrost muss an Komplikationen gedacht werden.

Sonografisch finden sich neben Konkrementen eine Druckschmerzhaftigkeit der Gallenblase, eine Wandverdickung > 4 mm, Dreischichtung der Wand, ggf. pericholezystitische Flüssigkeit. Laborchemisch typisch ist eine Leukozytose, Transaminasen und AP sind fakultativ leicht erhöht.

Der vorgestellte Fall bestätigt die Empfehlung, nach endoskopischer Therapie einer Choledocholithiasis die indizierte Cholezystektomie möglichst im gleichen Aufenthalt durchführen zu lassen.

Wie sieht die weitere Therapie aus?

Die Behandlung erfolgt stationär in enger Kooperation mit der Chirurgie: Nahrungskarenz, parenterale Flüssigkeitssubstitution, Antibiose (z. B. Cephalosporin der 2. Generation oder Cephalosporin der 3. Generation plus Metronidazol, in der aktuellen AWMF-Leitlinie wird aufgrund der fehlenden Evidenz eines Nutzens eine Antibiotikatherapie bei milder Entzündung Grd I nicht mehr empfohlen). Angestrebt wird die frühelektive laparoskopische Cholezystektomie innerhalb der ersten 3–4 Tage nach Symptombeginn (günstige OP-Bedingungen durch Gewebsödem). Bei länger bestehender Symptomatik zunächst konservative Behandlung und spätere elektive Cholezystektomie im entzündungsfreien Intervall. Bei fehlender Stabilisierung in den ersten Stunden nach Aufnahme besteht die Indikation zur sofortigen OP. Bei kritisch Kranken oder Inoperabilität ggf. perkutane Cholezystostomie.

Welche konservativen Therapieoptionen bei symptomatischer Cholezystolithiasis kennen Sie? Wann kommen Sie zur Anwendung? Wie sind die Erfolgsaussichten?

Konservative Therapieverfahren kommen aufgrund der hohen Rezidivrate nur in Ausnahmefällen (z. B. Inoperabilität) bei komplikationsarmer, symptomatischer Cholezystolithiasis zur Anwendung! Voraussetzungen sind eine kontraktionsfähige Gallenblase und ein durchgängiger Ductus cysticus. Das Rezidivsteinrisiko beträgt ca. 50 % in 5 Jahren.

Die **medikamentöse Litholyse** kann bei Konkrementen < 15 mm und einem steinfreien Restvolumen der Gallenblase > 33 % durch eine Erhöhung des Gallensäurepools bei ca. 50 % in 12–18 Monaten zur Steinauflösung führen. Verwendet wird eine Kombination aus Chenodesoxycholsäure (Nebenwirkungen: Diarrhö, Lebertoxizität, Fetotoxizität) und Ursodeoxycholsäure über 1–2 Jahre.

Die **extrakorporale Stoßwellenlithotripsie** (ESWL) vermag größere Konkremente < 3 cm zu zertrümmern, eine Nachbehandlung mit Gallensäuren über mehrere Monate ist erforderlich (Erfolgsrate 80 %, Komplikationen: Hämaturie, biliäre Pankreatitis).

LITERATUR

Gutt C, Jenssen C, Barreiros AP et al. Aktualisierte S3-AWMF-Leitlinie zur Prävention, Diagnostik und Behandlung von Gallensteinleiden (2018): https://www.dgvs.de/wp-content/uploads/2018/04/Leitlinie-Gallensteine-11.04.2018.pdf

REFERENZ-KAPITEL IN LAYER P, ROSIEN U (2017) FACHARZTWISSEN GASTROENTEROLOGIE

1.14 Ikterus, „pathologische Leberwerte"
11.3 Choledocholithiasis
11.4 Akute Cholezystitis und ihre Komplikationen

5.6 Pruritus

S. Teising, D. Frederking

KASUISTIK

Eine 52-jährige Patientin wird vom Hausarzt zur Abklärung erhöhter Leberwerte zum Gastroenterologen überwiesen. Seit 3 Monaten bestehe ein Ganzkörperpruritus ohne Hautbefund, insbesondere ohne Haut- oder Sklerenikterus. Stuhl und Urin seien normal und nicht in der Farbe verändert. Außerdem fühle sich die Patientin seit 6 Monaten zunehmend schlapp, das Gewicht sei konstant, Nachtschweiß oder Fieber seien nicht aufgetreten. Zusätzlich klagt die Patientin über rezidivierend trockene Augen und einen trockenen Mund. In der laborchemischen Untersuchung beim Hausarzt seien eine erhöhte alkalische Phosphatase und eine erhöhte γGT aufgefallen, sonografisch habe der Hausarzt kein Korrelat gefunden. Eine feste Medikation bestehe nicht, der letzte Auslandsaufenthalt sei vor 2 Jahren in Norditalien gewesen. Außer einem Nikotinabusus (10 py) gibt es keine relevanten Nebendiagnosen. In der **körperlichen Untersuchung** fällt eine Hepatomegalie auf.

Welche Differenzialdiagnosen kommen infrage?

Differenzialdiagnostisch kommen Ursachen intra- und extrahepatischer Cholestase infrage, außerdem sind Differenzialdiagnosen eines Ganzkörperpruritus einzuschließen:

- **Intrahepatische Cholestase**
  - Virushepatitis
  - Autoimmunhepatitis
  - Hämochromatose, M. Wilson
  - alkoholtoxische Leberschäden
  - PBC
  - PSC
- **Extrahepatische Cholestase**
  - Cholelithiasis
  - Tumoren
  - Gallengangsstenosen
- **Pruritus**
  - allergische Hautreaktionen
  - parasitäre Erkrankungen
  - medikamentenassoziierter Pruritus
  - Sprue
  - maligne Lymphome

Welche weitere Diagnostik ist einzuleiten?

1. Erneute Abdomen-Sonografie
2. Laboruntersuchungen: Leberwerte, Hepatitisserologie, Immunglobuline, Antikörperdiagnostik (bei führender Cholestase primär ANCAs bei V. a. PSC, AMAs und Pyruvatdehydrogenase-Antikörper (AMA-M2) zum Ausschluss der PBC)

Sonografisch besteht weiterhin kein Korrelat, die intra- und extrahepatischen Gallenwege stellen sich regelrecht dar, Hinweise auf Leberherde gibt es nicht. Laborchemisch fallen zusätzlich zur erhöhten AP und γGT positive AMAs und eine erhöhte IgM-Konzentration auf. Außerdem ist der Pyruvatdehydrogenase-Antikörper (früher Anti-M2-Antikörper) positiv.

Welche Erkrankung liegt vor, wie können Sie die Diagnose weiter sichern?

Klinik und Laborbefunde passen zu einer **primär biliären Cholangitis** (PBC). Die PBC ist selten (Inzidenz 0,3–6 pro 100.000 Einwohner; Prävalenz 1,9–40 pro 100.000 Einwohner), sie ist jedoch die häufigste chronische cholestatische Lebererkrankung. Synonym wird der Begriff „chronische, nichteitrige destruierende Cholangitis" verwendet. Meist sind Frauen über dem 40. Lebensjahr betroffen. Die Ursache ist unklar, genetische und Umweltfaktoren sowie eine immunologische Fehlregulation scheinen pathogenetisch von Bedeutung zu sein, über immunologische Mechanismen kommt es zu einer progredienten Zerstörung der intrahepatischen Gallengänge.

AMAs lassen sich bei 95 % der PBC-Patienten nachweisen, wobei der Nachweis von Antikörpern gegen Pyruvatdehydrogenase (PDH-E2) oder Verzweigtketten-Ketonsäuredehydrogenase (BCKD-E2) als spezifisch gilt. Sollten bei vorliegender Konstellation AMAs negativ sein, kann bei einigen Patienten die Diagnose durch den Nachweis von Antikörpern gegen SP 100 gesichert werden; ANAs sind bei ca. 50 % der Patienten positiv, eine starke IgM-Erhöhung ist typisch.

5

Welche Untersuchungen sind ergänzend zu erwägen?

Zur Einschätzung des Fibrosegrades kann eine Elastografie (Fibroscan®) genutzt werden. Eine Indikation zur Leberbiopsie ist aktuell fakultativ, diese wäre zum jetzigen Zeitpunkt nur bei AMA-negativen Patienten zur Diagnosesicherung notwendig. Eine Biopsie könnte zum Staging der Zirrhose sowie zur Abgrenzung von Differenzialdiagnosen oder eines Overlap-Syndroms durchgeführt werden. Eine weitere Bildgebung wäre zum jetzigen Zeitpunkt nicht sinnvoll, da durch vorliegende positive Antikörper die Diagnose als gesichert gilt und man durch eine MRCP oder ein Abdomen-CT keine zusätzlichen Informationen gewinnen würde.

Kennen Sie die histologische Stadieneinteilung der PBC (➤ Tab. 5.5)?

Tab. 5.5 Histologische Stadieneinteilung der primären biliären Cholangitis

Stadium	Charakteristika
I	Lokale entzündliche Reaktion im Bereich der kleinen Gallenwege, evtl. epitheloidzellige Granulome
II	Gallengangsproliferation mit Pseudogallengängen
III	Perilobuläre Fibrose, Rarefizierung der kleinen Gallengänge, Mottenfraßnekrosen
IV	Zirrhosestadium (meist mikrolobulär), makroskopisch dunkelgrüne Leber

Welche anderen körperlichen Symptome und assoziierten immunologischen Erkrankungen der primär biliären Cholangitis kennen Sie?

Ein Ikterus ist ein weiteres häufiges Symptom, außerdem kommen Xanthelasmen vor allem der Augenlider sowie eine dunkle Hauttönung vor. Neben einer Hepatomegalie kann eine Splenomegalie auftreten. Häufig (20–40 %) ist die PBC mit anderen Autoimmunsyndromen assoziiert:

- Sicca-Syndrom
- Autoimmunthyreoiditis
- Rheumatoide Arthritis
- Dermatomyositis
- Mixed Connective Tissue Disease
- Systemischer Lupus erythematodes
- Sklerodermie

- Glomerulonephritis
- Sprue

Bei Patienten mit PBC ist folglich auch auf Symptome der assoziierten Erkrankungen zu achten.

Wie wird eine primär biliäre Cholangitis behandelt? Wie managen Sie Folgen bzw. Symptome der chronischen Cholestase (z. B. des Pruritus)?

Eine kausale Therapie der PBC gibt es nicht. Eine lebenslange **Behandlung mit Ursodesoxycholsäure** (UDCA) in einer Dosierung von 15 mg/kg KG/d kann die Beschwerden der Patienten lindern sowie die laborchemischen und histologischen Parameter bessern. Außerdem beeinflusst UDCA den Verlauf und die Prognose, so wird durch eine rechzeitige UDCA-Therapie das Risiko einer Leberzirrhose vermindert und das transplantatfreie Überleben verlängert. UDCA hemmt die biliäre Cholesterinsekretion sowie die intestinale Cholesterinresorption. Nach Therapieeinleitung kann ein bestehender Pruritus kurzfristig verstärkt werden bzw. ein vorrübergehender Pruritus auftreten. Des Weiteren sind Diarrhöen als Nebenwirkung beschrieben, schwerwiegende Nebenwirkungen sind nicht zu befürchten. Bei unzureichendem Ansprechen (AP > 1,5 der oberen Normgrenze nach 12 Monaten) kann alternativ oder kombiniert mit **Obeticholsäure** oder ergänzend mit Fenofibrat oder Bezafibrat therapiert werden.

Der **Pruritus** kann zusätzlich symptomatisch mit Colestyramin oder Antihistaminika behandelt werden. Colestyramin bindet die Gallensäuren im Darm und senkt den Cholesterinspiegel, es sollte zeitversetzt 3 Stunden nach UDCA eingenommen werden. Bei therapierefraktärem Pruritus können Therapieversuche mit Rifampicin, Sertralin oder Naloxon (off label use!) erfolgen.

Bei deutlicher **Cholestase** kann eine Substitution von Kalzium und Vitamin D zur Osteoporoseprophylaxe sowie von Vitamin K zur Stabilisierung der Synthese von Gerinnungsfaktoren sinnvoll sein. Unter Colestyramintherapie müssen fettlösliche Vitamine substituiert werden. Bei **Maldigestionssyndrom** sollte eine fettarme Diät eingehalten werden, auf ausreichende Zufuhr von mittelkettigen Triglyzeriden ist zu achten und ggf. Lipase zu den Mahlzeiten zu substituieren.

Auch bei manifester **Zirrhose** entspricht die Therapie den üblichen Strategien (Dosisanpassung bei Orbeticholsäure und Fibraten). Bei zunehmender Verschlechterung der Leberfunktion ist die Indikation zur Lebertransplantation zu prüfen. Spätestens ab einer Serumbilirubinkonzentration von > 5 mg/dl sollte der Patient in einem Transplantationszentrum vorgestellt werden. Mit Überlebensraten von 85–90 % nach 5 Jahren ist die Lebertransplantation die Therapie der ersten Wahl im Endstadium der PBC.

Wie ist die Prognose der Erkrankung und wie gestaltet sich das weitere Vorgehen?

Es sollten regelmäßige klinische und laborchemische Kontrollen von Transaminasen und Cholestaseparametern (v. a. AP und GOT) erfolgen. Zuerst nach 4 Wochen, bei regredienten Befunden alle 3 Monate. Bei höhergradiger Fibrose oder Zirrhose sollte alle 6 Monate eine HCC-Surveillance erfolgen.

Bei symptomfreien Patienten beträgt das 5-Jahres-Überleben ca. 90 %, bei symptomatischen Patienten ca. 50 %. Als bester prognostischer Parameter hat sich das Bilirubin bewährt. Bei früher Therapieeinleitung (PBC-Stadium 1–2) oder gutem Therapieansprechen (GOT/AP < 1,5-fach erhöht, Bili normal) ist das Langzeitüberleben exzellent. Die HCC-Inzidenz liegt jährlich bei 0,2 %, bei Nichtansprechen auf UDCA ist das HCC-Risiko am höchsten, die 10- und 20-Jahres-Inzidenzen liegen bei 9 bzw. 20 %.

Die Patientin spricht initial gut auf die Therapie an. Nach 1,5 Jahren kommt es jedoch zu einem Anstieg der Transaminasen und des Bilirubins.

Was ist zu tun?

Eine Abdomensonografie sollte auch zum Ausschluss einer extrahepatischen Cholestase, v. a. eines Tumorgeschehens, durchgeführt werden. Eine erneute Antikörperdiagnostik ist indiziert. Es sollten ANA/SMA/LKM/SLA sowie Immunglobuline bestimmt werden, andere Ursachen einer hepatitischen Reaktion (Virushepatitis, medikamentös-toxische Ursachen) sollten ausgeschlossen werden.

Es zeigen sich ANA von > 1: 840, das IgG ist deutlich erhöht. Welche Diagnose stellen Sie und was ist weiter diagnostisch zu tun?

Es besteht der V. a. ein PBC/Autoimmunhepatitis(AIH)-Überlappungssyndrom (**Overlap-Syndrom**). Zur weiteren Abklärung ist nun eine Leberbiopsie anzustreben, da zur Diagnose des Overlap-Syndroms der Nachweis einer mäßig- bis schwergradigen Interface-Hepatitis unverzichtbar ist. Die Häufigkeit eines PBC/AIH-Overlapsyndroms variiert je nach Studie von 1 bis 20 %. Wichtigste Komplikation einer Leberbiopsie ist die Nachblutung, die in 1–5 % aller Fälle auftritt, die Mortalität liegt bei 0,1–0,3 %.

Zur Bewertung der Situation kann der vereinfachte Autoimmunhepatitis-Score nach Hennes et al. hilfreich sein (➤ Tab. 5.6). Ein Wert unter 6 schließt eine AIH nicht aus!

Tab. 5.6 Vereinfachte diagnostische Kriterien der AIH

Parameter	Cut-off-Wert	Punkte
ANA oder SMA	≥1 : 40	1
ANA oder SMA LKM SLA	≥1 : 80 ≥1 : 40 positiv	2 (für alle erwähnten AK maximal 2 Pt.)
IgG	> 1,0-facher oberer Normwert > 1,1-facher oberer Normwert	1 2
Leberhistologie (Zeichen der Hepatitis)	vereinbar mit AIH typisch für AIH	1 2
Ausschluss Virushepatitis	erfolgt	2
		≥ 6 wahrscheinliche AIH ≥ 7 gesicherte AIH

Der Verdacht auf ein PBC/AIH-Überlappungssyndrom bestätigt sich. Welche therapeutischen Konsequenzen ziehen Sie daraus?

Ist die Hepatitis serologisch und histologisch das führende Krankheitsbild des Overlaps, ist eine immunsuppressive Therapie indiziert, bei vorrangig cholestatischem Verlauf ist eine Therapie mit UDCA notwendig. In der Regel ist – wie auch in diesem Fall – eine Kombination beider Therapieoptionen indiziert.

Die immunsuppressive Therapie erfolgt äquivalent zur AIH mit Glukokortikoiden (Prednison oder Prednisolon) oder Budesonid, oft in Kombination mit Azathioprin.

Zur **Remissionsinduktion** wird Prednisolon mit einer Mindestdosierung von 60 mg/d, meist mit 1 mg/kg KG pro Tag eingesetzt. Eine Reduktion erfolgt unter Kontrolle der Laborparameter um je 10 mg/Woche bis 30 mg/d, dann um 5-mg-Schritte/Woche. Zur **Remissionserhaltung** sollte nach Abklingen des Ikterus eine Therapie mit Azathioprin in einer Dosierung von 1–1,5 mg/kg KG/d begonnen werden. Die Kombinationstherapie Prednisolon/Azathioprin kann auch initial durchgeführt werden, sie ist genauso effektiv wie die Steroidmonotherapie. Die Entscheidung zur Kombinationstherapie orientiert sich am Risikoprofil des Patienten. Frühestens nach 2-jähriger Remission können die Steroide unter Dosissteigerung des Azathioprins auf

1–2 mg/kg KG ausgeschlichen werden. Vergleichbare Ansprechraten finden sich für Budesonid 9 g/d (nach Remission Reduktion auf 6 g/Tag) plus Azathioprin bei weniger Steroidnebenwirkungen. Budesonid ist allerdings bei Leberzirrhose kontraindiziert.

Bei Azathioprinunverträglichkeiten ist als **Zweitlinientherapie** ein Versuch mit 6-Mercaptopurin (off label use) anzustreben. Bei fehlendem Ansprechen sind Therapieversuche mit anderen Immunsuppressiva (Mycophenolat, Ciclosporin A, Metothrexat, Tacrolimus, Cyclophosphamid, TNF-α-Inhibitoren) in einer spezialisierten Ambulanz denkbar.

Therapieziel ist eine Normalisierung von Transaminasen und IgG-Konzentration, engmaschige Laborkontrollen sind indiziert.

Wie lange muss die remissionserhaltende Therapie durchgeführt werden?

Eine Remissionsinduktion gelingt bei 87 % der Patienten in den ersten 3 Jahren. Remission ist definiert als Normalisierung von Transaminasen und IgG. Die Remissionstherapie mit Azathioprin sollte mindestens für 2–4 Jahre erfolgen und ist oft lebenslang notwendig. Nach Absetzen erleiden bis zu 85 % der Patienten ein Rezidiv, engmaschige Verlaufskontrollen sind deshalb auch nach Therapieende notwendig, Rezidive können auch noch nach 3 Jahren oder später auftreten. Steigen die Transaminasen unter Reduktion der remissionserhaltenden Therapie an, ist eine erneute Remissionsinduktion und dann Fortführung der Remissionserhaltung indiziert.

LITERATUR

Beuers U et al. Changing nomenclature for PBC: From „cirrhosis" to „cholangitis". Hepatology 2015; 62: 1620.

European Association for the Study of the Liver. EASL Clinical Practice Guidelines: Autoimmue Hepatitis. J Hepatol 2015 Oct; 63(4): 971–1004.

Hierschfield GM, Mason A, Luketic V et al. Efficacy of obeticholic acid in patients with primary biliary cirrhosis and inadequate response to ursodeocxycholic acid. Gastroenterology 2015; 148: 751–761.

Cheung AC, Lapointe-Shaw L, Kowgier M et al. Combined ursodeoxycholic acid (UDCA) and fenofibrate in primary biliary cholangitis patients with incomplete UDCA response may improve outcomes. Aliment Pharmacol Ther 2016; 43: 283–293. doi: 10.1111/apt.13465.

Strassburg CP et al. S2k Leitlinie Autoimmune Lebererkrankungen. Vorabpublikation: https://www.dgvs.de/wp-content/uploads/2017/07/021-027l_S2k_Autoimmune_Lebererkrankungen_2017-07_01.pdf

REFERENZ-KAPITEL IN LAYER P, ROSIEN U (2017) FACHARZTWISSEN GASTROENTEROLOGIE

1.14 Ikterus, „pathologische Leberwerte"
10.4.1 Chronische, autoimmune Hepatitis (Autoimmunhepatitis/AIH)
10.10 Primär biliäre Cholangitis (PBC)

5.7 Diarrhö und Erhöhung der Cholestaseparameter

N. Jesse, D. Frederking

KASUISTIK

Ein 36-jähriger Mann wird Ihnen von seinem Hausarzt, bei dem er sich wegen chronischer Diarrhöen mit intermittierenden Bauchschmerzen vorgestellt hatte, zur Koloskopie überwiesen. Der Hausarzt hatte bereits eine **Blutentnahme** durchgeführt, in der sich eine diskrete Leukozytose sowie eine Erhöhung der γGT, AP, Bilirubin und eine BSG von 20/40 gezeigt hatten.

Die **Sonografie** ergab eine Darmwandverdickung im linken Kolon bei ansonsten unauffälligen Befunden.

Der Patient hat keine Vorerkrankungen. Alkohol wird verneint. Es besteht ein Nikotinabusus.

In der durchgeführten **Koloskopie** zeigt sich eine Linksseitenkolitis, die Histologie bestätigt eine Colitis ulcerosa.

Welche Erkrankung könnte ursächlich für die Erhöhung der Leberwerte sein und welche Differenzialdiagnosen sind zu bedenken?

Die beschriebene Befundkonstellation passt zu einer primär sklerosierenden Cholangitis im Rahmen der nachgewiesenen Colitis ulcerosa. Differenzialdiagnostisch müssen eine PBC, eine Virushepatitis, ein Gallensteinleiden und sekundär sklerosierende Cholangitiden in Erwägung gezogen werden.

Es besteht der Verdacht auf eine primär sklerosierende Cholangitis. Worum handelt es sich bei dieser Erkrankung?

Bei der primär sklerosierenden Cholangitis handelt es sich um eine chronisch-cholestatische Lebererkrankung, die durch progrediente segmentale Entzündung und Fibrosierung der intra- und/oder extrahepatischen Gallengänge gekennzeichnet ist. Der **Pathogenese** liegt vermutlich eine Kombination aus immunologisch-autoimmuner Reaktion, einem gestörten Gallesäuremetabolismus und einer Barrierestörung zugrunde. Die Folge sind Strikturen und Dilatationen der Gallengänge und letztendlich kommt es zu einer sekundär biliären Zirrhose.

Die primär sklerosierende Cholangitis tritt in 50–75 % der Fälle assoziiert mit chronisch-entzündlichen Darmerkrankungen auf, in der Regel mit einer Colitis ulcerosa, wobei das Auftreten der primär sklerosierenden Cholangitis zeitlich unabhängig von der chronisch-entzündlichen Darmerkrankung sein kann. 70 % der Betroffenen sind Männer im Alter von 25–40 Jahren.

Die Patienten leiden häufig unter Müdigkeit, Pruritus und Verfärbungen von Stuhl und Urin, sie können Ikterus oder Hepatomegalie aufweisen sowie im späteren Stadium Leberhautzeichen und Aszites. Bis zu 50 % der Patienten können jedoch asymptomatisch sein.

Laborchemisch zeigt sich meist eine Erhöhung von γGT, AP und Bilirubin bei oft normwertiger GOT und GPT. Außerdem können erhöhte Immunglobuline, v. a. IgM, ebenso wie ein erhöhtes pANCA (70–85 % der Fälle) nachgewiesen werden.

Die PSC kann auch mit anderen **Autoimmunerkrankungen** vergesellschaftet sein. Hierzu zählen systemisch fibrosierende Erkrankungen sowie z. B. der systemische Lupus erythematodes oder die systemische Sklerodermie.

Laborchemisch bestätigt sich Ihre Verdachtsdiagnose mit entsprechend erhöhten Parametern. Wie gehen Sie weiter vor, um die Diagnose zu sichern?

Es sollte, wenn nicht bereits erfolgt, eine Abdomensonografie durchgeführt werden mit besonderer Beachtung der Leber und der Gallengänge zum Nachweis eventuell vorhandener prästenotischer Cholangioektasen sowie Zeichen eines Leberumbaus.

Entscheidend für die Diagnose ist jedoch die Durchführung einer **MRCP oder ERCP.** Die MRCP ist das weniger belastende und risikoärmere Verfahren, allerdings ist sie gerade für die Darstellung von Veränderungen der kleineren Gallengänge weniger sensitiv. In MRCP/ERCP zeigen sich die typischerweise diffus verteilten Stenosen bzw. Strikturen („Perlschnurphänomen") bis zu Gangabbrüchen und Dilatationen mit Befall der intra- und/oder extrahepatischen Gallengänge.

Bei V. a. PSC kann initial die MRCP erfolgen. Bei eindeutigem Befund mit typischer makroduktaler PSC ist die Diagnose gesichert, eine therapeutische ERC kann indiziert sein. Bei unklarem Befund sollte eine diagnostische ERC erfolgen. Sollte diese normale oder atypische Befunde zeigen, sollte eine Small-Duct-PSC mittels Leberbiopsie ausgeschlossen werden (ca. 5% der Patienten).

Welchen Befund sehen Sie auf diesen MRT-Bildern (➤ Abb. 5.8, ➤ Abb. 5.9)?

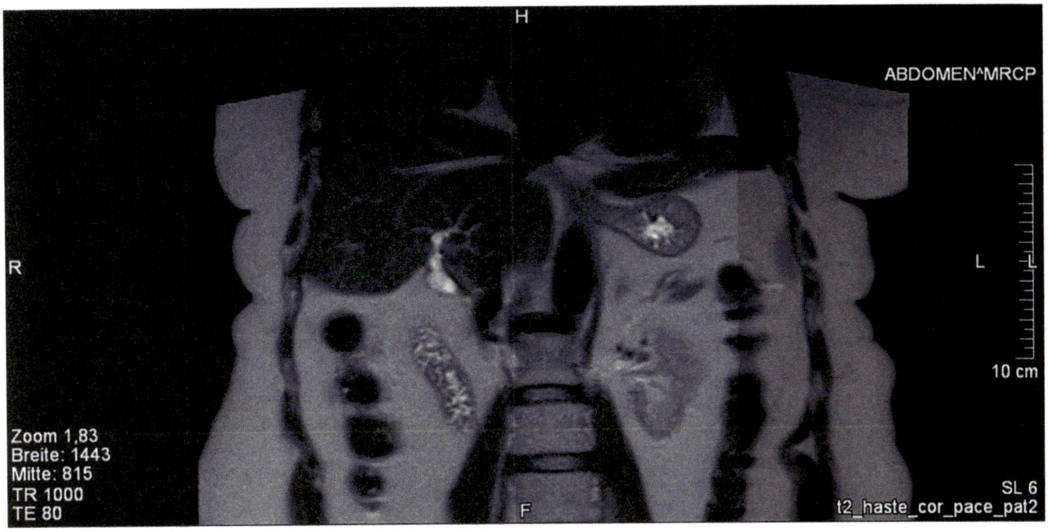

Abb. 5.8 MRT des Abdomens [T679]

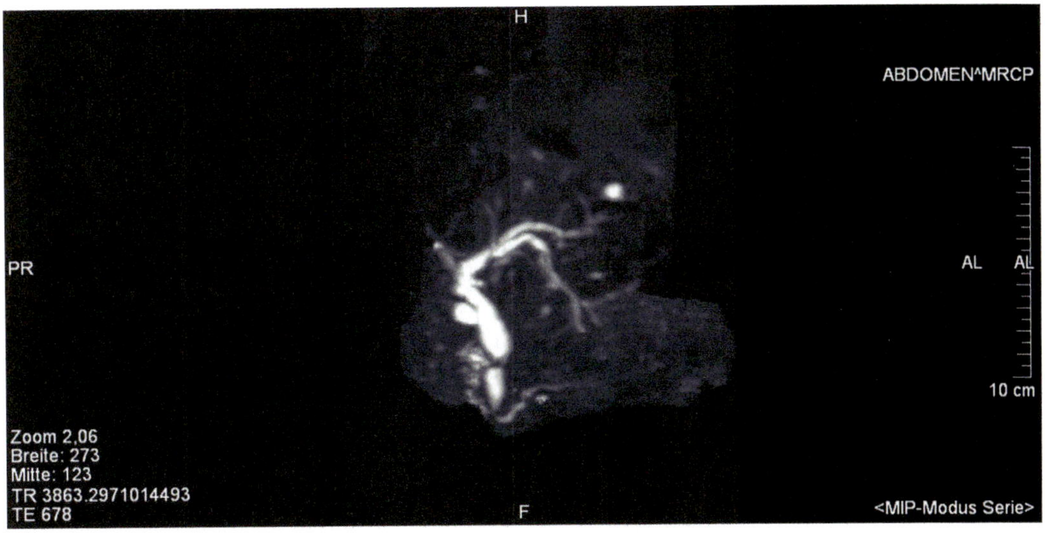

Abb. 5.9 MRCP der Leber [T679]

Hochgradige, längerstreckige Stenose des Ductus hepaticus communis sowie grenzwertig weite periphere Gallenwege insbesondere im linken Leberlappen wie bei PSC (NB: zonale Mehrverfettung im rechten Leberlappen).

Halten Sie eine Leberpunktion zur Diagnosesicherung für zwingend erforderlich?

Eine Leberpunktion ist bei typischen Befunden in MRCP und/oder ERC in der Regel nicht erforderlich. Sie zeigt nur in bis zu 50 % der Fälle die PSC-typischen Veränderungen in Form einer zwiebelschalenartigen periduktalen Fibrose. Die Histologie kann jedoch im Hinblick auf die Prognose von Bedeutung sein, da das Stadium der Fibrose ermittelt werden kann, ebenso können Overlap-Syndrome abgegrenzt werden. Es werden **4 Stadien der PSC** unterschieden:

- Stadium 1: portale Entzündung ohne/mit Gallenwegsveränderung
- Stadium 2: periportale Entzündung und Fibrose
- Stadium 3: septenbildende Fibrose und Brückennekrosen
- Stadium 4: Zirrhose.

Selten tritt bei Patienten, die eine CED und ein cholestatisches Leberenzymprofil haben, eine prognostisch günstige Small-Duct-PSC auf. Während bei diesen Patienten eine ERCP Normalbefunde erbringt, zeigen sich die typischen histologischen Veränderungen.

Beschreiben Sie den Verlauf der Erkrankung?

Die mittlere Überlebensdauer bzw. Zeit bis zur Lebertransplantation beträgt 12 Jahre. Der Krankheitsverlauf ist progredient bis zum Vollbild der Leberzirrhose. Das Risiko für die Entwicklung eines cholangiozellulären Karzinoms (CcC) ist deutlich erhöht (1–1,5 %/Jahr bzw. 5–15 % der Patienten) und ca. 50 % der CcC werden im ersten Jahr nach PSC-Diagnosestellung diagnostiziert.

Risikofaktoren sind männliches Geschlecht, erhöhtes Bilirubin, Nikotinabusus und langer Krankheitsverlauf der chronisch-entzündlichen Darmerkrankung. Des Weiteren ist das Risiko für kolorektale Karzinome bei Patienten mit Colitis ulcerosa 10-fach erhöht, das Risiko für Pankreaskarzinome 14-fach.

Welche Möglichkeiten einer medikamentösen Therapie der PSC gibt es?

Eine durch kontrollierte Studien gesicherte medikamentöse Standardtherapie der PSC existiert nicht. Ursodesoxycholsäure (UDCA) 15–20 mg/kg KG verbessert die Laborparameter, aber nicht die Prognose und wird derzeit nur noch für Patienten mit Colitis ulcerosa und deutlich erhöhtem Risiko für ein rechtsseitiges Kolonkarzinom empfohlen.

Des Weiteren sollte eine Prophylaxe und Therapie von Symptomen und Komplikationen erfolgen. Hierzu gehört z. B. eine monatliche Substitution von fettlöslichen Vitaminen, an denen es aufgrund der chronischen Cholestase mangelt. Aufgrund der Cholestase sollte auch eine Osteoporoseprophylaxe betrieben werden. Colestyramin (bis 4 × 4 g/d) kann gegen den Pruritus eingesetzt werden. Interkurrente Cholangitiden müssen konsequent antibiotisch behandelt werden.

Welche interventionellen/operativen Therapiemöglichkeiten kennen Sie?

Kommt es im Verlauf der Erkrankung zu einem Anstieg der Cholestaseparameter oder rezidivierenden bakteriellen Cholangitiden, die im Übrigen der konsequenten antibiotischen Therapie bis hin zur Langzeittherapie bedürfen, sollte eine **ERCP** durchgeführt werden, um problematische Stenosen bzw. Strikturen an den Gallengängen festzustellen. Engstellen mit einem Durchmesser von 1,5 mm oder weniger im Hauptgallengang bzw. 1 mm oder weniger im Lebergallengang nennt man dominante Stenose. Dominante Stenosen stellen einen Risikofaktor für schwerwiegende Cholangitiden dar, die wiederum den Progress der Erkrankung fördern können.

Im Rahmen der ERCP kann, nach vorheriger Biopsie/Bürstenzytologie z. A. einer malignen Ursache, eine Dilatation der Stenose, z. B. mittels Ballondilatation, erfolgen. Falls erforderlich, kann eine Endoprothese eingelegt werden.

Aufgrund der pathogenetischen Rolle der bakteriellen Besiedlung der Gallenwege sollte eine ERC immer unter Antibiotika-Prophylaxe erfolgen.

Einzige kurative Therapie ist die **allogene Lebertransplantation.** Sie wird vor allem bei dominanter Stenose, rezidivierenden Cholangitiden und signifikantem Gewichtsverlust > 10 % in 12 Monaten als Ausdruck der verschlechterten Leberfunktion durchgeführt. Liegen bei gesicherter PSC 2 dieser 3 Punkte vor, können Patienten Sonder-MELD-Punkte (Standard Exceptional-MELD) bei Eurotransplant für die Vergabe von Organen auf der Warteliste erhalten. Unabhängig davon kann eine Transplantation auch bei unerträglichem Pruritus indiziert sein; eine Leberlebendspende kann dann angedacht werden, sofern ein Spender zur Verfügung steht. Aktuell werden ca. 6 % aller Lebertransplantationen aufgrund einer PSC durchgeführt und 16 % der PSC-Patienten werden transplantiert. Bei cholangiozellulärem Karzinom (CCC) wird nur in ausgewählten Fällen innerhalb von Studien transplantiert.

Welche weiteren Ansätze und welches Follow-up empfehlen Sie dem Patienten?

1. Nikotinkarenz (Risikofaktor zusätzlich für kolorektale Karzinome s. o.)
2. Regelmäßiges Follow-up der Laborparameter und des klinischen Befundes
3. Jährliche Koloskopie bei erhöhtem Risiko für kolorektale Karzinome bei Colitis ulcerosa und PSC
4. Jährliche Sonografie zum Tumorscreening, insbesondere Leber, Gallenwege, Gallenblase und Pankreas
5. Bei längerem Krankheitsverlauf Screening auf Osteoporose.

5

LITERATUR

Lindor KD, Kowdley KV, Harrison ME. ACG Clinical Guideline: Primary Sclerosing Cholangitis. Am J Gastroenterol 2015; 110(5): 646–659.

Sabino J et al. Primary sclerosing cholangitis is characterised by intestinal dysbiosis independent from IBD. Gut 2016 Oct; 65(10): 1681–1689. doi: 10.1136/ gutjnl-2015–311004.

Strassburg CP et al. S2k-Leitlinie Autoimmune Lebererkrankungen (2017): https://www.dgvs.de/wp-content/uploads/2017/07/s2k-Autoimmune-Lebererkrankungen_201711.pdf

REFERENZ-KAPITEL IN LAYER P, ROSIEN U (2017) FACHARZTWISSEN GASTROENTEROLOGIE

1.14 Ikterus, „pathologische Leberwerte"
11.8 Primär sklerosierende Cholangitis

5.8 Gering erhöhte Leberwerte vor Chemotherapie

S. Rose, D. Frederking

KASUISTIK

Ein 56-jähriger Mann stellt sich zur weiteren hepatologischen Evaluation in Ihrer Schwerpunktpraxis vor. Bei neu diagnostiziertem Rektumkarzinom ist eine Radio-Chemotherapie geplant. In der – vor Chemotherapie – durchgeführten Blutuntersuchung hatte sich eine dezente Erhöhung der Leberwerte gezeigt. Lebermetastasen waren bildmorphologisch ausgeschlossen worden. Der Impfstatus war nicht zu eruieren, der Patient stammt aus der Türkei.

Welchen diagnostischen Schritt würden Sie als Nächstes einleiten?

Aufgrund der Herkunft des Patienten (Land mit erhöhter HBsAG-Träger-Prävalenz) gilt es insbesondere eine Virushepatitis auszuschließen.

Die **Serologie** ergab folgenden Befund: HAV-IgG-AK pos., HAV-IgM-AK neg., HCV-AK neg., HBsAG pos., Hbs-AK neg., HBc-AK pos.

Blutbild: Hb 12,4 g/dl, Leuko 8,0 × 10^3/µl, Thrombo 135 × 10^3/µl, Ery 4,72 × 10^6/µl, HKT 36,1 %, MCV 76,5fl, MCH 26,4 pg, Segm. 73,3 %, Lympho 20,4 %, Eos 0,5 %, Baso, Mono 4,8 %.
Klinische Chemie: Krea 0,8 mg/dl, Harnstoff 24 mg/dl, Harnsäure 3,1 mg/dl, GOT/AST 125U/l, GPT 132U/l, γGT 40U/l, Bilirubin ges. 0,9 mg/dl, AP 69 U/l, LDH 290 U/l.

Welche Diagnose stellen Sie?

Hepatitis-B-Virus-Infektion.

Welche Hepatitisviren kennen Sie? Wie werden sie diagnostiziert? Wie ist der Übertragungsweg?

Hepatitis A:
- Anti-HAV (IgG/IgM), HAV-Ag
- Übertragung fäkal-oral (verunreinigtes Wasser/Lebensmittel, rohe Meeresfrüchte, Reisediarrhö)

Akute Hepatitis B:
- HBsAg positiv und Anti-HBc-IgM hoch positiv
- Bei fehlendem HBsAg: HBeAg, HBV-DNA
- Verlauf ≤6 Monate

Chronische Hepatitis B:
- HBsAg + > 6 Monate
- Persistierend oder intermittierend erhöhte ALT-/GPT-Werte
- HBV-DNA initial > 2.000 IU/ml
- Leberbiopsie (nicht obligat) mit Zeichen der chronischen Hepatitis

HBsAg-Träger-Status:
- HBsAg + > 6 Monate
- Persistierend normale ALT-/GPT-Werte
- Leberbiopsie (optional) ohne wesentliche Hepatitis (Grading 0–1 nach Desmet)
- **Hochvirämisch** (Immuntoleranz): HBeAg +; HBV-DNA > 2.000 IU/ml (HBeAg negativ bei HBeAg-negativen HBV-Varianten), oft bei jungen Erwachsenen nach perinataler Infektion
- **Inaktiv:** HBeAg negativ; HBV-DNA ≤ 2.000 IU/ml (ca. 50% der chronisch HBV-Infektionen)

Ausgeheilte Hepatitis B:
- Nachweis von Anti-HBc und Anti-HBs ≥ 10 IU/l
- HBsAg negativ
- HBV-DNA negativ

Sonderfall: **„Prä-core-Mutante“:**
- Nachweis von Anti-HBc (bestätigt)
- HBsAg positiv, Anti-HBs negativ
- HBeAG negativ (Anti-HBe-positiv)
- HBV-DNA positiv
- Transaminasen erhöht

Hepatitis Delta:
- HbsAg positiv
- Anti-HDV positiv
- Falls HDV-RNA positiv, aktive Infektion

Übertragung HBV und HDV sexuell, perkutan durch Blut-zu-Blut-Kontakt (Transfusion, Nadelstichverletzungen, Piercing, Tattoo), perinatal.

Hepatitis C:
- Anti-HCV, HCV-PCR
- Übertragung parenteral (Drogen, Nadelstichverletzung etc.), sexuell möglich, aber geringer als bei HBV, ggf. über andere Körperflüssigkeiten, fetale Infektion intrauterin möglich

Hepatitis E:
- Anti-HEV (IgG/IgM), HEV-PCR
- Fäkal-orale Übertragung, Reisediarrhö, Genuss von nicht ausreichend gegartem Wild oder Schwein
- In der Regel keine Chronizität bei immunkompetenten Patienten, jedoch bei Organtransplantierten/Immunsupprimierten chronische oder fulminante Verläufe; in der Schwangerschaft fulminante Verläufe möglich.

Definieren Sie die chronische HBV-Infektion und nennen Sie Symptome und Befunde.

Die chronische HBV-Infektion ist durch die Persistenz von HBsAg über > 6 Monate definiert. Es zeigen sich unspezifische Befunde, wie allgemeine Abgeschlagenheit, Müdigkeit, ggf. Druck im rechten Oberbauch. Oft ist die Infektion lange Zeit asymptomatisch, daher findet man bei bis zu 50 % der Fälle bei der Diagnosestellung bereits zirrhotischen Umbau.

Nennen Sie die Therapieindikationen bei chronischer Hepatitis-B-Infektion.

Prinzipiell sind *alle* Patienten mit einer chronischen Hepatitis B Kandidaten für eine antivirale Therapie. Eine sichere **Therapieindikation** besteht bei: Virusreplikation > 2.000 IU/ml, Nachweis einer entzündlichen Aktivität in der Histologie sowie bei hoher Transaminasenaktivität. Ebenso bei jenen Patienten, die unter Berücksichtigung des Alters und der Begleiterkrankungen ein erhöhtes Risiko tragen, eine Zirrhose bzw. deren Komplikationen (HCC) zu entwickeln.

Patienten mit fortgeschrittener Fibrose und Zirrhose sollen eine konsequente antivirale Therapie mit einem Nucleosid/Nukleotid-Analogon mit hoher antiviraler Potenz und hoher Resistenzbarriere erhalten, auch unabhängig von der Höhe der Virämie.

Da eine HBV-Reaktivierung unter immunsuppressiver Therapie zu einer akuten Dekompensation führen kann, sollte im Falle einer Immunsuppression eine präventive Therapie durchgeführt werden.

Berufliche/soziale Aspekte können eine Therapieentscheidung individuell begründen.

In der Regel werden Patienten, die einen inaktiven Trägerstatus haben, d. h. eine anhaltend niedrige Virämie und anhaltend normale Transaminasen, nicht therapiert (➤ Abb. 5.10).

Nennen Sie Ziele und mögliche Therapeutika bei der chronischen HBV-Infektion.

Senkung der Mortalität und Morbidität und damit Verhinderung von Zirrhose, hepatischer Dekompensation, HCC, Transplantation oder Tod. Dauerhafte Senkung der HBV-DNA unter die Nachweisgrenze (aber mind. < 2.000 UI/ml), im Idealfall zudem Verlust von HBsAg und Nachweis von AntiHBs (Serokonversion):
- Dauerhafte Normalisierung der Transaminasen
- Rückgang von entzündlicher Aktivität und fibrotischem Umbau: Senkung der Infektiösität (z. B. bei Patienten in Heilberufen)

Zur **Therapie** eingesetzt wird:
- Pegyliertes Interferon (Pegasys®) als subkutane Injektion 1×/Woche (zugelassen ist weiterhin auch Alpha-Interferon [Roferon®, IntronA®], wird aber bei besserem Ansprechen des pegylierten Interferons nicht mehr gegeben)
- Nukleosidanaloga (Lamivudin, Entecavir, Telbivudin) und Nukleotidanaloga (Adefovir dipivoxil, Tenofovir dipivoxil bzw. alafenamid), zusammenfassend als NUC bezeichnet und 1× tgl. oral appliziert.

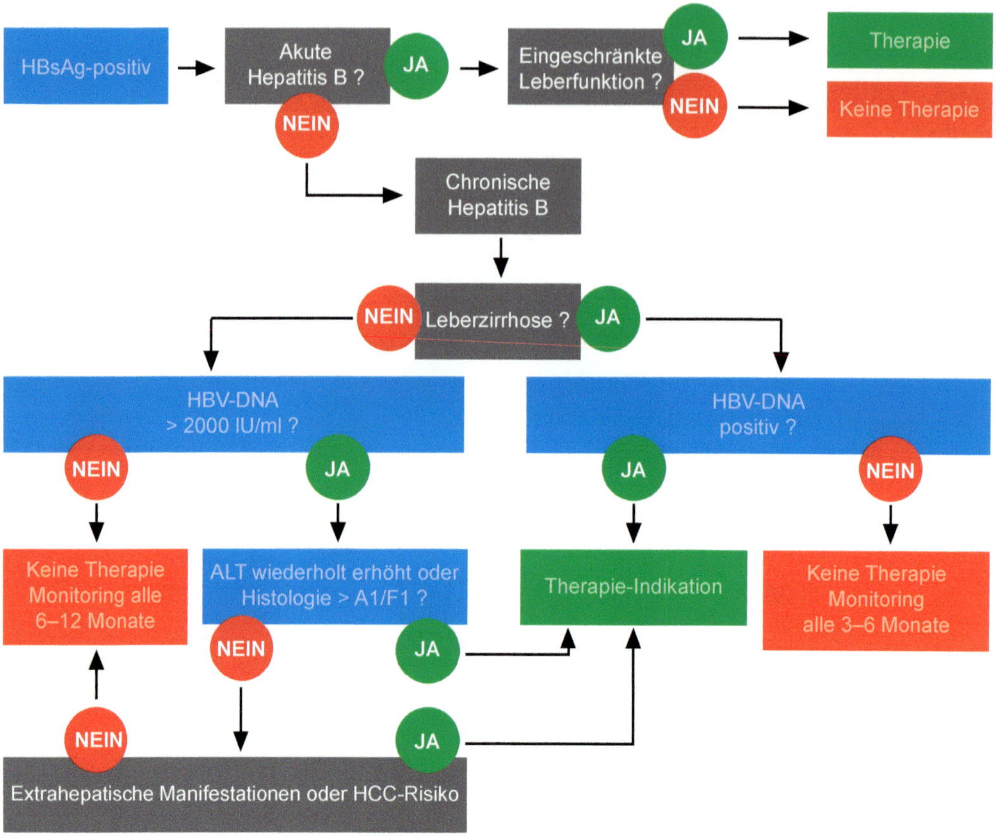

Abb. 5.10 Therapieleitlinie HBV-Infektion [F602/L231]

Wer ist Kandidat für eine Interferontherapie? Welche Vorteile bietet sie? Nennen Sie auch Nachteile und Kontraindikationen der Therapie.

Positive prognostische Faktoren der Interferontherapie sind: weibliches Geschlecht, Genotyp A/B, Infektion im Erwachsenenalter mit kurzer Laufzeit, hohe Serumtransaminasen (> 3-fach obere Norm), niedrige Virämie, histologisch nachgewiesene Entzündungsaktivität.

Vorteile sind eine gegenüber den oralen NUC zeitlich begrenzte Therapie über 48 Wochen mit Verbesserung der Serokonversionsrate. Die Interferontherapie ist jedoch nebenwirkungsreicher als die orale Therapie. Insbesondere grippale Symptome treten zu Beginn auf (und sprechen gut auf Paracetamol an). Weitere **Nebenwirkungen** sind gastrointestinale Symptome, Fatigue (!), Inappetenz, Gewichtsverlust, Konzentrationsstörungen, Depression, Knochenmarkssuppression, Autoimmunerkrankungen (v. a. Thyreoiditis). Stoppregeln bei unzureichendem Ansprechen sind zu beachten.

Die Interferontherapie ist **kontraindiziert** bei fortgeschrittener Zirrhose, fortgeschrittener HIV-Infektion, ausgeprägten Blutbildveränderungen, Autoimmunerkrankungen und psychiatrische Vorerkrankungen.

Was versteht man unter einem Therapieansprechen auf NUC? Was sind Prädiktoren für ein gutes Ansprechen?

6 Monate nach Beginn der Therapie soll die HBV-DNA unter 200 IU/ml gesunken und nach 12 Monaten negativ sein (das Ansprechen ist unabhängig vom Genotyp). Das Ansprechen ist besser bei Patienten mit deutlich erhöhten Transaminasen (> 2- bis 5-fach erhöht) und niedriger Viruslast (< 10^8 IU/ml). Bis zu 30 % der Therapieversager entstehen durch unregelmäßige Medikamenteneinnahmen! Aufgrund der geringen Resistenzentwicklung sind **Entecavir** und **Tenofovir** aktueller Standard der NUC-Therapie bei Neueinstellungen.

Wie ist der Begriff „Resistenz bei Therapie mit NUC" definiert?

Wenn es unter fortgesetzter Therapie und guter Patientenadhärenz nach primärem Ansprechen auf die Therapie zu einem Anstieg der HBV-DNA im Serum kommt.

Was bringt die Biopsie vor der Therapie?

Die Biopsie ermöglicht Aussagen zur entzündlichen Aktivität (Grading) zur Bestimmung des Fibroseausmaßes (Staging), das durch die Höhe der Transaminasen im Blut nicht verlässlich beurteilt werden kann, sowie zur Ätiologie. **Die Biopsie ist allerdings keine Voraussetzung für die Therapieindikationssstellung.**

Wie ist die Prognose unter Therapie?

Therapie mit **pegyliertem Interferon:**

- HBe-positive Patienten: In 2–11 % kann nach 3–6 Jahren Therapie eine HBs-Serokonversion, in 70–77 % eine HBe-Serokonversion und in 57–58 % eine dauerhaft niedrige Viruslast zu Therapieende erreicht werden.
- HBe-negative Patienten: Relapse nach Therapieende sind häufig, die Zahl der Patienten mit niedriger Viruslast (< 4.000 IU/ml) beträgt zu Therapieende 42 %, nach 1 Jahr 20 % bzw. nach 3 Jahren nur 17 %. Eine HBs-Serokonversion fand sich 6 Monate nach Therapieende bei 4 bzw. 2 %.

Therapie mit NUC: Mit den zur Verfügung stehenden Substanzen kann eine HBV-DNA-Negativierung meist nach 1 Jahr erreicht werden, bei sehr hoher Ausgangsviruslast kann es auch beim Einsatz hoch potenter Substanzen 2–3 Jahre bis zur kompletten HBV-DNA-Negativierung dauern.

Wie gehen Sie bei dem Patienten weiter vor?

Weitere Anamnese (Familie/Risikofaktoren), körperliche US (Ikterus? Spider naevi? vergrößerte/verkleinerte Leber?), Labor-Diagnostik (HBV-DNA, Anti-Hbs, HBe-Ag pos., Koinfektion ausschließen (HCV, HIV, Lues, HDV), Impfstatus HAV, Lebersyntheseparameter zur Erfassung des Ausmaßes einer Strukturschädigung), Abdomen-Sonografie.

Laborbefunde: HBV-DNA 120 IU/ml, HBsAG positiv, Transaminasen GPT 132 U/l, GOT 125 U/l.

Besteht eine Therapieindikation und wenn ja, warum?

Wäre keine Radio-Chemotherapie geplant, würde per se keine Therapieindikation bestehen, da es sich bei dem Patienten um einen inaktiven, niedrig replikativen Trägerstatus handelt. Da unter Radiochemotherapie mit der daraus resultierenden Immunsuppression eine Reaktivierung auftreten kann, sollte behandelt werden.

Warum kann es zu einer Reaktivierung unter Immunsuppression kommen und wie behandeln Sie?

Bei durchgemachter Infektion persistiert die cccDNA in den Hepatozyten, durch sie kann unter Immunsuppression eine Hepatitis B bei inaktiven HBsAg-Trägern oder bei Patienten mit ausgeheiltem Status (HBs-AK$^+$, HBc-AK pos.) erneut auftreten. Es besteht die Gefahr eines fulminanten Verlaufs mit akutem Leberversagen. Vor einer immunsuppressiven Therapie sollten alle Patienten auf das HBsAG, HBc-AK und HBs-AK getestet und bei positiven Befunden frühzeitig präventiv behandelt werden. Ebenso erfolgt eine Behandlung bei positiver HBV-DNA. Eine Reaktivierung der HBV-Infektion kann prinzipiell durch jedes Medikament erfolgen, das das Immunsystem beeinflusst. Vor allem Steroide und der häufig eingesetzte monoklonale AK Rituximab sowie Antrazykline sind mit einem erhöhten Risiko verbunden. Auch nach Beendigung der Behandlung bleibt das Risiko bestehen.

Unabhängig von der Viruslast ist bei geplanter Chemotherapie eine prophylaktische antivirale Therapie mit einem Nukleos(t)id-Analogon zu beginnen und für mindestens 6, besser 12 Monate nach Beendigung der immunmodulatorischen Therapie fortzuführen. Bei Patienten mit geringer Viruslast (< 2.000 UI/ml) ist Lamivudin das Mittel der Wahl, bei Patienten mit hoher Viruslast sollte ein Mittel mit hoher antiviraler Potenz und hoher Resistenzbarriere gewählt werden, z. B. Entecavir oder Tenofovir.

Einen Sonderfall stellt die okkulte Hepatitis B dar, hier wird eine Therapie entsprechend der bei HbsAg-Trägern empfohlen. Patienten ohne Nachweis/Hinweis einer Infektion mit HBV sollten vor der immunsuppressiven Therapie gegen Hepatitis B geimpft werden.

Unser Patient sollte mit 100 mg Lamivudin 1× tägl. behandelt werden, da eine niedrige Viruslast (120 IU/ml) vorliegt. Die Leberwerte sind unter (und nach) der immunsuppressiven Therapie regelmäßig zu kontrollieren, ebenso HBsAg und HBV-PCR. Aufgrund der renalen Elimination der Nukleos(t)idanaloga müssen ebenfalls die Nierenwerte regelmäßig kontrolliert werden.

Welche Besonderheit weist das Hepatitis-Delta-Virus auf? Welche Risiken birgt es?

Hepatitis D ist ein natürliches RNA-Satellitenvirus der HBV und hat ein viroidähnliches Genom. Dieses kann zwar unabhängig replizieren, benötigt aber zur Morphogenese, Freisetzung und Infektiösität die Hüllproteine des HBV. Es kann mit der HBV zusammen übertragen werden (Koinfektion) oder einen HBV-Träger im weiteren Verlauf infizieren (Superinfektion).

Sowohl bei Ko- als auch bei Superinfektion zeigen sich häufiger fulminante Verläufe, raschere Zirrhoseprogredienz, seltenere spontane Viruselimination und häufiger chronisch-aktive Verläufe. Bei Superinfektion besteht zudem erhöhte Letalität.

Warum ist eine gute Patientenadhärenz so wichtig?

Regelmäßige Arztbesuche helfen, ein eventuelles Fortschreiten der Erkrankung schnell zu erfassen. Unter Therapie fördert eine gute Arzt-Patienten-Beziehung die notwendige regelmäßige Medikamenteneinnahme. Verlaufskontrollen bei chronischer HBV-Infektion sind zunächst alle 3, später alle 12 Monate indiziert, bei Vorliegen einer Zirrhose alle 6 Monate, unter antiviraler Therapie alle 3–6 Monate:

- Klinische Chemie, BB, Gerinnung
- HBeAg (wenn initial positiv), wenn neg. Anti-HBe
- HBsAg, wenn neg. Anti-HBs
- Bei erhöhtem HCC-Risiko alle 6 Monate Abdomen-Sono und AFP

LITERATUR
Cornberg M, Protzer U, Petersen J et al. S3-Leitlinie zur Prophylaxe, Diagnostik und Therapie der Hepatitis-B-Virusinfektion. Z Gastroenterol 2011; 49:871–930

REFERENZ-KAPITEL IN LAYER P, ROSIEN U (2017) FACHARZTWISSEN GASTROENTEROLOGIE
1.14 Ikterus, „pathologische Leberwerte"
10.4 chronische Hepatitis

5.9 Abgeschlagenheit, Ikterus und Bauchumfangsvermehrung

A. Siebenhaar, D. Frederking

KASUISTIK

Ein 47-jähriger Mann stellt sich in der hausärztlichen Praxis erstmalig aufgrund ausgeprägter Abgeschlagenheit, Bauchumfangsvermehrung, Gewichtszunahme und zuletzt Ikterus vor. Vermehrte Müdigkeit sei vor ca. einem halben Jahr zuerst aufgetreten, in der Folge habe er über 4–5 Monate ca. 5 kg an Gewicht abgenommen. Im letzten Monat habe das Körpergewicht um ca. 10 kg rapide zugenommen, der Bauchumfang sei ebenfalls deutlich größer geworden, es traten Knöchelödeme auf und zuletzt habe die Ehefrau eine Gelbfärbung der Augen bemerkt. Kognitiv erscheint der Patient nicht eingeschränkt.
Vor ca. 14 Jahren sei bei einer Routinekontrolle eine passagere Erhöhung der Leberwerte aufgefallen, die sich aber wieder normalisiert habe. Wesentliche Vorerkrankungen werden nicht beschrieben.
Der Patient hatte über 2 Jahrzehnte bis vor 6 Jahren beruflich als Parkettverleger mit Lösungsmitteln und Holzstäuben Kontakt. Nikotinkonsum bestehe nicht. Alkohol habe er früher 1–2 Liter Bier pro Abend getrunken, im letzten Jahr deutlich weniger, seit Monaten nur noch selten und geringe Mengen bei Anlässen. Sonstiger Drogenkonsum wird verneint.
Der Vater, ebenfalls Parkettverleger, sei bereits mit 65 Jahren an einer „Staublunge" verstorben. Ansonsten keine familiäre Risikoanamnese.
Die hausärztliche Untersuchung erbringt:
Labor: pathologisch GOT 263 U/l, GPT 138 U/l, γGT 229 U/l, Bilirubin ges. 6,4 mg/dl, Ferritin 3.521 µg/l.; normwertig Blutbild, Elektrolyte, Retentionsparameter, Quick (69 %)Hepatitisserologie (Z. n. Hepatitis-A-Impfung) ohne Hinweis auf eine floride oder durchgemachte Virushepatitis A–C.
Abdomensonografie: Leber grob- und feinknotig, nicht steatotisch, keine Raumforderungen. Erheblich Aszites. Kleiner Pleuraerguss rechts.
Aszitespunktion: steril, keine malignen Zellen. Eiweiß im Aszites 12 g/l.
Der Patient wird zur weiterführenden Diagnostik und Therapie zugewiesen.

Welche differenzialdiagnostischen Überlegungen stellen Sie an?

- Eine **toxische Leberschädigung** aufgrund der beruflichen Exposition von Lösungsmitteln ist durchaus denkbar. Auch eine aethyltoxische Genese ist zu erwägen, möglicherweise eine Kombination beider. Die genaue Zusammensetzung der Lösungsmittel ist derzeit unbekannt. Die tägliche Alkoholmenge zwischen 20 und 80 g erhöht das Risiko einer Leberzirrhose erheblich, insbesondere in Kombination mit den o. g. Noxen. Wenngleich die mutmaßliche Lösungsmittelexposition Jahre zurückliegt, wurde der Alkoholkonsum fortgeführt. Zudem waren schon vor 14 Jahren erhöhte Leberparameter aufgefallen.
- Die zuletzt rasch progrediente Symptomatik mit Aszites und Ikterus trotz Alkohol- und Toxinkarenz ist untypisch für eine rein aethyltoxische Leberschädigung. Allerdings ist das klinische Bild bis vor einem halben Jahr möglicherweise unscharf dokumentiert.
- Eine Virushepatitis (A–C) ist serologisch ausgeschlossen. Weitere **Virushepatitiden** sind aufgrund der Anamnese unwahrscheinlich (Hepatitis E, HSV, CMV, EBV), können aber in der Folge ebenfalls serologisch geklärt werden.

- Weitere möglicherweise bislang **subklinische Erkrankungen** mit Leberschädigung sollten untersucht werden:
  - Der massiv erhöhte Ferritinwert ist untypisch für eine aethyltoxische Leberzirrhose. Eine Hämochromatose (Prävalenz einer monozygoten HFE-Mutation in der nordeuropäischen Bevölkerung 1 : 3.000–1:5.000) sollte abgeklärt werden.
  - Ein α_1-Antitrypsin-Mangel (Prävalenz 1 : 2.000–1:5.000) sollte zusätzlich abgeklärt werden.
  - Ebenso sollte die serologische Untersuchung auf eine Autoimmunhepatitis erfolgen.
  - Ein M. Wilson sollte ebenfalls bedacht werden (Inzidenz 1 : 200.000).

Welche Diagnostik sollte erfolgen?

Bezüglich der Genese:

- Eiweißelektrophorese, Immunglobuline, Cholinesterase (Syntheseleistung der Leber)
- α_1-Antitrypsin(-mangel)
- Transferrinsättigung (Hämochromatose)
- Autoantikörper (ANA, AMA, SMA, Anti-LKM1, Anti-SLA, pANCA, IgG4)(Autoimmunhepatitis)
- Coeruloplasmin, ggf. auch Kupfer i. S. und Kupfer i. U. (W. Wilson)

Zusätzlich: Computertomografie, ggf. KM-Sonografie sowie α-Fetoprotein (AFP) (Detektion eines hepatozellulären Karzinoms, Zirrhosebild, Pfortaderthrombose)

5

Die **weiterführende Diagnostik** erbringt folgende Ergebnisse:

- IgG 22 g/l (7–16), IgA 15 g/l (0,7–4), IgM normwertig, Cholinesterase 1.600 U/l (4.600–11.500)
- α_1-Antitrypsin 0,4 g/l (0,9–2,0)
- Eiweißelektrophorese: Albumin 25 g/l (34–48), α_1-Fraktion leicht vermindert, β- und γ-Fraktion breit erhöht
- Transferrinsättigung 76 % (16–45 %)
- ANA, AMA, SMA, Anti-LKM1, Anti-SLA, pANCA, IgG4 normwertig
- Coeruloplasmin normwertig
- AFP 0,4 kU/l (< 6,6)
- Computertomografie: ausgeprägtes Zirrhosebild, massiv Aszites, keine Pfortaderthrombose, kein Nachweis von Rundherden

Welche Folgerungen ziehen Sie aus der Befundkonstellation, welche weiteren Schritte schlagen Sie vor?

- In der Zusammenschau von Bildgebung mit Aszites, Quick-Wert, Albumin sowie Cholinesterase liegt eine **dekompensierte Leberzirrhose** CHILD B mit Zeichen einer Synthesestörung vor.
- Der massiv erhöhte Ferritinwert sowie die deutlich erhöhte Transferrinsättigung sind Hinweise auf eine **Hämochromatose.** Eine genetische Untersuchung hinsichtlich einer Hämochromatose (des HFE-Gens) ist indiziert.
- Laborchemisch besteht ein α_1-Antitrypsinmangel, somit sollte auch hierzu eine genetische Diagnostik (des Protease-Inhibitor-Gens) erfolgen.
- Eine Autoimmunhepatitis sowie ein M. Wilson sind in der Labordiagnostik nicht belegt.
- Aufgrund der Kombination aus möglicher ethyltoxischer und toxischer Genese, möglicher Hämochromatose und $\alpha 1$-Antitrypsinmangel ist die Durchführung einer **Leberbiopsie** erforderlich. Die Biopsie liefert Aussagen sowohl über die Genese als auch über die Graduierung einer Fibrose/Zirrhose.

Die Bestimmung des CDT-Werts im Serum (carbohydrate deficient transferrin) als 2- bis 3-Wochen-Marker chronischen Alkoholkonsums ist nicht zu empfehlen, da Erkrankungen mit Synthesestörung der Leber

(Hepatitis, HCC, Zirrhose) an sich bereits pathologisch erhöhte CDT-Werte selbst bei völliger Alkoholkarenz induzieren können.

Aufgrund des Verdachts auf ein pathogenetisches Mischbild der Leberzirrhose wird eine Leberbiopsie durchgeführt. Sie zeigt:
- eine fokal akzentuierte septenbildende Fibrose, fokale geringe perisinusoidale Fibrose und einen fokalen Übergang in eine feinknotige Leberzirrhose,
- eine mäßige kanalikuläre und hepatozelluläre Cholestase,
- eine geringe uncharakteristische periportale Entzündung,
- eine fokal hochgradige Leberzellverschwellung mit eosinophil topfigen Ablagerungen im Zytoplasma (Zeichen einer ethyltoxischen Leberzellschädigung),
- Diastase-resistente PAS-positive intrazytoplasmatische Ablagerungen (Zeichen eines α_1-Antitrypsinmangels),
- eine ausschließlich epitheliale hepatozelluläre Siderose (Zeichen einer Hämosiderose).

Zur Diagnosesicherung des Verdachts auf eine Hämochromatose und einen α_1-Antitrypsin-Mangel wird die entsprechende Gendiagnostik veranlasst.
- Es besteht eine homozygote C282Y-Punktmutation im Hämochromatose-(HFE-)Gen.
- Es liegt der PiSZ-Genotyp im Protease-Inhibitor-Gen vor, woraus eine mäßig reduzierte Enzymaktivität des α_1-Antitrypsins resultiert.

Was wissen Sie über die Hämochromatose und andere, nicht viral oder toxische induzierte Lebererkrankungen mit Zirrhose?

Hämochromatose. Die Hämochromatose wird autosomal-rezessiv vererbt. In der nordeuropäischen (kaukasischen) Bevölkerung sind 10 % heterozygote, 0,3 % (ca. 1:3.000–5.000) homozygote Träger eines Defekts im HFE-Gen (C282Y- oder H63D-Mutation), daneben existieren weitere hereditäre Hämochromatoseformen (5–10 %; juvenil, afrikanische Eisenüberladung, Hepcidin-Gen-Mutation). Die Erkrankung führt zu einer unregulierten **übermäßigen Eisenresorption** aus dem Darm und Ablagerung vor allem in Leber, Pankreas, Herz und endokrinen Drüsen. Das klinische Bild manifestiert sich meist zwischen dem 40. und 60. Lebensjahr, Männer erkranken früher und ca. 10-mal häufiger als Frauen, wahrscheinlich aufgrund des Blutverlusts bei Frauen im Rahmen der Menstruation.

Durch chronische Bluttransfusionen kann es zu einer Eisenüberladung des Körpers mit dem Bild einer sekundären Hämochromatose kommen.

Alkoholkonsum steigert die Eisenresorption. Akkumuliertes Eisen und Alkohol wirken oxidativ synergistisch.

Primäre **Laborparameter** sind Hämoglobin, Eisen, Ferritin und Transferrinsättigung. Bei Verdacht auf eine Hämosiderose sollte die HFE-Gendiagnostik erfolgen.

α1-Antitrypsin-Mangel Der α_1-Antitrypsin-Mangel ist eine durch unterschiedliche Phänotypen des Proteinase-Inhibitor-(PI-)Gens hervorgerufene autosomal-rezessive Stoffwechselkrankheit. Die Prävalenz liegt bei ca. 1 : 2.000 bis 1 : 10.000. Die Phänotypen sind charakterisiert durch unterschiedliche Enzymaktivitäten des Antitrypsins, es resultiert eine gestörte Inhibition körpereigener Proteasen (insbesondere Elastasen und Trypsin). Die Konstellation PiMM bedeutet eine normale α_1-Antitrypsin-Aktivität, die Konstellation PiZZ (Z für Zero) resultiert in einer schweren Störung der α_1-Antitrypsin-Funktion. Häufig finden sich auch S-Allele mit mittlerer Enzymaktivität.

Die Erkrankung führt zu einer **Leberzirrhose** durch Akkumulation des defekten Enzyms sowie zu einem **Lungenemphysem** durch gesteigerte Aktivität der Proteinasen.

Die primäre **Diagnostik** erfolgt durch die Bestimmung des α_1-Antitrypsin-Spiegels im Blut. In der Folge kann eine Genotypisierung durchgeführt werden.

Morbus Wilson Der M. Wilson wird autosomal-rezessiv vererbt. Die Prävalenz homozygoter Träger eines defekten ATP7B-Gens (zahlreiche Mutationen sind bekannt) in Nordeuropa beträgt ca. 1 : 30.000–1 : 200.000. Eine verminderte biliäre Kupferausscheidung führt zu einer gesteigerten Ablagerung in Leber und ZNS. Klinische Manifestationen treten vergleichsweise früh zwischen dem 5. und 30. Lebensjahr auf.

Die Lebererkrankung kann sich als akut fulminante Hepatitis, chronisch aktiv und als Leberzirrhose manifestieren. Die neurologischen (Tremor, Rigor, Feinmotorik, Sprachstörung u. v. m.) und psychiatrischen Manifestationen sind mannigfaltig. Daneben findet sich sehr häufig an den Augen der grünlich braune („Kayser-Fleischer"-)Kornealring.

Diagnoseparameter sind Coeruloplasmin sowie Kupfer im Serum und Urin.

Die **Therapie** erfolgt durch den Kupfer-Chelatbildner Triethylentetramin, der das D-Penicillamin weitestgehend ersetzt hat (weniger neurologische Begleitsymptomatik).

Autoimmunhepatitis Die Inzidenz einer Autoimmunhepatitis (AIH) beträgt in Nordeuropa ca. 1,9 : 100.000/Jahr, ca. 5 % aller chronischen Hepatitiden sind autoimmunologisch bedingt. Eine Typ-I-AIH manifestiert sich meist in der Jugend, eine Typ-II-AIH meist im mittleren Erwachsenenalter, zudem existieren (hinsichtlich Verlauf und Autoimmunmarkern) Mischformen (➤ Kap. 5.3).

5

Wie sehen Sie jetzt die Genese dieser Leberzirrhose? Bitte diskutieren Sie die therapeutischen Möglichkeiten.

Nach den Ergebnissen der Histologie scheint die Leberzirrhose aufgrund einer Kombination aus einem α_1-Antitrypsin-Mangel und einer Hämochromatose in Verbindung mit dem chronischen erhöhten Alkoholkonsum entstanden zu sein.

- Eine absolute **Alkoholkarenz** ist natürlich weiterhin unerlässlich. Auch die Exposition weiterer hepatotoxischer Noxen sollte unbedingt vermieden werden.
- Prinzipiell wird eine Hämochromatose durch regelmäßige **Aderlässe** therapiert (Ziel-Ferritin < 100 ng/ml). Sekundäre Hämochromatosen (z. B. Eisenüberladung durch zahlreiche Transfusionen) werden durch Chelatbildner, z. B. Deferoxamin (i. v./s. c.) oder Deferasirox (p. o.), behandelt. Da in diesem Fall bereits das Bild einer dekompensierten Leberzirrhose vorliegt, sind Aderlässe wegen der hämodynamischen Belastung nicht mehr möglich.
- Die klinische Manifestation eines α_1-Antitrypsin-Mangels insbesondere der Lunge wird durch regelmäßige **α_1-Antitrypsin-Gaben** behandelt. Diese Therapie steht jedoch bei diesem Fall nicht im Vordergrund und hat zudem auf Entstehung und Progress der Leberzirrhose keinen Einfluss.
- **Aszitespunktionen** sollten an das klinische Beschwerdebild des Patienten angepasst werden. Bei großen Punktionsvolumina (> 5 l) sollte (gemäß den Leitlinien der DGVS) die Substitution von 6–8 g/l Albumin erfolgen. Sofern häufige Parazentesen erforderlich sind, besteht die Möglichkeit der Anlage einer (katheterbasierten getunnelten) Aszitesdrainage.
- Die Anlage eines **TIPS** (transjugulärer intrahepatischer portosystemischer [Stent-]Shunt) ist bei therapierefraktärem Aszites zu erwägen, sofern keine oder nur eine milde Enzephalopathie besteht.
- Da eine kurative Therapie der Grunderkrankungen (Hämochromatose und α_1-Antitrypsin-Mangel) nicht möglich ist und bereits eine manifeste Leberzirrhose vorliegt, sollte eine **Lebertransplantation** frühzeitig in die Wege geleitet werden.

Sie haben bereits erwähnt, dass es sich um eine Child-B-Zirrhose handelt. Auch in Hinblick auf eine mögliche Lebertransplantation: Bitte charakterisieren Sie kurz den Child-Pugh-Score und den MELD-Score.

Der **Child-Pugh-Score** dient der Einschätzung des Schweregrades einer Leberinsuffizienz, wenn eine Zirrhose vorliegt. Er wird aus den Parametern Albumin, Quick-Wert, Bilirubin, Aszites und hepatischer Enzephalopathie abgeleitet (➤ Tab. 5.7).

Tab. 5.7 Child-Pugh-Kriterien zur Differenzierung des Zirrhose-Stadiums

Parameter	1 Punkt	2 Punkte	3 Punkte
Albumin i. S. (g/dl)	>3,5	2,8–3,5	<2,8
Bilirubin i. S. (mg/dl)	<2,0	2,0–3,0	>3,0
TPZ (%) bzw. INR	>70 / <1,7	40–70 / 1,7–2,2	<40 / >2,2
Aszites	–	gering bis mäßig	deutlich
Enzephalopathie	–	I–II	III–IV
Punktzahl	**Stadium**	**1-Jahres-Mortalität**	
5–6	A	gering	
7–9	B	ca. 30%	
10–15	C	ca. 50%	

Das mediane Überleben sinkt von Stadium A (> 6 Jahre) über B (6–8 Monate) auf C (< 2 Monate) rapide.

Der **MELD**(Model of End Stage Liver Disease)**-Score** errechnet sich nach einer (komplexen) Formel aus den Serumparametern Kreatinin, Bilirubin und INR mit einem Punktwert von 6–40 Punkten. Er dient der Abschätzung der Mortalität von Patienten im Endstadium einer Leberzirrhose (6 Punkte – 3-Monats-Mortalität 1–2 %, 40 Punkte 73–98 %).

Der MELD-Score dient u. a. in Deutschland als Dringlichkeitsparameter für die Zuweisung zu einer Lebertransplantation. Da der Kreatininwert einer der drei Parameter des Scores ist, wird auch in den Leitlinien diskutiert, dass eine Stabilisierung der renalen Funktion zu einer „Rückstufung" hinsichtlich der Lebertransplantation führt.

Zunächst werden vereinzelte Aszitespunktionen durchgeführt. Im Verlauf des folgenden Monats kommt es jedoch zu einem hepatopulmonalen, in der Folge auch zu einem hepatorenalen Syndrom. Wahrscheinlich ist die klinische Situation wegen einer fibrotischen Lungenschädigung durch den α_1-Antitrypsin-Mangel bereits erheblich verschlechtert, der Patient ist nach 3 Monaten beatmungs- und hämofiltrationspflichtig. Zu diesem Zeitpunkt liegt der MELD-Score bei 37, kurz darauf wird eine Lebertransplantation durchgeführt.

Wie bewerten Sie die Indikationsstellung zur Lebertransplantation vor dem Hintergrund des Alkoholkonsums?

Der Alkoholkonsum des Patienten war als pathologisch einzustufen. Eine Alkoholabhängigkeit erscheint aufgrund der zuletzt gezeigten Karenz (wenn diese von den behandelnden Ärzten als glaubwürdig eingestuft wird) jedoch unwahrscheinlich.

In den „Richtlinien für die Wartelistenführung und Organvermittlung zur Lebertransplantation" der Bundesärztekammer gilt die aethyltoxische Genese der Leberzirrhose als mögliche Kontraindikation einer Transplantation. Jedoch lagen bei dem Patienten weitere pathogenetisch relevante Grunderkrankungen vor

(Hämosiderose und α_1-Antitrypsin-Mangel), die an sich bereits die Entstehung der Leberzirrhose begründen. Die Indikationsstellung zur Lebertransplantation ist daher vollkommen gerechtfertigt.

Der beschriebene Fall stellt eine spezielle Kombination der beiden Grunderkrankungen dar, die jede für sich bereits eine terminale Lebererkrankung hervorrufen können, insbesondere in Verbindung mit pathologischem Alkoholkonsum.

Da die Prävalenz von Hämochromatose (homozygot 1:3.000–5.000) und α_1-Antitrypsin-Mangel (1 : 2.000–10.000) nicht gering ist, ist das gleichzeitige Vorliegen beider Erkrankungen im klinischen Alltag durchaus nicht „als Kolibri" auszuschließen.

LITERATUR

Bundesärztekammer „Richtlinien für die Wartelistenführung und Organvermittlung zur Lebertransplantation gem. § 16 Abs. 1 S. 1 Nrn. 2 u. 5 TPG"

Gerbes L, Gülberg V, Sauerbruch T et al. S3-Leitlinie Aszites, spontan bakterielle Peritonitis, hepatorenales Syndrom. Z Gastroenterol 2011; 49: 749–779

REFERENZ-KAPITEL IN LAYER P, ROSIEN U (2017) FACHARZTWISSEN GASTROENTEROLOGIE

1.14 Ikterus, „pathologische Leberwerte"
10.11 Hämochromatose
10.12 Morbus Wilson (hepatolentikuläre Degeneration)
10.13 Primäre Stoffwechselstörungen
10.17 Lebertransplantation
5.1 Zoeliakie

5

5.10 Zufallsbefund einer Hyperlipasämie

F. Todt, M. Bläker

KASUISTIK

Eine 43-jährige Patientin stellt sich bei ihrem Hausarzt zu einer routinemäßigen Vorsorgeuntersuchung vor. Da eine Bekannte unlängst an einem Pankreaskarzinom gestorben sei, drängt sie den Hausarzt zur Bestimmung von Pankreaswerten. Aus der weiteren **Anamnese** ergeben sich keine wesentlichen Vorerkrankungen, in der Kindheit wurde eine Appendektomie durchgeführt. In der Laboruntersuchung fällt isoliert ein erhöhter Lipasewert im Serum von 150 U/l (Referenz 13–60 U/l) auf.

An welche Differenzialdiagnosen denken Sie in diesem Fall?

In diesem Fall handelt es sich um eine Pankreasenzymerhöhung ohne klinische Symptomatik. Differenzialdiagnostisch muss bei der Hyperlipasämie und/oder Hyperamylasämie generell an pankreatische oder extrapankreatische Ursachen gedacht werden.

Pankreatische Genese:

- Benigne und maligne Pankreastumoren
- Persistierende Pseudozysten oder Gangstrikturen nach akuter Pankreatitis
- Chronische Pankreatitis
- Verschiedene Medikamente

Ein typischer Befund bei erhöhten Pankreasenzymen ist die **akute Pankreatitis,** wenn entsprechende klinische Symptome (starke andauernde Oberbauchschmerzen, oft mit linksbetonter und gürtelförmiger Ausstrahlung in den Rücken oder die Schulter) und bildgebende Verfahren den Verdacht erhärten bzw. bestätigen. Bei dieser Patientin erscheint eine akute Pankreatitis aufgrund der aktuellen Beschwerdefreiheit jedoch unwahrscheinlich, zumal nur eine mäßige Enzymerhöhung vorliegt und im Falle einer akuten Entzündung der Anstieg der Serumlipase auf mehr als das Dreifache des oberen Normalwerts als wegweisend gilt.

Patienten mit einer **chronischen Pankreatitis** können in bis zu 20 % asymptomatisch sein bzw. nur eine geringe Schmerzsymptomatik aufweisen. Bei akuten Schüben einer chronischen Pankreatitis können die Enzymwerte gering erhöht sein. Da die Patientin Alkoholgenuss (häufigste Ursache 70–85 %) und Zigarettenrauchen (oft mit Alkoholkonsum vergesellschaftet) verneint, ist diese Differenzialdiagnose zum jetzigen Zeitpunkt eher unwahrscheinlich.

Zudem muss differenzialdiagnostisch an eine **medikamentöse Ursache** gedacht werden. Verschiedene Medikamente können Auslöser von Pankreatitiden sein und zu einer milden, klinisch unspezifischen oder gar inapparenten Pankreatitis, aber auch zu nichtpathologischen Hyperenzymämien führen. Zu nennen sind z. B.:

- Azathioprin
- 6-Mercaptopurin
- Mesalazin
- Steroide
- Antibiotika
- Opiate
- Orale Kontrazeptiva

Extrapankreatische Ursachen von erhöhten Pankreasenzymen sind sehr vielfältig und immer in Zusammenhang mit den klinischen Beschwerden, Laboruntersuchungen und apparativer Diagnostik zu werten.

Extrapankreatische Genese:

- Gallensteinleiden
- Cholezystitis
- Ulcus duodeni et ventriculi
- Chronisch-entzündliche Darmerkrankungen
- Andere abdominale Entzündungen (Virusinfektionen)
- Gynäkologische Erkrankungen
- Niereninsuffizienz
- Zöliakie

Gibt es Fälle von Pankreasenzymerhöhungen im Serum, die keinen pathologischen Krankheitswert haben?

Nichtpathologische Enzymerhöhungen kommen im Rahmen der **Makroamylasämie/Makrolipasämie** vor. Hierbei bindet die Amylase oder Lipase an Immunglobuline und diese Komplexe werden vermindert glomerulär filtriert. Die Ausscheidung der Enzyme im Urin ist daher normal oder sogar erniedrigt. Selten kommt eine idiopathische, familiäre Erhöhung der Pankreasenzyme vor.

Auch Gesunde weisen in bis zu 5 % (leicht) erhöhte Pankreasenzymwerte im Serum auf, die im Rahmen der statistischen Normalverteilung de facto physiologisch sind.

Bei funktionellen Störungen des Gastrointestinaltrakts können erhöhte Pankreasenzymwerte im Serum auftreten, die in der Folge teils schwierige differenzialdiagnostische Überlegungen nach sich ziehen.

Wie würden Sie zunächst weiter vorgehen, welche Diagnostik streben Sie an?

Wichtig ist, die Patientin in diesem Fall noch einmal genau zu anamnestizieren. Wiederkehrende abdominale Symptome und Vorerkrankungen sowie eine regelmäßige Medikamenteneinnahme werden von der Patientin verneint. Sie habe jedoch in letzter Zeit rezidivierend eine ungewohnte Müdigkeit und Abgeschlagenheit bemerkt. Bei normalem Appetit sei das Gewicht konstant.

Laborchemisch sind außer den Pankreasenzymen Entzündungsparameter, Nierenretentionsparameter, Leberwerte und der Blutzuckerstoffwechsel zu überprüfen.

Die native, abdominale Ultraschalluntersuchung ist das erste bildgebende Verfahren, um mögliche Pankreaspathologien (Pankreatitis, zystischen Läsionen, Raumforderungen, Gangpathologien) aufzudecken. In diesem Fall sollte eine vollständige Abdomensonografie erfolgen, um extrapankreatische Ursachen mit auszuschließen.

Die vorgeschlagenen Untersuchungen werden veranlasst und sind – abgesehen von einer unverändert erhöhten Lipase – ohne pathologisches Ergebnis. Mittels transabdomineller Sonografie im Nüchternzustand lässt sich die Bauchspeicheldrüse jedoch nicht vollständig und nur in eingeschränkter Sicht darstellen. Die Patientin ist weiterhin sehr besorgt.

Welches Untersuchungsverfahren würden Sie als Nächstes wählen?

Die orale Endosonografie ist derzeit das verlässlichste Verfahren, vor allem zum Ausschluss eines Malignoms der Bauchspeicheldrüse. Weniger sicher, aber nichtinvasiv sind Computertomografie (Strahlenbelastung!) und Kernspintomografie (kostenintensiver).

Bei der Patientin erbringt die **orale Endosonografie** keinen pathologischen Befund. Zunächst veranlasst der Hausarzt kein weiteres diagnostisches Vorgehen und empfiehlt eine Wiedervorstellung zur nächsten jährlichen Routineuntersuchung bzw. frühzeitig bei Beschwerden.
Drei Wochen später kommt die Patientin erneut in die Hausarztpraxis und berichtet über eine weiterhin bestehende Müdigkeit und Leistungsschwäche. **Laborchemisch** wird neben der bekannten und weiterhin bestehenden Hyperlipasämie (Lipase 154 U/l) eine milde, mikrozytäre Eisenmangelanämie (Hb 11 g/dl, Referenz 12–16 g/dl) diagnostiziert. Die vom Hausarzt veranlassten Untersuchungen zum Ausschluss einer chronischen Blutungsquelle (Endoskopie, gynäkologische Vorstellung) bleiben ohne Auffälligkeit.

Wie schätzen Sie die aktuelle Situation ein und wie sollte man weiter vorgehen?

Wenn kein Eisenverlust vorliegt, muss die Möglichkeit einer gestörten Aufnahme in Erwägung gezogen werden. Bei der Patientin sollte daher differenzialdiagnostisch an eine Zottenatrophie und damit insbesondere an eine **Zöliakie** gedacht werden, da ein wesentliches Symptom die Eisenmangelanämie sein kann. Auch die unspezifischen Symptome Müdigkeit und Leistungsschwäche können Ausdruck einer Zoeliakie sein. Zudem können erhöhte Pankreasenzyme erstes und anfangs einziges Symptom einer Zoeliakie sein. Neben dem Nachweis von Antikörpern gegen Transglutaminase muss zur Diagnosesicherung als Goldstandard eine Ösophagogastroduodenoskopie mit Stufenbiopsien aus dem Duodenum durchgeführt werden. Die histologischen Veränderungen einer Zöliakie werden nach Marsh in 5 Typen eingeteilt. Hierzu und zur weiteren Diagnostik siehe auch ➤ Kap. 4.10 und ergänzend ➤ Kap. 4.8.

Nennen Sie weitere extraintestinale Manifestationen bzw. Symptome einer Zoeliakie.

Bei der Patientin sind die vorhandenen Symptome Eisenmangelanämie, Müdigkeit und Schwäche zu nennen.

Es kann aufgrund eines Vitamin-K-Mangels zu einer erhöhten Blutungsneigung und petechialen Hauteinblutungen kommen. Ein Mangel an Vitamin D und Kalzium kann zu Osteoporose, Osteopenie, Knochenschmerzen und Muskelkrämpfen führen.

Die Malnutrition kann Muskelatrophie/-schwäche, sekundäre Amenorrhö und periphere Ödeme bedingen. Neurologische Symptome im Sinne von Neuropathien kommen vor bei Vitamin-B_1- oder -B_{12}-Mangel. Eine extraintestinale, dermatologische Manifestation ist die Dermatitis herpetiformis Duhring (Morbus Duhring) .

Was wissen Sie zu dieser häufig genannten und doch selten gesehenen Hauterkrankung?

Diese Dermatose geht mit brennenden und schmerzhaften Empfindungen bzw. Juckreiz einher. Auf zunächst erythematösen Plaques entstehen Gruppen kleiner Bläschen. Prädilektionsstellen sind die Streckseiten der Arme und Beine, Schultergürtel, Abdomen und Glutealregion. Das klinische Bild sowie die Histo- und Immunhistopathologie sichern die Diagnose. Es finden sich IgA-Ablagerungen in den Papillenspitzen (Stratum papillare) und entlang der Basalmembran. Die **Therapie** besteht in der täglichen Gabe von Sulfonen, z. B. Dapson, wobei initial 100–150 mg/d notwendig sind. Auf hämatologische Nebenwirkungen wie Met-Hb-Bildung ist zu achten. Unter glutenfreier Diät bessern sich auch in manchen Fällen die Hauterscheinungen. Zusätzlich kommen symptomatische Therapien mit Antihistaminika, Lotio alba, Teepräparaten und teilweise Glukokortikoide zum Einsatz.

Welche therapeutischen Maßnahmen empfehlen Sie der Patientin?

Die lebenslange Einhaltung einer strikt glutenfreien Ernährungsweise ist entscheidend. Generell verboten sind Produkte aus Weizen, Roggen, Gerste, Dinkel oder Grünkern oder Nahrungsmittel, die mit glutenhaltigen Zusätzen hergestellt werden. Unproblematisch sind Mais, Reis, Kartoffeln und Hirse. Oft werden kleine Mengen Hafer vertragen. Wichtig ist eine professionelle Ernährungsberatung, ggf. das Aufsuchen einer Selbsthilfegruppe. Bei erheblichen Vitamin- und Mineralmangelzuständen kann im Anfangsstadium die zusätzliche parenterale Gabe von fettlöslichen Vitaminen, wasserlöslichen Vitaminen, Kalzium und Eisen notwendig sein. Da anfangs bei fast allen Patienten eine Laktoseintoleranz und häufig auch eine exokrine Pankreasinsuffizienz bestehen, sollten milchzuckerhaltige Produkte gemieden werden und ggf. bedarf es einer Pankreasenzymsubstitution (➤ Kap. 4.10).

5

Die Patientin hält sich konsequent an die glutenfreie Ernährung. Müdigkeit und Leistungsschwäche bestehen nach ca. 3 Wochen kaum noch, eine Laborkontrolle zeigt normalisierte Pankreasenzyme und nur noch eine minimale Anämie. Der Hausarzt informiert die Patientin noch über wichtige Langzeitkomplikationen der Zöliakie und dass regelmäßige Kontrollen notwendig sind.

LITERATUR

Felber J et al. S2k-Leitline Zoeliakie, Weizenallergie, Weizensensitivität (2014): https://www.dgvs.de/wp-content/uploads/2016/11/DGVS_Empfehlung_fuer_Zoeliakie.pdf

REFERENZ-KAPITEL IN LAYER P, ROSIEN U (2017) FACHARZTWISSEN GASTROENTEROLOGIE

1.15 Erhöhte Pankreasenzyme
5.1 Zoeliakie

5.11 Teerstuhl und Aszites

U. Rosien, D. Frederking

KASUISTIK

Eine 63-jährige Patientin wird aufgrund von seit 2 Tagen bestehendem Teerstuhl stationär aufgenommen. Es besteht eine geringe Tachykardie bei normwertigem Blutdruck. Die **körperliche Untersuchung** ergibt den Verdacht auf einen mäßigen Aszites. Letzte Nahrungsaufnahme am Abend des Vortages. Die Patientin gibt an, keine Medikamente einzunehmen und im Wesentlichen immer gesund gewesen zu sein; in den letzten 3 Jahren fühle sie sich allerdings weniger leistungsfähig. Vor 20 Jahren sei bei damals gering erhöhten Leberwerten eine Hepatitis C diagnostiziert worden. Die Leberwerte hätten sich damals rasch spontan normalisiert; eine regelmäßige ärztliche Betreuung habe seither nicht stattgefunden.

Wie lautet/n ist ihre Verdachtsdiagnose(n)?

Gastrointestinale Blutung, am ehesten vom oberen Gastrointestinaltrakt ausgehend. Aufgrund des klinischen Verdachts auf Aszites und der Anamnese könnte eine Leberzirrhose bei chronischer Hepatitis C vorliegen.

Welche Maßnahmen ergreifen Sie am Aufnahmetag?

- Blutentnahme mit Blutgruppenbestimmung, Kreuzblut, Blutbild, Leber- und Nierenretentionswerten, Gerinnungsparametern, Hepatitis-Serologie und HCV-PCR.
- Aufgrund des Teerstuhls ist eine umgehende Ösophagogastroduodenoskopie indiziert.
- Zuvor sollte eine Abdomensonografie mit der Frage nach Zeichen einer Leberzirrhose erfolgen.
- Regelmäßige Überwachung der Vitalparameter.

Bei den **Laborwerten** fällt eine Erhöhung des Bilirubins auf 2,1 mg/dl auf; Transminasen sind auf etwa das Doppelte der Norm erhöht. Nierenretentionswerte und Gerinnungsparameter sind normwertig. **Sonografisch** finden sich mäßig Aszites, eine Splenomegalie und die Zeichen einer Leberzirrhose mit stumpfem Leberrand und unregelmäßiger Leberoberfläche (keine fokalen Veränderungen, keine Flussumkehr in der Pfortader).Bei der **Ösophagogastroduodenoskopie** zeigt sich ein Ulcus duodeni mit Gefäßstumpf ohne aktive Blutung (Forrest IIa). Es erfolgt eine prophylaktische Kippapplikation auf den Gefäßstumpf. Ösophagus- und Fundus-Varizen fanden sich nicht.

5

Welche therapeutische Maßnahmen leiten Sie aus dem sonografischen Befund ab?

Aufgrund der sonografisch typischen Zeichen einer Leberzirrhose ist umgehend eine antibiotische Behandlung einzuleiten. Die Krankenhaussterblichkeit einer akuten gastrointestinale Blutung bei Leberzirrhose wird hierdurch gesenkt. Außerdem ist die (vorübergehende) Therapie mit dem darmselektiven Antibiotikum Rifaximin indiziert, um der Entwicklung einer hepatischen Enzephalopathie vorzubeugen.

Im weiteren Verlauf der stationären Behandlung ist die Patientin stabil. Die Blutuntersuchung ergab einen Nachweis von Hepatitis-C-Virus-RNA. Unter einer kombinierten diuretischen Behandlung mit Spironolacton und Furosemid ist der Aszites rückläufig und die Patientin wird entlassen. Etwa einen Monat später stellt sie sich in einer hepatologischen Sprechstunde vor. In der **Ultraschalluntersuchung** bestätigt sich eine Leberzirrhose mit Splenomegalie und immer noch mäßig Aszites. Die Blutuntersuchungen ergeben folgende Befunde:

INR	1,16
Bilirubin mg/dl	2,6
GOT U/l	86
GPT U/l	55
GGT U/l	65
AP U/l	126
Albumin g/l	31,3
Cholinesterase U/l	2120
Kreatinin mg/dl	0,68
Natrium mMol/l	145
Hb g/dl	13,5
Thrombozyten/nl	46
Leukozyten/nl	3,1

Interpretieren Sie die Befunde bei ambulanter Erstvorstellung. Welches Child-Stadium liegt vor? Welche weiteren Laborparameter sind von Interesse?

Bei leichter Transaminasenerhöhung und erhöhten Bilirubin-Werten findet sich eine mäßige Erniedrigung des Albumin bei normaler Gerinnung. Zusammen mit dem mäßigen Aszites ergibt sich ein Child-Pugh-Stadium B (je zwei Punkte für die Ausprägung von Bilirubin, Albumin und Aszites, je ein Punkt für Gerinnung und fehlende Enzephalopathie).

Weitere wichtige Parameter sind die Hepatitis-C-Viruslast und der Genotyp des Hepatitis-C-Virus.

Genotyp 1b. HCV-PCR (iU/ml) 740000.

Was wissen Sie über das Hepatitis-C-Virus, seine Genotypen und die Auswirkungen einer chronischen Infektion?

Das Hepatitis-C-Virus ist ein **RNA-Flavivirus,** das parenteral oder sexuell übertragen wird. Es werden sechs Genotypen unterschieden, deren Häufigkeit weltweit regional deutlich variiert. Der Genotyp 1 macht in Deutschland knapp 80 % der Fälle aus. Jeder Fünfte chronisch Infizierte in Deutschland trägt einen Genotyp 2 oder 3, seltener Genotyp 4. Die Genotypen 5 und 6 sind in Deutschland zahlenmäßig nicht von Bedeutung. Risikofaktoren für eine chronische Hepatitis C sind intravenöser Drogenabusus und unhygienisches Vorgehen bei Piercing oder Tattoos. Eine sexuelle Übertragung ist im Wesentlichen nur bei Männern relevant, die Sex mit Männern haben. Bei einem großen Teil der chronischen Virusträger ist jedoch der Übertragungsweg nicht sicher erfassbar.

Die **chronische Hepatitis C** kann ein Fatigue-Syndrom zur Folge haben. Es besteht eine Assoziation mit vaskulitischer Purpura, Kryoglobulinämie, membranoproliferativer Glomerulonephritis, Lichen planus, Gelenkbeschwerden, Porphyria cutanea tarda und Diabetes mellitus. Zwei Drittel der chronisch Infizierten entwickeln im Verlauf eine Zirrhose. Die Rate an neu entwickelten hepatozellulären Karzinomen bei Hepatitis C mit Zirrhose beträgt 5 % pro Jahr. In der Vergangenheit führte die chronische Infektion aufgrund fehlender kurativer Behandlungsmöglichkeiten oft zu sozialer Deprivation.

Welche zugelassenen Therapien der Hepatitis C kennen Sie? Welche Rolle spielt dabei der Genotyp?

Mit Einführung einer interferonbasierten Therapie in Kombination mit Ribaverin vor knapp 20 Jahren wurde erstmals eine Behandlung mit Aussicht auf Heilung möglich (50 % bei Genotyps 1). Mehr als 95 % der Patienten, die sich einer Therapie unterzogen, erlitten jedoch Nebenwirkungen von grippaler Symptomatik bis zu Autoimmunphänomenen (z.B. Thyreoiditis) und Depression, die eine Abbruchrate von ca. 15 % zur Folge hatten. 2012 wurden die ersten Proteinaseinhibitoren in die Behandlung eingeführt, mit einer Besserung des Therapieerfolgs bei sehr starren Einnahmeregimen und relevanten Nebenwirkungen.

Mit der Einführung der **direkt antiviral aktiven Substanzen (DAAs)** in den letzten Jahren hat sich die Behandlung grundsätzlich geändert. Die zuvor genannten Therapieoptionen werden heute nicht mehr empfohlen. Zur Vermeidung von Resistenzentwicklungen durch Selektion während der Behandlung werden ausschließlich DAA-Kombinationen eingesetzt. Bis auf Ausnahmen sind die meisten DAA-Kombinationen nicht bei allen Genotypen wirksam. Dies ist bei der Auswahl zu beachten. **Fast alle Patienten können durch eine 8–12 Wochen dauernde DAA-Kombinationsbehandlung geheilt werden,** wobei bei einigen Behandlungsprotokollen, insbesondere bei Vorliegen einer Leberzirrhose, weiterhin eine Kombination mit Ribaverin empfohlen wird.

Wann besteht eine Indikation zur Behandlung? Was sollte beachtet werden?

Aufgrund der Folgen einer chronischen Hepatitis C besteht grundsätzlich bei jedem Patienten eine Indikation zur Behandlung. Seit Einführung der DAAs ist sie auch bei fast allen Patienten durchführbar (so auch bei HIV-Koinfektion).

Patienten mit fortgeschrittener Child-B- oder -C-Zirrhose haben ein hohes Dekompensationsrisiko unter der Therapie. Sie sollten entweder in Zusammenarbeit mit bzw. an einem Lebertransplantationszentrum behandelt werden oder bei Child C erst nach Transplantation.

Die Patientin lehnt eine Ribaverin-Therapie entschieden ab und wünscht Bedenkzeit. Vier Monate später hat sie sich für eine Behandlung entschieden bei zu diesem Zeitpunkt weiter verschlechterten Laborbefunden. Es wird eine Therapie mit Elbasvir und Grazoprevir für zwölf Wochen eingeleitet. Nachfolgende Tabelle zeigt den Verlauf bis zur Woche 4 der Therapie:

	Erstvorstellung in der Praxis	Wiedervorstellung und Therapie-Start	Wo. 4 der Therapie
INR	1,16	**1,8 (↑)**	1,2 (↓)
Bilirubin mg/dl	2,6	3 (↑)	**5,3 (↑)**
GOT U/l	86	119 (↑)	53 (↓)
GPT U/l	55	64 (↑)	35 (↓)
GGT U/l	65	64	40 (↓)
AP U/l	126	204 (↑)	200
Albumin g/l	31,3	**30 (↓)**	32
Cholinesterase U/l	2120	**2055 (↓)**	2428 (↑)
Kreatinin mg/dl	0,68	0,68	0,76
Natrium mMol/l	145	138	135 (↓)
Hb g/dl	13,5	13,7	13,3
Thrombozyten/nl	46	34 (↓)	35
Leukozyten/nl	3,1	3,6	3,0
HCV-PCR IU/ml	740000	1000000	94 (↓ ↓)
Aszites	mittel	mittel	mittel
Enzephalopathie	keine	keine	keine
MELD-Score/ MELD-Na-Score	11/7	17/18 (↑)	15/18
Child-Pough-Score	B (8Pkt)	B (9Pkt)	B (9Pkt)

Wie bewerten Sie diesen Verlauf der Laborparameter? Welche Konsequenzen würden Sie ziehen?

Das Bilirubin ist weiter angesteigen, darüber hinaus hat die Patientin eine leichte Hyponatriämie entwickelt. In der Score-Bewertung hat sich ihre Situation nicht verändert. Festzustellen ist aber, dass die Syntheseleistung zumindest stabilisiert (Albumin) oder gebessert ist (INR und Cholinesterase). Die Viruslast ist unter der Therapie früh und sehr deutlich abgefallen. In der Zusammenschau ist eine Fortführung der Therapie sinnvoll.

Die Behandlung kann wie geplant ohne wesentliche Nebenwirkungen durchgeführt und nach zwölf Wochen beendet werden. Die Laborparameter im ersten halben Jahr nach Therapieende entwickeln sich wie nachfolgend aufgeführt. Trotz Aussetzen der diuretischen Therapie ist kein Aszites mehr nachweisbar.

	Therapie-Start	Wo 4 Therapie	Therapie-Ende	SVR 12	SVR 24
INR	**1,8 (↑)**	1,2 (↓)	1,15	1,21	**1,17**
Bilirubin mg/dl	3 (↑)	**5,3 (↑)**	4,1	2,0	**1,6**
GOT U/l	119 (↑)	53 (↓)	59	51	50
GPT U/l	64 (↑)	35 (↓)	38	30	31
GGT U/l	64	40 (↓)	19	42	42
AP U/l	204 (↑)	200	220	160	104
Albumin g/l	**30 (↓)**	32	35(↑)	36 (↑)	**38 (↑)**
Cholinesterase U/l	**2055 (↓)**	2428 (↑)	2543 (↑)	3256 (↑)	3399 (↑)
Kreatinin mg/dl	0,68	0,76	0,75	0,63	0,66
Natrium mMol/l	138	135 (↓)	140 (↑)	140	142
Hb g/dl	13,7	13,3	13,4	13,5	13,9
Thrombo c/nl	34 (↓)	35	46	42	47
Leuko /nl	3,6	3,0	4,1	3,8	3,9
HCV-PCR iU/ml	1000000	94 (↓ ↓)	**negativ**	**negativ**	**negativ**
Aszites	mittel	mittel	gering (↓)	**gering**	**kein**
Encephalopathie	keine	keine	keine	keine	keine
MELD-Score/ MELD-Na-Score	17/18 (↑)	15/18	13/13 (↓ ↓)	**11/11 (↓)**	**9/8 (↓)**
Child-Pough-Score	B (9Pkt)	B (9Pkt)	B (8Pkt) (↓)	**A (6Pkt ↓)**	**A (5Pkt↓)**

Welche Rolle spielt die Hepatitis-C-Viruslast in der Therapie der chronischen Infektion?

Die quantitative Bestimmung der Viruslast spielt heute keine Rolle mehr bei der Indikationsstellung. Sie ist aber ein wichtiger Parameter zur Beurteilung der Wirksamkeit der Therapie. Allgemein akzeptiert ist, dass die fehlende Nachweisbarkeit von Hepatitis-C-Virus in der PCR zwölf Wochen nach Therapieende (sustained viral response Woche 12: SVR 12) als fast 100 %ig verlässlicher Parameter für eine anhaltende Heilung der Infektion gilt.

Welche Besonderheiten sind bei der Behandlung mit DAAs zu beachten?

Eine strenge **Kontrazeption** ist notwendig, da keine Zulassung in der Schwangerschaft besteht. Dies gilt für Ribavirin auch für mindestens 6 Monate über das Therapieende hinaus.

Auf **Medikamentenwechselwirkungen** ist bei allen Substanzen zu achten, insbesondere bei den Proteaseinhibitoren (vgl. www.hep-druginteractions.org).

Sofosbuvir wird renal eleminiert. Kombinationen, die diesen Wirkstoff enthalten, sind bei fortgeschrittener Niereninsuffizinz nicht zugelassen.

Besteht eine chronische **Koinfektion mit Hepatitis B** sind engmaschige Kontrollen der HBV-DNA während und nach der Therapie der Hepatitis C erforderlich, da die Hepatitis B bei erfolgreicher Elimination des Hepatitis-C-Virus reaktivieren kann.

Wie betreuen Sie die Patientin weiter?

Auch wenn Daten vorliegen, dass das HCC-Risiko nach erfolgreicher Therapie der Virusinfektion sinkt, besteht weiterhin die Indikation zu sechsmonatlicher Sonografie der Leber und Blutuntersuchungen einschließlich AFP-Screening. Eine regelmäßige Überwachung der Viruslast ist nach erfolgreicher Therapie mit DAAs jenseits von 12 Wochen nach Therapieende nicht mehr notwendig (bei fortgesetztem Drogenabusus sind allerdings Neuinfektionen beschrieben).

LITERATUR

Sarrazin C, Zimmermann T et al. (2016) S3-Leitlinie Prophylaxe, Diagnostik und Therapie der Hepatitis-C-Virus (HCV)-Infektion. https://www.dgvs.de/wp-content/uploads/2018/02/S3-Leitlinie-Hepatitis-C-ZfG-15.02.2018.pdf

REFERENZ-KAPITEL IN LAYER P, ROSIEN U (2017) FACHARZTWISSEN GASTROENTEROLOGIE

10.4 chronische Hepatitis

KAPITEL

6 Zufallsbefunde

6.1 Sodbrennen

W. Schwarz

KASUISTIK

Ein 47-jähriger Patient stellt sich mit einer Überweisung vom Hausarzt beim niedergelassenen Gastroenterologen vor. Der leicht übergewichtige leitende Bankangestellte gibt an, dass er bereits seit einigen Jahren immer mal wieder „Magenprobleme" habe, auf Nachfrage insbesondere Sodbrennen und Völlegefühl, die vor allem nach reichhaltigem Essen und

Alkoholkonsum aufgetreten seien. Die Beschwerden hätten ihn aber nicht sehr beeinträchtigt und sich nach Einnahme von Antazida meist rasch gebessert. Im letzten halben Jahr seien die Beschwerden häufiger geworden und er habe vor allem das nun fast täglich auftretende Sodbrennen mit „Hausmitteln" deutlich schlechter lindern können, sodass er vor 2 Monaten von seinem Hausarzt einen Säureblocker verschrieben bekommen habe. Er habe das Medikament (Omeprazol 20 mg) über 4 Wochen täglich eingenommen, worunter er in dieser Zeit völlig vollständig beschwerdefrei war. Nach Absetzen seien die Beschwerden bereits nach wenigen Tagen wieder aufgetreten. Da bislang keine Diagnostik bezüglich der Beschwerdesymptomatik durchgeführt worden ist, wurde der Patient jetzt zum Gastroenterologen überwiesen. Der Patient fühle sich sonst gesund. Vor ca. 1 Jahr sei ein arterieller Hypertonus diagnostiziert worden, der mit Enalapril 5 mg/d gut eingestellt sei. Der Patient ist Nichtraucher und gibt einen moderaten Alkoholkonsum (gelegentlich 1–2 Gläser Wein) an. Außer einer Tonsillektomie und Appendektomie in der Kindheit sind keine Vorerkrankungen bekannt.

Wie lautet Ihre Verdachtsdiagnose?

Die Anamnese spricht für das Vorliegen einer gastroösophagealen Refluxkrankheit (GERD). Nach der Montreal-Klassifikation besteht eine GERD, wenn Beschwerden (Leitsymptom Sodbrennen) und/oder Läsionen vorliegen, die durch einen pathologischen Reflux ausgelöst werden und die zugleich die Lebensqualität beeinträchtigen. Der vorliegende Fall erfüllt diese Kriterien. Es besteht zweifelsfrei eine Einschränkung der Lebensqualität und das rasche und gute Ansprechen auf die PPI-Therapie spricht für einen sauren Reflux als Ursache der Symptomatik.

Was ist Ihr nächster diagnostischer Schritt und aus welchem Grund verfahren Sie so?

Da der Patient bislang nie endoskopiert wurde, ist in diesem Fall die Durchführung einer Ösophagogastroduodenoskopie indiziert.

Die sogenannte Index-Endoskopie bei symptomatischen Patienten dient in erster Linie dazu, festzustellen, ob ein Malignom oder ein Barrett-Ösophagus als potenzielle Präkanzerose vorliegt. Darüber hinaus kann diagnostisch von Interesse sein, ob sich mögliche anatomische Ursachen für eine GERD (z. B. Magenentleerungsstörung, Hiatushernie, Stenosen) zeigen oder ob sich Veränderungen bzw. Komplikationen einer Refluxösophagitis (Erosionen, Ulzerationen, Strikturen) darstellen lassen und damit eine Differenzierung in eine erosive und eine nichterosive Refluxerkrankung (NERD) ermöglichen.

Welche weiteren Untersuchungsverfahren können in der Diagnostik der GERD sinnvoll sein? Bei welcher Indikation sollten sie eingesetzt werden?

24-Stunden-pH-Metrie Im Rahmen dieser Untersuchung werden Häufigkeit und Dauer von Refluxepisoden in aufrechter und liegender Position objektiviert und mit den von den Patienten während der Untersuchung dokumentierten Beschwerden korreliert. Die pH-Metrie kann in einzelnen Fällen hilfreich sein, bei therapierefraktären Refluxbeschwerden eine unzureichende Säuresuppression zu belegen oder eine nichterosive Refluxkrankheit, insbesondere bei extraösophagealen Manifestationen (pharyngeale oder pulmonale Symptomen), zu verifizieren.

Ösophagusmanometrie Eine Manometrie des Ösophagus ist, v. a. in der Primärdiagnostik, selten indiziert. Sie kann aber in Einzelfällen sinnvoll sein, um – insbesondere vor geplanter Refluxchirurgie – eine primäre Motilitätsstörung mit sekundärem Reflux auszuschließen.

Impedanzmessung Die Impedanzmessung erlaubt in Kombination mit der pH-Metrie eine Differenzierung in sauren und nichtsauren Reflux. Dies kann z. B. dazu dienen, Patienten zu detektieren, die trotz fehlenden Ansprechens auf eine PPI-Therapie aufgrund eines symptomatischen nichtsauren Refluxes von einer chirurgischen Maßnahme profitieren könnten.

Bilitec-Messung Ermöglicht die Messung des (alkalischen) Refluxes und kann, ähnlich wie die Impedanzmessung, in Einzelfällen bei persistierenden Beschwerden unter PPI-Therapie oder z. B. bei Refluxbeschwerden nach Gastrektomie hilfreich sein.

Bei der vom niedergelassenen Gastroenterologen durchgeführten ÖGD zeigt sich folgender Befund (➤ Abb. 6.1a + b).

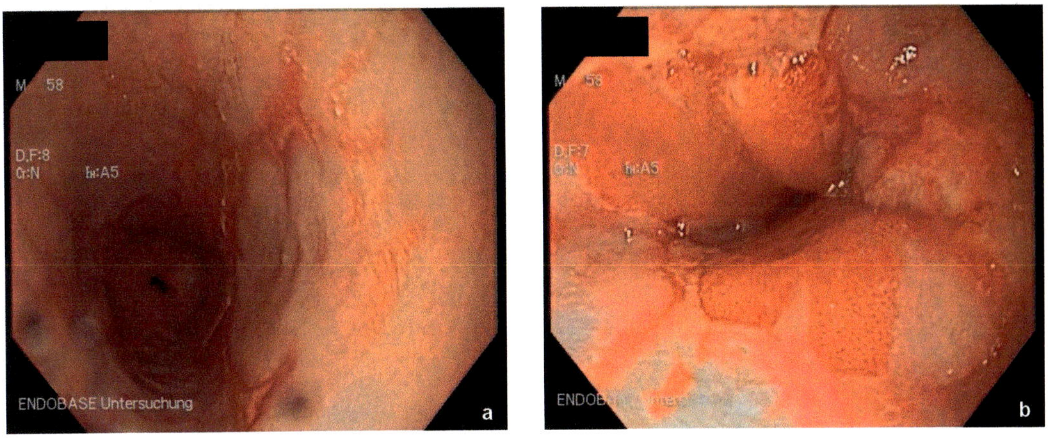

Abb. 6.1 a + b Endoskopischer Befund im Ösophagus [M817]

Beschreiben Sie den endoskopischen Befund.

Streifige, teilweise konfluierende Rötungen im distalen Ösophagus mit zentralem Fibrinbelag, somit das endoskopische Bild einer Refluxösophagitis. Zudem scheint ein Barrett-Ösophagus (Auskleidung des distalen Ösophagus mit lachsrosafarbenem metaplastischem Zylinderepithel) vorzuliegen.

Welche endoskopischen Stadieneinteilungen der Refluxösophagitis sind Ihnen bekannt (➤ Tab. 6.1)?

Tab. 6.1 Endoskopische Stadieneinteilung der Refluxösophagitis

Savary-Miller-Klassifikation (nicht mehr akuteller Standard)				
I	isolierte Epitheldefekte			
II	konfluierende Epitheldefekte			
III	zirkulär konfluierende Epitheldefekte			
IV	Spätkomplikationen (Striktur, Ulkus, Zylinderepithelmetaplasie [Barrett-Syndrom])			
MUSE-Klassifikation (in Studien gebräuchlich)				
Schweregrad	M (Metaplasie)	U (Ulkus)	S (Striktur)	E (Erosion)
0 keine	0	0	0	0
1 gering	1 Streifen	Übergangsulkus	> 9 mm Durchmesser	1 Faltenkuppe
2 mäßig	≥ 2 Streifen	Barrett-Ulkus	≤ 9 mm Durchmesser	≥ 2 Faltenkuppen
3 schwer	zirkulär	beide Ulkustypen	+ Ösophagusverkürzung	zirkulär

Tab. 6.1 **Endoskopische Stadieneinteilung der Refluxösophagitis** *(Forts.)*

Los-Angeles-Klassifikation (aktuell gültige Klassifikation)	
Stadium A	eine oder mehrere Erosionen < 5 mm Durchmesser, die sich nicht zwischen den Kuppen der Mukosafalten erstrecken
Stadium B	wie A, aber Erosionen > 5 mm Durchmesser
Stadium C	Erosionen erstrecken sich zwischen zwei oder mehr Kuppen der Mukosafalten, erfassen aber < 75 % der Zirkumferenz
Stadium D	wie C, aber > 75 % der Zirkumferenz betroffen

Da die ÖGD ohne Sedierung durchgeführt werden musste (wurde vom Patienten abgelehnt), konnten im Rahmen der Untersuchung nur wenige Biopsien aus dem distalen Ösophagus entnommen werden. **Histologisch** zeigte sich Barrett-Epithel mit am ehesten reaktiv-entzündlichen Zellatypien sowie Plattenepithel mit deutlichen entzündlichen Veränderungen im Sinne einer Refluxösophagitis.

Wie würden Sie im vorliegenden Fall weiter vorgehen?

Im vorliegenden Fall ist eine Kontrolluntersuchung mit ausreichender Sedierung und ausgiebiger Biopsie des Barrett-Ösophagus indiziert. Zuvor sollte über einen adäquaten Zeitraum eine konsequente säurehemmende Therapie (PPI in mindestens einfacher Standarddosis) durchgeführt werden, um die entzündlichen Veränderungen zur Abheilung zu bringen, da es ansonsten für den Pathologen schwierig sein kann, reaktiv-entzündliche Zellatypien von dysplastischen Veränderungen histologisch zu unterscheiden.

Welche Medikamente stehen für die Behandlung der Refluxerkrankung zur Verfügung? Bewerten Sie Wirksamkeit, Indikation und mögliche Nebenwirkungen.

Mittel der Wahl in der Therapie der GERD sind PPI. Empfehlenswert ist prinzipiell eine „Step-down-Therapie" (Beginn in täglicher Standarddosis, bei unzureichender Wirksamkeit auch in 2- bis 3-facher Standarddosis). Die initiale Therapiedauer und -dosis richtet sich nach endoskopischem Befund und klinischem Ansprechen (bei Refluxösophagitis in höheren Schweregraden 8–12 Wochen, bei niedrigeren Schweregraden 4–6 Wochen, bei nichterosiver Refluxkrankheit bis zur klinischen Beschwerdefreiheit). In der Langzeittherapie sollte, falls möglich, eine an den Symptomen orientierte Dosisreduktion (bedarfsadaptierte Therapie) angestrebt werden. Höhere Schweregrade erfordern zumeist eine kontinuierliche Langzeittherapie. PPI sind in aller Regel gut verträglich, unerwünschte Wirkungen einer Langzeittherapie sind: gesteigertes Risiko für intestinale Infektionen (v. a. *Clostridium-difficile*-Infektion), Entwicklung einer chronisch-atrophischen Gastritis, Malabsorption von Vitamin B_{12} und Kalzium sowie ein erhöhtes Frakturrisiko (ohne messbare Osteoporose).

Alternative säurehemmende Medikamente (H_2-Blocker, Antazida) sind deutlich schwächer wirksam und führen in der Regel nicht zum Abheilen erosiver Veränderungen, können aber in leichten Fällen einer NERD eine Therapiealternative darstellen.

Die Wirkung von Prokinetika in der Langzeittherapie ist nicht belegt.

Sucralfat und Gallensäurebinder werden in der Therapie des alkalischen Refluxes eingesetzt, der Effekt ist jedoch meist unbefriedigend.

Welchen Stellenwert haben endoskopische und operative Verfahren in der Therapie der Refluxerkrankung? Bei welchen Indikationen sollten sie eingesetzt werden?

Verschiedene endoskopische Techniken sind in den letzten Jahren erprobt, aber größtenteils wegen z. T. schwerer Nebenwirkungen wieder vom Markt genommen worden. Sie sind außerhalb von Studien derzeit ohne Bedeutung.

Die **laparoskopische Fundoplicatio** ist ein etabliertes und wirksames Verfahren in der Behandlung der GERD. Indikationen für eine operative Therapie sind ein gesicherter (symptomatischer) alkalischer oder Volumenreflux sowie Unverträglichkeit einer PPI-Therapie. Patientenwunsch oder Ablehnung einer medikamentösen (Dauer-)Therapie bei saurem gastroösophagealen Reflux können eine relative Indikation zur OP sein. Grundsätzlich profitieren Patienten, die gut auf eine PPI-Therapie ansprechen, auch am meisten von der Fundoplicatio, sodass gerade bei therapierefraktären Patienten eine sorgfältige präoperative Diagnostik erfolgen sollte, um abschätzen zu können, ob ein Patient von einem operativen Eingriff profitiert. Hierbei sollte auch berücksichtigt werden, dass postoperative Probleme (v. a. Völlegefühl, Meteorismus, Diarrhö) in 10–15 % der Fälle auftreten und die Rezidivrate im Langzeitverlauf relativ hoch ist (bis 30 %).

Der o. g. Patient stellt sich 6 Wochen später zur Kontrollendoskopie in der gastroenterologischen Praxis vor. Unter der zwischenzeitlich konsequent durchgeführten PPI-Therapie war er beschwerdefrei. Endoskopisch zeigt sich folgender Befund (➤ Abb. 6.2).

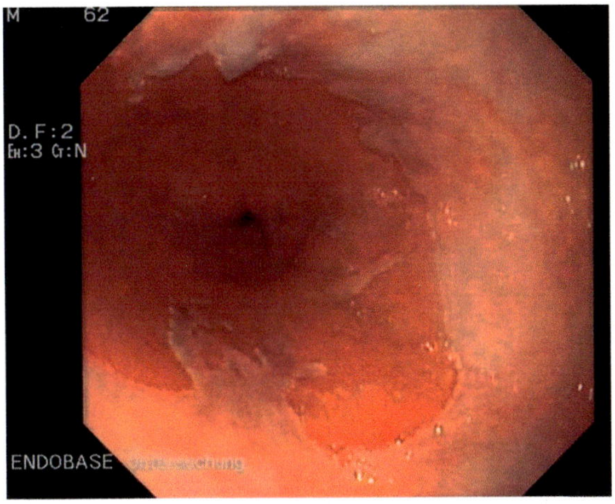

Abb. 6.2 Endoskopischer Befund im Ösophagus unter Therapie mit PPI [M817]

Beschreiben Sie den Befund. Welche einheitlichen Beschreibungen eines Barrett-Ösophagus sind Ihnen bekannt?

Das Bild zeigt einen typischen Barrett-Ösophagus. Für die Beschreibung ist vor allem die **Längsausdehnung des Barrett-Epithels** zu ermitteln. Hierbei stellt insbesondere das distale Ende eine Problemzone da: Der gastroösophageale Übergang entspricht dem proximalen Ende der Magenfalten ohne Luftinsufflation und ohne Peristaltik. Von hier aus wird durch Rückzug des Endoskops der proximale Rand des Barrett-Ösophagus aufgesucht. Für die Prognose und damit zur Festlegung der Überwachungsintervalle hat sich eine einfache Einteilung in Short-Segment-Barrett (SSB) bei < 3 cm Längsausdehnung und einen Long-Segment-Barrett (LSB) bewährt. Etwas differenzierter ist die Prag-Klassifikation, die jeweils die größte Ausdehnung des zirkulären („C“) sowie der zungenförmigen Ausläufer („M“) erfasst (Beispiel: C3M5 ist ein Barrett mit einer Gesamtausdehnung von 5 cm, wobei über 3 cm Barrett zirkulär vorliegt).

Wie würden Sie bei der Endoskopie im vorliegenden Fall vorgehen? Welche technischen Hilfsmittel würden Sie einsetzen?

Im vorliegenden Fall ist der Barrett-Ösophagus durch die vorangegangene ÖGD bekannt. Ziel der Untersuchung ist es somit festzustellen, ob eine Präkanzerose in Form einer intraepithelialen Neoplasie (IEN) oder bereits ein (Früh-)Karzinom vorliegt. Hierbei sollte der Barrett-Ösophagus zunächst penibel nach makroskopisch auffälligen Schleimautarealen abgesucht werden. Hierbei können neuere **Endoskopietechniken** (Zoomendoskopie, NBI und Fluoreszenzendoskopie) sowie Chromoendoskopie (v. a. der Einsatz von Essigsäure) hilfreich sein und die Detektionsrate von IEN erhöhen. Es sollten gezielt Biopsien aus makroskopisch auffälligen Arealen und sog. Quadrantenbiopsien (4 Quadrantenbiopsien in Abständen von 1–2 cm) entnommen werden. Wichtig ist eine klare Lokalisationsbeschreibung der entnommenen PE, um bei histologischem Nachweis von IEN das entsprechende Areal wieder aufzufinden.

Im vorliegenden Fall ergeben sich makroskopisch keine Auffälligkeiten. Histologisch zeigt sich metaplastische Barrett-Schleimhaut ohne Nachweis von IEN.

In welchen Abständen sollte ein Barrett-Ösophagus ohne IEN endoskopisch kontrolliert werden?

Nach Erstdiagnose wird in den aktuellen Leitlinien unabhängig von der Länge des Ösophagus eine Kontrolle nach 6–12 Monaten empfohlen. Nach einer negativen Kontrolle sollten weitere Kontrollen in 3-jährigen Abständen erfolgen. Da die Karzinominzidenz beim SSB geringer ist als beim LSB, scheinen hier längere Überwachungsintervalle (4 oder 5 Jahre) gerechtfertigt.

Da er zwischenzeitlich unter PPI-Dauertherapie beschwerdefrei war, hielt der Patient die vereinbarte Kontrolluntersuchung nicht ein und stellte sich auf Drängen seines Hausarztes erst 4 Jahre später zu einer erneuten ÖGD vor. Folgender Befund wurde erhoben (➤ Abb. 6.3).

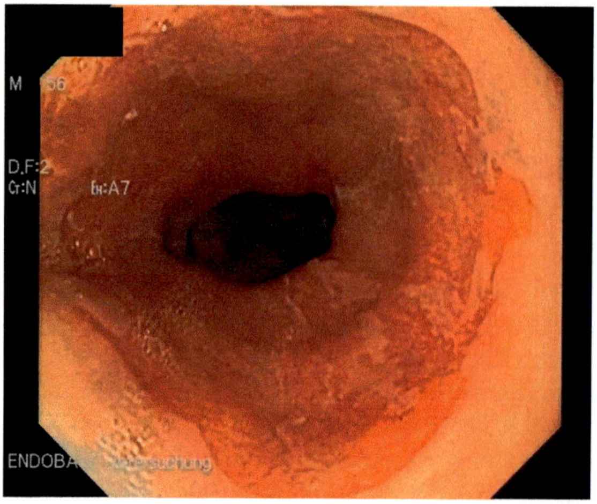

Abb. 6.3 Endoskopischer Befund im Osophagus nach 4 Jahren [M817]

Beschreiben Sie den Befund.

Typischer Long-Segment-Barrett ohne akut-entzündliche Veränderungen. Im Bildquadranten zwischen 9 und 12 Uhr erscheint die Schleimhautoberfläche unregelmäßiger mit einzelnen Gefäßinjektionen.

Histologisch zeigt sich in den Quadrantenbiopsien metaplastische Barrett-Schleimhaut. Die Biopsie aus dem auffälligen Schleimhautareal zeigt eine hochgradige IEN (➤ Abb. 6.4).

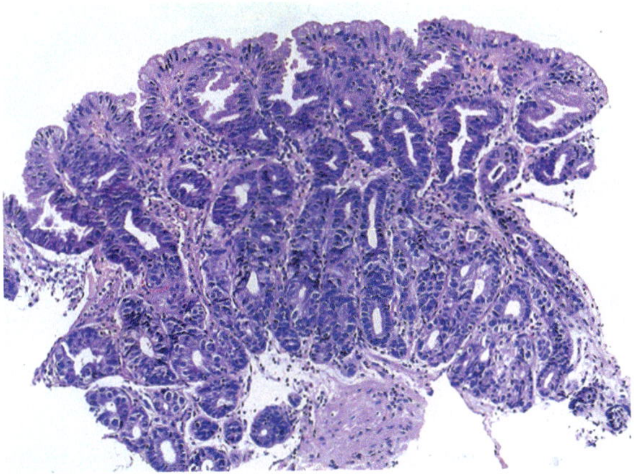

Abb. 6.4 Histologisches Bild einer Barrett-Schleimhaut mit hochgradiger Dysplasie bzw. high-grade intraepithelialer Neoplasie: primitiv-glanduläre Schleimhaut mit Auskleidung der Drüsen auf gesamter Länge durch starke Kernatypien aufweisende Epithelzellen [T677]

Wie würden Sie im vorliegenden Fall weiter vorgehen? Welche Therapieoptionen gibt es und wie sind diese zu bewerten?

Aufgrund des histologischen Nachweises einer hochgradigen IEN ist ein resezierendes Therapieverfahren indiziert.

Neben einer chirurgischen Ösophagusresektion stehen die endoskopische Mukosaresektion (EMR) bzw. endoskopische Submukosadissektion (ESD) und endoskopisch ablative Verfahren mit photodynamischer Therapie (PDT), Radiofrequenzablation (RFA), und Argonplasmakoagulation (APC) zur Verfügung. Sind die dysplastischen Läsionen, wie im vorliegenden Fall, sichtbar, ist die **endoskopische Resektion** gegenüber den ablativen Verfahren primär vorzuziehen, da dieses Verfahren eine histologische Beurteilung erlaubt. Die ESD bietet gegenüber der EMR eine bessere histologische Beurteilbarkeit („En-bloc-Resektion"). Ein Vorteil gegenüber der EMR in Piece-meal-Technik bezüglich des Langzeitüberlebens ist jedoch nicht belegt. Gesichert ist dagegen, dass hochgradige Dysplasien synchron an mehreren Stellen und häufig metachron auftreten. Hieraus ergibt sich die Indikation zur Ablation des gesamten Barrett. Üblich ist die Kombination aus endoskopischer Resektion und anschließender Ablation (RFA/APC) des Barrett-Ösophagus.

Nach derzeitiger Studienlage ist die **endoskopische Therapie** von IEN und mukosalen Karzinomen der Operation hinsichtlich der Effektivität gleichwertig, aber mit einer geringeren Mortalität und Morbidität vergesellschaftet.

Bei Infiltration der tieferen Submukosa ist die **Operation** die Methode der Wahl, da hier die Wahrscheinlichkeit einer bereits bestehenden lymphogenen Metastasierung das OP-Risiko übersteigt. In ausgewählten Fällen mit erhöhtem Operationsrisiko ist eine endoskopische Therapie bei beginnender Infiltration der Submukosa (sm1) als definitive Therapie ausreichend.

Eine Therapieentscheidung sollte im optimalen Fall unter Abwägung aller Entscheidungsparameter (Prognose, Risiken, Morbidität des Patienten) zwischen Gastroenterologen, Chirurgen und Patienten getroffen werden. Eine Endosonografie kann hier bezüglich der Frage infiltrativen Wachstums eine Entscheidungshilfe sein, ist aber nicht viel aussagekräftiger als die endoskopische Beurteilung durch einen in der Beurteilung von Barrett erfahrenen Endoskopiker.

Im vorliegenden Fall erfolgte eine EMR des beschriebenen Schleimhautareals. Histologisch zeigte sich ein nach Maßgabe des Präparats komplett abgetragenes mukosales Karzinom. Im Anschluss wurde eine Argonplasmakoagulation durchgeführt (➤ Abb. 6.5).

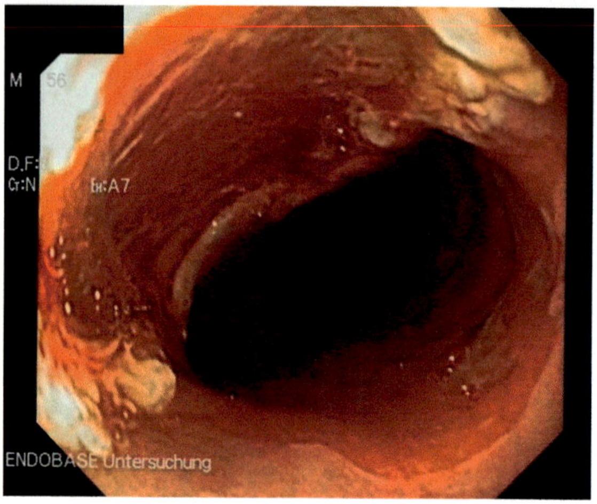

Abb. 6.5 Endoskopischer Befund im Ösophagus unmittelbar nach EMR [M817]

Wie schätzen Sie die Prognose ein? In welchen Abständen sollten Kontrolluntersuchungen erfolgen?

Die Prognose ist insgesamt als günstig einzuschätzen, da der Tumor auf die Mukosa begrenzt war und endoskopisch komplett abgetragen wurde. Da aber dennoch ein deutlich erhöhtes Risiko sowohl für Rezidive des Barrett-Ösophagus als auch für IEN besteht, sind engmaschige Überwachungsintervalle (im ersten Jahr 3-monatlich, dann 6-monatlich, je nach weiterem Verlauf dann evtl. Ausdehnung der Intervalle bei anhaltender Rezidivfreiheit) zu empfehlen.

LITERATUR

Koop H. et al. S2k-Leitlinie: Gastroösophageale Refluxkrankheit unter Federführung der DGVS, AWMF Register Nr. 021–013. Z Gastroenterol 2014; 52: 1299–1346.

Porschen R et al. S3-Leitlinie Diagnostik und Therapie der Plattenepithelkarzinome und Adenokarzinome des Ösophagus (Langversion 1.0 - September 2015, AWMF-Registernummer: 021/023OL).

REFERENZ-KAPITEL IN LAYER P, ROSIEN U (2017) FACHARZTWISSEN GASTROENTEROLOGIE

1.2 Retrosternaler Schmerz, Sodbrennen
3.2 Gastroösophageale Refluxkrankheit (GERD)
3.7 Plattenepithelkarzinome des Ösophagus und Adenokarzinome des ösophagogastralen Übergangs (AEG)

6.2 Diffuse Oberbauchschmerzen

C. Pachmann

KASUISTIK

Ein 46 Jahre alter, adipöser Patient befindet sich aufgrund einer familiären adenomatösen Polypose (FAP) in engmaschiger gastroenterologischer Überwachung. Zwei Jahre zuvor waren aufgrund des Adenombefallmusters eine subtotale Kolektomie mit Ileosigmoidostomie sowie zahlreiche Mukosaresektionen und Polypektomien im Magen und Duodenum (inkl. der Papillenregion) durchgeführt worden, die teilweise mit Blutungskomplikationen verbunden gewesen waren. Hochgradige intraepitheliale Neoplasien hatten sich histologisch in keinem der Resektate ergeben.
Über einen Zeitraum von mehreren Wochen hat der Patient progrediente diffuse Oberbauchschmerzen entwickelt, die sich postprandial verstärkten, gehäuft in den Rücken zogen und von Nausea begleitet waren. Auch die Umstellung auf eine leichte Kostform hatte keine Erleichterung gebracht.

Benennen und bewerten Sie die möglichen Differenzialdiagnosen anhand der Anamnese.

Schmerzen im Zusammenhang mit einer familiären adenomatösen Polypose lassen insbesondere an die erneute Manifestation neoplastischer Prozesse des Magens, Duodenums und in diesem Fall des verbliebenen Kolonsegments/Anastomosenbereichs denken. Es besteht jedoch auch ein erhöhtes Risiko für eine Tumorentstehung im Pankreas und den Gallenwegen. Bei der Sonderform des Gardner-Syndroms finden sich zudem Osteome, Desmoid-, Nebennieren- und Schilddrüsentumoren.

Was ist Ihr nächster diagnostischer Schritt?

Endoskopische Kontrolle und Sonografie.

Mittels Ösophagogastroduodenoskopie und Ileokoloskopie kann das Vorliegen eines stenosierenden oder infiltrierenden Prozesses ausgeschlossen werden.
Sonografisch lässt sich aufgrund von Darmgasüberlagerung das Pankreas nicht ausreichend beurteilen. An den Gallenwegen findet sich kein pathologischer Befund. Hinweise auf eine Motilitätsstörung (Subileus/Ileus) ergeben sich nicht. Im Bereich der Mesenterialwurzel lässt sich eine ausgedehnte (9 × 7 cm), heterogen echoarme, unregelmäßig begrenzte, tumoröse Formation abgrenzen, die in der farbcodierten Doppler-Sonografie nur spärlich vaskularisiert erscheint. In der kontrastverstärkten Darstellung lassen sich dagegen multiple, vom Randbereich nach zentral ziehende atypische Arterien darstellen (➤ Abb. 6.6 und ➤ Abb. 6.7; Pfeile markieren den unscharf begrenzten Tumorrand).

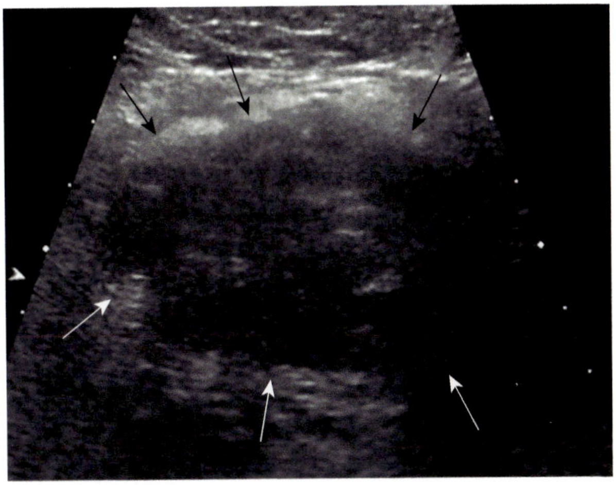

Abb. 6.6 Natives Sonogramm des Tumors [M817]

6

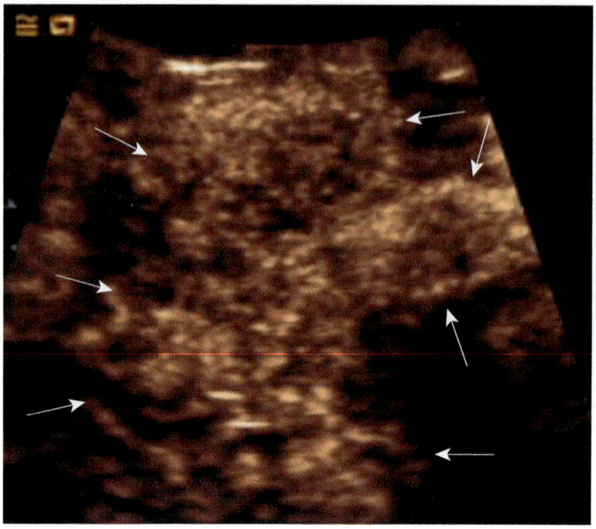

Abb. 6.7 Kontrastverstärkte Sonografie des Tumors [M817]

Welches sind Ihre weiteren diagnostischen Schritte? Begründen Sie die Maßnahmen.

- Computertomografie des Abdomens (lokale Tumorausdehnung, Bezug zu benachbarten Organen, Resektabilität, Metastasen?)
- Bioptische Sicherung (Sarkom? Desmoid? GIST? Immunhistologie/Hormonrezeptorbestimmung)

Die **Computertomografie** bestätigt den Befund eines großen mesenchymalen Tumors, der die Mesenterialwurzel diffus infiltriert, bis an die Aorta abdominalis und V. cava heranreicht und zur Pelottierung des Intestinums führt. Nach interdisziplinärer Diskussion in der onkologischen Konferenz fällt der Entschluss zur bioptischen Sicherung, da eine Resektabilität nicht gegeben ist. Diese wird sonografisch gestützt transkutan durchgeführt.
Histologisch bestätigt sich der Verdacht auf eine mesenteriale Fibromatose (Desmoidtumor) mit Negativität für die Expression des Östrogenrezeptors und CD 117. Im kurzen Intervall lässt sich eine rasche Tumorprogredienz zeigen, die Anlass zu einer systemischen zytostatischen Therapie gibt. Diese wird als Kombination von Methotrexat und Vinblastin über einen Zeitraum von 9 Monaten durchgeführt.

Welche bildgebenden Verfahren stehen zur Überwachung der onkologische Therapie zur Verfügung? Begründen Sie die Entscheidung.

Übliche bildgebende Verfahren umfassen CT und MRT. Die Beurteilung des Therapieansprechens orientiert sich bei diesen Verfahren üblicherweise am Größenverlauf. Aufgrund der hohen zeitlichen und räumlichen Auflösung ist die kontrastverstärkte Sonografie bei guten Schallbedingungen in der Lage, die Abnahme der Vaskularisation als Prädiktor für das Ansprechen mit einzubeziehen bzw. zu quantifizieren (besonders geeignet erscheinen nach Datenlage gastrointestinale Stromatumoren und Lebermetastasen).

In der kontrastverstärkten Sonografie zeigt sich bereits nach 4 Monaten eine drastische Reduktion der Tumorvaskularisation. Es lassen sich nur noch vereinzelte, kurze Gefäße in der Tumorperipherie abgrenzen, dagegen verbleibt das Tumorzentrum vollständig avaskulär. Synchron ist es zu einer deutlichen klinischen Besserung gekommen. Sowohl das regrediente abdominelle Druckgefühl wie auch ein leichter Tumorgrößenregress sind nunmehr über einen Zeitraum von

4 Jahren dokumentiert. Zwischenzeitlich ist an anderer Lokalisation im Bereich der ventralen Bauchwand ein kleiner, gut vaskularisierter Desmoidtumor aufgefallen (➤ Abb. 6.8 und ➤ Abb. 6.9).

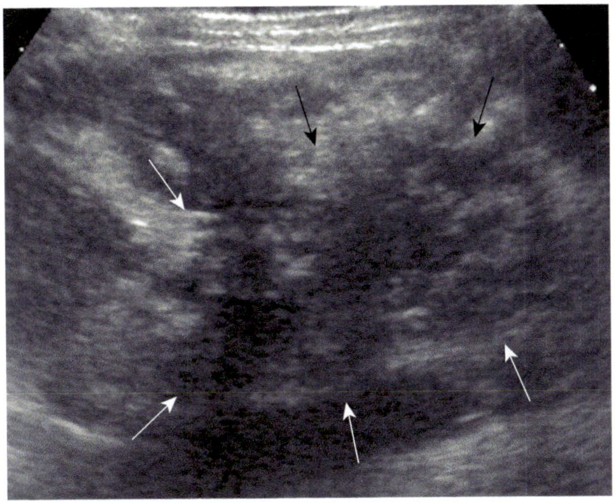

Abb. 6.8 Desmoidtumor im nativen Sonogramm nach Chemotherapie [M817]

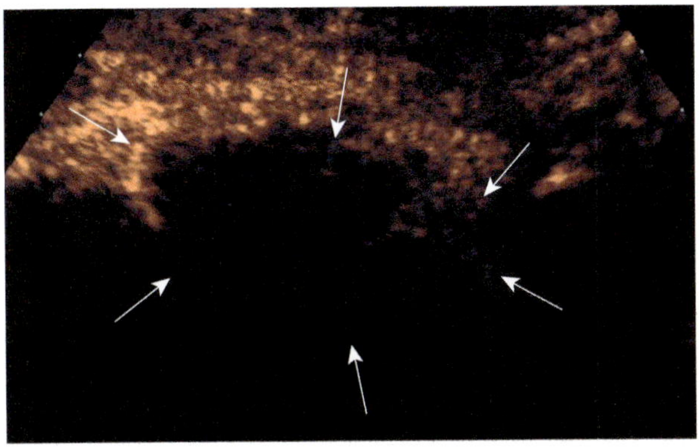

Abb. 6.9 Desmoidtumor im Kontrastsonogramm nach Chemotherapie [M817]

Erläutern Sie die Prognose bei FAP und Gardner-Syndrom.

Knapp 60 % der Patienten mit FAP versterben im Alter von etwa 40 Jahren an den Folgen kolorektaler Karzinome (sofern sie nicht rechtzeitig kolektomiert werden). Nur etwa 10 % versterben aufgrund eines Desmoids, eines periampullären Karzinoms oder Hirntumors. Haupttodesursache nach operativer Therapie der FAP sind Desmoidtumoren und das periampulläre Karzinom.

Welche nicht adenomatösen, hereditären Polyposissyndrome kennen Sie? Besteht auch bei diesen ein Malignomrisiko?

Peutz-Jeghers-Syndrom Benigne Hamartome im Dünndarm, Kolon und Magen. Deutlich erhöhtes Lebenszeitrisiko für gastrointestinale (Ösophagus, Pankreas, Dünndarm- und Dickdarm) und extraintestinale Malignome (Mamma, Ovarien/Testes).

Cowden-Syndrom Hamartome wie bei Peutz-Jeghers und orokutane Hamartome. Assoziation mit Mamma- und Schilddrüsenkarzinom.
Juvenile Polypose Tubulär-zystische Hamartome, erhöhtes Risiko für Kolonkarzinome.
Hyperplastisches Polyposissyndrom Zahlreiche flache, hyperplastische und/oder serratierte Adenome mit deutlich erhöhtem Kolonkarzinomrisiko (regelmäßige Screeningkoloskopie).

LITERATUR

Schmiegel W, Pox CP et al. S3-Leitlinie Kolorektales Karzinom (2017): https://www.dgvs.de/wp-content/uploads/2017/12/LL_KRK_Langversion_2.0.pdf

REFERENZ-KAPITEL IN LAYER P, ROSIEN U (2017) FACHARZTWISSEN GASTROENTEROLOGIE

6.6 Hereditäre, adenomatöse Neoplasien
6.7 Kolorektales Karzinom
6.8 Nichtadenomatöse Polyposis-Syndrome

6.3 Antrumulkus bei Oberbauchbeschwerden

U. Melle, S. Miehlke

KASUISTIK

Ein 66-jähriger Patient stellt sich in der gastroenterologischen Praxis mit anhaltenden Oberbauchbeschwerden vor, nachdem alle Hausmittel, einschließlich einer Verordnung eines Protonenpumpeninhitors durch den Hausarzt, nicht zu einer Beschwerdefreiheit geführt haben. In der ÖGD zeigt sich eine antrumbetonte Gastritis mit kleiner fissuraler Ulzeration. In den entnommenen Biopsien erkennt der Pathologe lymphoepitheliale Läsionen und ein dichtes Infiltrat von Marginalzonenzellen in der Lamina propria und äußert daher den Verdacht auf ein MALT-Lymphom bei Nachweis von *Helicobacter pylori*.

Was ist der nächste Schritt?

Einsendung des Materials zur Diagnosebestätigung an einen Referenzpathologen und erneute ÖGD mit umfangreichen Biopsien im Sinne eines Gastric Mapping:

- 10 Biopsien von auffälligen Arealen
- 10 Biopsien aus unauffälligen Arealen
  - je 4 Biopsien im Korpus (jeder Quadrant)
  - je 4 Biopsien im Antrum (jeder Quadrant)
  - 2 Biopsien aus Fundus
- Je 1 Biopsie aus Antrum und Fundus für Urease-Schnelltest
- Ggf. Makrozange oder Schlingenbiopsie.

Das gastrale Mapping ist von Bedeutung, da einerseits Magenlymphome aufgrund des uncharakteristischen endoskopischen Bildes (verdickte Schleimhautfalten, fissurale Ulzerationen, gastritische Schleimhautrötungen, umschriebene oder ausgedehnte polypöse Veränderungen oder auch normal erscheinende Schleimhaut) makroskopisch allenfalls vermutet und in ihrer Ausdehnung nicht beurteilt werden können. Andererseits weisen sie in bis zu 20 % zugleich niedrig maligne und hochmaligne Anteile auf, was für die Therapie entscheidend ist.

Bei welchen Beschwerden sollten Sie an ein gastrointestinales Lymphom denken?

Insbesondere Magenlymphome sind meist ein endoskopischer Zufallsbefund. Gastointestinale Lymphome können durch uncharakteristische Beschwerden wie abdominale Schmerzen, Erbrechen, Übelkeit, Diarrhöen, Gewichtsabnahme sowie okkulte oder manifeste Blutungen symptomatisch werden.

Welche weiteren Untersuchungen sind obligat und welche können fakultativ durchgeführt werden?

Zum Staging gehören neben der ÖGD, der körperlichen Untersuchung und Routinelabor eine orale Endosonografie, Abdomen- und Lymphknotensonografie sowie Abdomen-CT. Fakultativ und bei entsprechendem klinischen Verdacht auf einen Multiorganbefall sind eine Ileokoloskopie, Dünndarmdiagnostik (MRT-Sellink, Doppelballonenteroskopie, Kapselendoskopie), CT-Hals und -Thorax sowie Knochenmarkspunktion durchzuführen.

Die Untersuchungsbefunde sind Grundlage der Stadieneinteilung und damit Therapieplanung. Welche Stadieneinteilung primärer gastrointestinaler Lymphome ist Ihnen geläufig? Bitte erläutern Sie diese.

Stadieneinteilung primärer gastrointestinaler Lymphome entsprechend der Ann-Arbor-Klassifikation (1971) unter Berücksichtigung der Modifikation durch Musshoff (1977) und Differenzierung des Stadiums I nach Radaszkiewicz (1992) sowie TNM-Klassifikation (2003; ➤ Tab. 6.2).

Tab. 6.2 Stadieneinteilung primärer gastrointestinaler Lymphome

Ann-Arbor-System	TNM-Klassifikation	Ausbreitung des Lymphoms
E I1	T1N0Mo	Mukosa, Submukosa
E I2	T2N0M0	Muscularis propria, Subserosa
E I2	T3N0M0	Serosapenetration
E I2	T4N0M0	Per-continuitatem-Infiltration benachbarter Organe
E II1	T1–4N1M0	Befall regionaler Lymphknoten (Kompartimente I und II)
E II2	T1–4N2M0	Befall entfernter Lymphknoten (Kompartiment III einschließlich retroperitonealer, mesenterialer und paraaortaler Lymphknoten)
E III	T1–4N3M0	Befall von Lymphknoten auf beiden Seiten des Zwerchfells
E IV	T1–4N0–3M1	Diffuser oder disseminierter Befall extragastrointestinaler Organe
E = primär extranodale Lokalisation		

Die Diagnostik ergab bei dem Patienten ein Stadium EI2. Welche Therapie leiten Sie ein, besteht eine Heilungschance, was empfehlen Sie dem Patienten weiterhin?

In diesem Stadium der Erkrankung und bei Nachweis von *Helicobacter pylori* erfolgt eine Eradikationstherapie. Etwa 80 % der H. p.-positiven MALT-Lymphome im Stadium I, deutlich seltener auch im Stadium EII können durch die Eradikation in eine komplette Remission überführt werden. Aufgrund eines Rezidivrisikos von 7 % und eines erhöhten Risikos, ein metachrones Magenkarzinom zu entwickeln, werden Nachsorgeuntersuchungen empfohlen, wobei keine Daten zur Frequenz und Dauer vorliegen. Intervalle von 4–6 Monaten in den ersten beiden Jahren und alle 6 Monaten im 3.–5. Jahr und danach jährlich scheinen praktikabel.

Wie gehen Sie bei histologischen Residuen nach Eradikationsbehandlung vor?

Zunächst Überprüfen des Eradikationserfolgs!

Persistieren nach einer erfolgreichen H. p.-Eradikation histologische Residuen eines MALT-Lymphoms (probably minimal residual disease, responding residual disease, no change nach GELA-Kriterien), können die Patienten in Sinne einer Wait-and-watch-Strategie mit endoskopisch-bioptischen Kontrollen auch langfristig meist erfolgreich geführt werden:

- 1. Jahr alle 3 Monate
- 2. Jahr alle 4 Monate
- 3–5. Jahr alle 6 Monate
- danach alle 12 Monate.

Bei ausbleibendem Therapieerfolg nach H. p.-Eradikation in den Stadien I und II oder im Falle eines Progresses steht die Strahlentherapie in kurativer Intention zur Verfügung, wobei in Deutschland meist eine Involved-Field-Bestrahlung mit 40 Gy erfolgt (alternativ kann eine Immunochemotherapie nach dem R-CHOP-Protokoll erwogen werden).

Wie würden Sie vorgehen, wenn *Helicobacter pylori* nicht nachgewiesen wird?

5–10 % aller MALT-Lymphome sind H. p.-negativ. Aber auch in diesen Fällen kann eine Eradikationstherapie zum Erfolg führen. Bei ausbleibender Lymphomregression sollte eine Strahlentherapie erfolgen.

Welche Therapieoptionen bestehen in den Stadien III und IV?

Die Diagnose eines MALT-Lymphoms im Stadium III oder IV ist sehr selten (< 10 %). Eine Standardchemotherapie in dieser Situation gibt es nicht. Als mögliche Protokolle stehen CHOP, COP, Chlorambucil, Fludarabin oder Cladribin jeweils mit/ohne CD20-Antikörper Rituximab zur Verfügung. Auch in dieser Situation sollte eine H. p.-Eradikation nicht vergessen werden. In Abhängigkeit von Alter, Begleiterkrankungen und des zu erwartenden indolenten Verlaufs kann auch eine zuwartende Haltung bis zum Progress gerechtfertigt sein.

Welchen Stellenwert hat die Chirurgie heute bei der Behandlung der MALT-Lymphome?

Da Studien gezeigt haben, dass die alleinige H. p.-Eradikation in frühen Erkrankungsstadien, in Kombination mit Strahlentherapie bei lokal fortgeschrittenen Befunden oder mit Chemotherapie in Falle eines seltenen Stadiums III oder IV kurativ ist, ist die Chirurgie nur noch der Behandlung von Komplikationen (Perforation, endoskopisch nicht stillbare Blutung) vorbehalten.

Was wissen Sie zur Epidemiologie, Ätiologie und zur Pathogenese von MALT-Lymphomen?

Die Inzidenz der MALT-Lymphome in Deutschland beträgt 0,7–0,8/100.000 Einwohner/Jahr, wobei Männer tendenziell etwas häufiger als Frauen betroffen sind und meist in der 7. Lebensdekade erkranken.

Morphologische, molekularbiologische und tierexperimentelle Untersuchungen konnten zeigen, dass die *Helicobacter-pylori*-induzierte Gastritis zur Ausbildung intramukosaler Lymphfollikel führt und damit die morphologischen Charakteristika eines MALT-Lymphoms aufweist und der kausale Faktor für gastrale MALT-Lymphome ist.

Weiterhin ist belegt, dass bei > 90 % aller Patienten mit MALT-Lymphom *Helicobacter pylori* nachgewiesen werden kann. Andererseits entwickeln nicht alle H. p.-infizierten Personen ein MALT-Lymphom, sodass weitere genetische Wirtsfaktoren oder deren Interaktion mit dem Bakterium eine Rolle in der Pathogenese spielen müssen.

Molekularbiologische Untersuchungen an MALT-Lymphomen in den letzten Jahren erbrachten verschiedene genetische Veränderungen.

So ist die Trisomie des Chromosoms 3 bei 60 % und die t(11;18)(q21;q21)-Translokation, die zu einer Aktivierung von NF-kB und verschiedener Apoptoseinhibitoren führt, bei 25–50 % der Patienten nachweisbar. Letztere wird bei HP-negativen Patienten sowie in fortgeschrittenen Erkrankungsstadien häufiger angetroffen und geht mit einem schlechteren Ansprechen auf eine HP-Eradikation und eine Chemotherapie mit alkylierenden Substanzen einher.

LITERATUR

Fischbach W, Goebeler-Kolve ME, Dragosics B et al. Long-term outcome of patients with gastric marginal zone B cell lymphoma of mucosa-associated lymphoid tissue (MALT) following exclusive Helicobacter pylori eradication: experience from a large prospective series. Gut 2004; 53: 34–37.

Fischbach W, Goebeler ME, Ruskone-Fourmestraux A, Wündisch T, Neubauer A, Raderer M, Savio A; European Gastro-Intestinal Lymphoma Study Group. Most patients with minimal histological residuals of gastric MALT lymphoma after successful eradicaton of Helicobacter pylori can bei managed by a watch and wait strategy: experience from a large international series. Gut 2007; 56(12): 1685–7.

Fischbach W. Gastrointestinale Lymphome. Z Gastroenterol 2004; 42: 1067–1072.

REFERENZ-KAPITEL IN LAYER P, ROSIEN U (2017) FACHARZTWISSEN GASTROENTEROLOGIE

1.3 Chronischer Abdominalschmerz, Dyspepsie
4.2 Ulkus (Magen u. Duodenum)
4.8 Magenlymphom

6.4 Submukosaler Tumor

H. v. Schassen, U. Rosien, W. Schwarz

KASUISTIK

Eine 52-jährige Patientin wird von ihrem Hausarzt zur Index-Gastroskopie vorgestellt, nachdem sie über neu aufgetretenes Sodbrennen berichtet hat. Bei dieser Endoskopie ergeben sich eine Refluxösophagitis ersten Grades sowie der Verdacht auf jeweils einen submukosalen Tumor im proximalen und im distalen Magen (➤ Abb. 6.10).

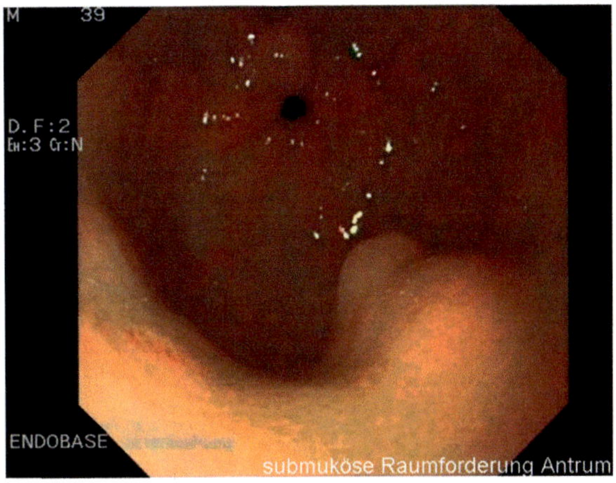

Abb. 6.10 Endoskopisches Bild im distalen Magen [M817]

Beschreiben Sie den Befund.

Vorwölbung in das Magenlumen großkurvaturseitig zur Hinterwand durch eine Raumforderung mit zentraler Einziehung, die von makroskopisch intakter Magenschleimhaut bedeckt ist. Die Struktur hat einen Durchmesser von gut 1 cm. Ein intramuraler Tumor erscheint wahrscheinlicher als eine Impression.

Die proximale Struktur ist kugelig mit einem maximalen Durchmesser ebenfalls etwas über 1 cm. Beide sind von intakter Schleimhaut bedeckt. Schleimhautbiopsien ergeben keine weiterführenden Befunde.

Mit welcher Untersuchung können die beiden Magenbefunde weiter differenziert werden?

Durch eine orale Endosonografie. Für andere Schichtbildverfahren wie transabdominelle Sonografie, Computer- und Kernspintomografie sind die Läsionen zu klein.

Beschreiben Sie die beiden endosonografischen Bilder (➤ Abb. 6.11, ➤ Abb. 6.12.)

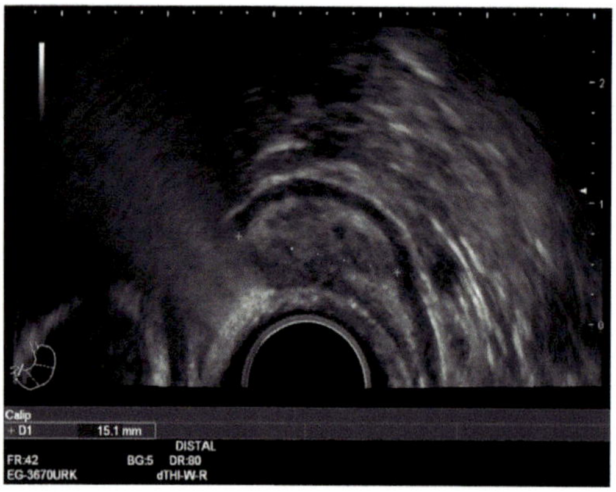

Abb. 6.11 Endosonografisches Bild im distalen Magen [M817]

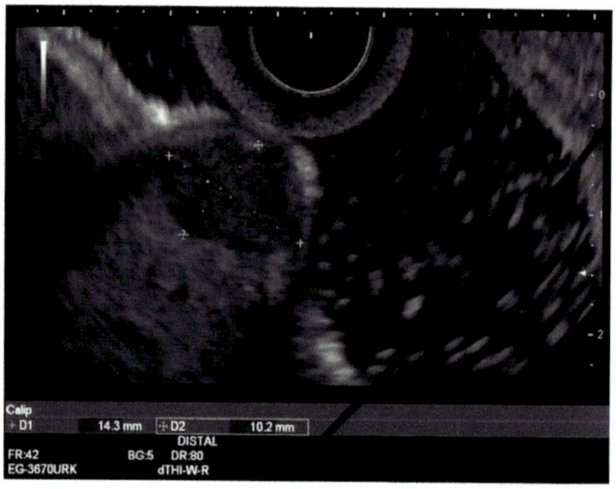

Abb. 6.12 Endosonografisches Bild im proximalen Magen [M817]

Innerhalb der Wand im distalen Magen findet sich eine echoarme, unregelmäßig und unscharf konturierte Struktur mit einer maximalen Ausdehnung von 15 mm und inhomogener Binnenstruktur. Die Läsion liegt innerhalb der echoreichen Schicht der Submukosa, ist aber nicht ganz scharf abgegrenzt zur echoarmen Muskularis und umschrieben unscharf auch zur echoarmen Mukosa.

Die Läsion im proximalen Magen ist ebenfalls echoarm mit ovalärer, scharfer Kontur und einem maximalen Durchmesser von 14 mm. Sie scheint von der Muskularis auszugehen. Anhand des Bildes ist jedoch nicht eindeutig beurteilbar, ob die echoreiche Submukosa darüber tatsächlich intakt ist.

Können Sie die Befunde interpretieren?

Differenzialdiagnostisch sind bei submukosalen Prozessen im Magen sowohl neoplastische als auch nichtneoplastische Prozesse zu erwägen. Bei den neoplastischen Prozessen sind benigne (z. B. Leiomyom, Lipom, Granularzelltumor) von malignen oder potenziell malignen Tumoren (z. B. gastrointestinale Stromatumore, Leiomyosarkom, gastroenteropankreatische neuroendokrine Tumore) zu unterscheiden. Bei den nichtneoplastischen Prozessen sollte z. B. an ektopes Pankreasgewebe, Gefäßveränderungen oder Zysten gedacht werden.

Die distale Läsion erscheint charakteristisch für **ektopes Pankreasgewebe.** Dieses kann in alle drei Schichten der Magenwand reichen und ist typischerweise unscharf und unregelmäßig begrenzt. Auch der endoskopische Befund mit einer zentralen Einziehung bei intakter Schleimhaut ist gut mit dieser Diagnose vereinbar.

Bei der proximalen Läsion ist keine sichere Festlegung möglich. Die vermutete Lokalisation innerhalb der Muskularis wird häufiger bei einem GIST angetroffen, aber auch ein Leiomyom ist möglich. Ein Lipom wäre echoreicher und typischerweise der Submukosa zuzuordnen. Ein Lipom stellt sich endoskopisch klassischerweise als gelblicher Tumor dar, der sich unter der Biopsiezange weich und leicht eindrückbar anfühlt. Auch ein sporadischer, neuroendokriner Tumor läge typischerweise innerhalb der Submukosa.

Wie sollte man mit diesen beiden Befunden im Magen weiter verfahren?

Eine Größenbeurteilung nach 6 Monaten ist indiziert. Dabei würde bei ektopem Pankreasgewebe und im Verlauf unverändertem Befund eine einmalige Kontrolle reichen. Zum jetzigen Zeitpunkt erscheint eine endosonografisch gestützte gezielte Punktion der Raumforderung in der Wand des proximalen Magens nicht hilfreich. Die Ausbeute an zytopathologisch verwertbarem Material ist bei intramuralen Läsionen in der Mehrheit der Fälle unzureichend. Bei ausreichendem Material könnte ein GIST durch den Nachweis von CD117 immunzytologisch bewiesen werden. Ein GIST ist ein potenziell maligner Tumor, die Wahrscheinlichkeit von Malignität ist bei einem Durchmesser unter 2 cm jedoch ausgesprochen gering. Die meisten der kleineren GIST bleiben über Jahre unverändert, sodass aktuell keine Operationsindikation besteht. Die Läsion im proximalen Magen bedarf jedoch weiterer Kontrollen, die bei unverändertem Befund in größeren Zeitabständen wiederholt werden sollten.

Welche submukosalen Prozesse können im Bereich des Ösophagus auftreten?

Als benigne Neoplasien mesenchymaler Herkunft finden sich im Ösophagus häufig Leiomyome. GIST kommen im Ösophagus deutlich seltener vor als im Magen. Als weitere benigne Neoplasien des Ösophagus sind Granularzelltumore und seltener Lipome zu nennen. Leiomyosarkome sind sehr seltene maligne, intramurale Neoplasien. Als nichtneoplastische Prozesse sollten Varizen und Impressionen durch (bronchogene) Zysten erwogen werden.

Die Patientin ist beruhigt, da sie kein Karzinom hat. Unter der vom Hausarzt verordneten Behandlung mit PPI on demand ist sie beschwerdefrei und braucht schließlich nach Gewichtsreduktion keine Medikation mehr. Die empfohlene erste Kontrolle nach 6 Monaten nimmt sie nicht wahr.
Mit 60 Jahren stellt sich die Patientin beim Hausarzt mit der Bitte um einen Check-up vor. Sonografisch erhebt der Hausarzt im Oberbauch einen pathologischen Befund (➤ Abb. 6.13). Er stellt die Patientin mit den Bildern zur Mitbehandlung vor.

Beschreiben Sie das Bild der Abdomensonografie.

Auf dem Sonografiebild stellt sich eine ventral des Pankreaskorpus-/-kaudaübergangs gelegene und dem Magen benachbarte 4,2 × 4,0 cm messende, rundliche, scharf begrenzte, echoarme Raumforderung dar.

In der **Gastroskopie** hat die Raumforderung im proximalen Magen deutlich an Größe zugenommen, ist aber weiterhin von intakter Schleimhaut bedeckt. Der Befund im distalen Magen hat sich nicht verändert. Auch endosonografisch hat die Raumforderung in der Wand des proximalen Magens deutlich auf einen Durchmesser von ca. 5 cm zugenommen (➤ Abb. 6.14). Es besteht jetzt eine starke Vaskularisation innerhalb des Tumors.

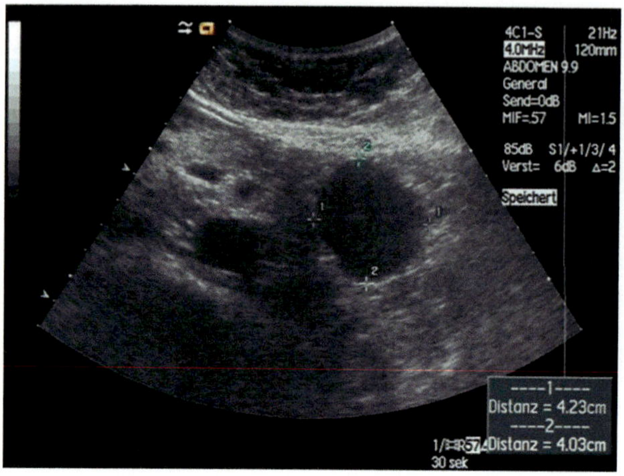

Abb. 6.13 Longitudinales Ultraschallbild im Oberbauch [M817]

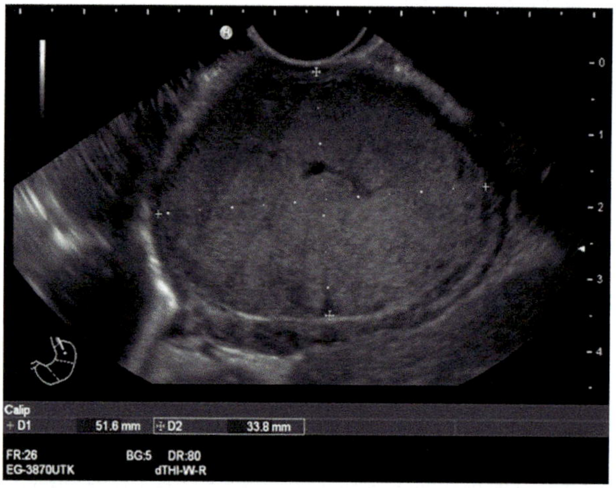

Abb. 6.14 Endosonografischer Befund im proximalen Magen 8 Jahre nach der Indexuntersuchung [M817]

Benennen und bewerten Sie mögliche Differenzialdiagnosen anhand des endoskopischen Befunds.

Aufgrund der Größenzunahme ist der Tumor im proximalen Magen deutlich anders zu bewerten. Die Morphologie im endosonografischen Bild lässt weiterhin keine eindeutige Festlegung zu. Allein aufgrund der Größe erscheint jetzt ein maligner Tumor möglich. Die starke Vaskularisation ist am ehesten bei einem GIST anzutreffen (Leiomyosarkom und neuroendokriner Tumor sind weitere Differenzialdiagnosen).

Welches sind Ihre weiteren diagnostischen Schritte bei der Patientin?

Die Aussichten, durch eine endosonografisch gezielte Punktion eine verlässliche Aussage zur Entität des Tumors zu erlangen, sind auch aktuell unbefriedigend und nicht behandlungsentscheidend, da allein aufgrund der Größe die chirurgische Resektion indiziert ist. Zusätzlich zu den bereits erfolgten Untersuchungen (körperliche Untersuchung, Labor, Abdomensonografie, Endoskopie) sollte eine Computertomografie zur Beurteilung der lokalen Tumorausdehnung und zum Ausschluss einer Fernmetastasierung erfolgen.

Im Rahmen der CT-Untersuchung bestätigt sich der Befund einer etwa 4,5 cm messenden Raumforderung im Bereich der Magenhinterwand, eine Metastasierung kommt nicht zur Darstellung. Daraufhin erfolgt die **chirurgische Resektion** des Tumors. Die histologische Aufarbeitung des Resektionspräparats ergibt einen die äußeren Magenschichten einbeziehenden, überwiegend extramural lokalisierten Spindelzelltumor von 4,5 cm Größe, vereinbar mit einem GIST. Die Resektionsränder und die Lymphknoten sind tumorfrei. In der weiterführenden immunhistologischen Untersuchung zeigt der Tumor eine starke Positivität für CD34 und CD117. Die Mitoserate liegt unter 5 Mitosen pro 50 HPF.

Erläutern Sie die Entität des gastrointestinalen Stromatumors.

GIST sind die häufigsten mesenchymalen Tumore im Bereich des Gastrointestinaltrakts und gehen von den interstitiellen Cajal- und deren Vorläuferzellen aus, aufgrund der Expression des **c-kit-Protoonkogens** wurden gastrointestinale Stromatumore 1998 als eigene Tumorentität definiert. Die meisten GIST treten sporadisch auf, nur selten finden sich familiäre Formen, ein gehäuftes Auftreten ist mit der Neurofibromatose Typ 1 von Recklinghausen assoziiert. In 85 % der Fälle findet sich eine Mutation im c-kit-Gen (CD117), in 5 % der Fälle liegt eine Mutation im PDGFRα vor, bei den übrigen GIST ist keine Mutation nachweisbar (Wildtyp). Die Mutation führt zu einer dauerhaften Aktivierung der Rezeptor-Tyrosinkinase. Als häufige Marker finden sich CD34, Actin und S-100.

Die **Inzidenz** von GIST liegt bei 15/1.000.000 Einwohner/Jahr, Männer und Frauen sind etwa gleich häufig betroffen, das typische Erkrankungsalter liegt zwischen dem 50. und 70. Lebensjahr. Bei Diagnosestellung liegt in 20–50 % der Fälle bereits eine Metastasierung (meist im Bereich der Leber und des Peritoneums) vor, selten kommt es zu einer extraabdominellen Metastasierung.

50–60 % der sporadischen GIST finden sich im Magen, gefolgt vom Dünndarm mit 20–30 %, Kolon und Rektum mit 10 % und Ösophagus mit 2–5 %. Gastrointestinale Stromatumore können jedoch auch extraintestinal in anderen Lokalisationen des Abdomens und Retroperitoneums vorkommen.

Nennen Sie die Prognosefaktoren. Wie ist das Risiko der Patientin einzuschätzen?

Klinische Prognosefaktoren sind zum einen die Primärtumorlokalisation und -größe, zum anderen die Mitoserate. Anhand dieser Prognosefaktoren kann die Wahrscheinlichkeit einer Metastasierung abgeschätzt werden (➤ Tab. 6.3).

Die Lokalisation im Magen, die Tumorgröße von 4,5 cm und die niedrige Mitoserate sprechen für ein geringes Rezidivrisiko.

Benennen Sie in Grundzügen die Therapie der gastrointestinalen Stromatumore in Abhängigkeit von der Tumorausdehnung.

Bei initial resektablen Tumoren sollte die primäre operative Resektion angestrebt werden. Bei initial nicht vollständig resektabel erscheinenden Befunden sollte eine neoadjuvante Therapie mit Imatinib erfolgen. Eine medikamentöse Therapie mit dem Tyrosinkinaseinhibitor Imatinib ist außerdem in der adjuvanten Situation bei mittlerer und hoher Risikokonstellation (➤ Tab. 6.3) sowie im metastasierten Stadium die Therapie der Wahl. Vor einer Chemotherapie mit Imatinib sollte jedoch eine Bestimmung des c-kit/PDGFRα-Genotyps erfolgen, da bei bestimmten Konstellationen und beim Wildtyp eine ausreichende Wirksamkeit nicht zu erwarten ist. Sollte eine Therapie mit Imatinib nicht möglich oder hierunter eine Tumorprogression zu verzeichnen sein, ist eine Zweitlinientherapie mit Sunitinib möglich.

Tab. 6.3 Risikoeinteilung bei GIST des Magens

Risiko	Tumorgröße in cm	Mitoserate
sehr niedrig	< 2	< 5/50 HPF*
Niedrig	2–5	< 5/50 HPF
Mittel	< 5 5–10	6–10/50 HPF < 5/50 HPF
Hoch	> 5 > 10	> 5/50 HPF jede

*HPF = high power field

Welche Tumornachsorge würden Sie bei der Patientin durchführen?

Nach vollständiger operativer Tumorresektion sollten Kontrollen einschließlich Durchführung einer Computertomografie in Abhängigkeit von der individuellen Risikosituation in den ersten 5 Jahren alle 3–6 Monate erfolgen, danach etwa im jährlichen Abstand. Endoskopische Nachkontrollen werden aufgrund der niedrigen Rate an Lokalrezidiven nach R0-Resektion nicht empfohlen.

REFERENZ-KAPITEL IN LAYER P, ROSIEN U (2017) FACHARZTWISSEN GASTROENTEROLOGIE
4.9 Mesenchymale Tumoren

6

6.5 Positiver Nachweis okkulten Blutes im Stuhl

A. Buchholtz, K. Niemax, M. Bläker

KASUISTIK

Eine 56-jährige gesunde Patientin stellt sich elektiv ambulant zur Koloskopie vor. Bei der Vorsorgeuntersuchung durch die Gynäkologin im vergangenen Monat war ein fäkaler okkulter Bluttest positiv ausgefallen.

Welche Indikationen gibt es für eine elektive Koloskopie bzw. ab wann sollten Vorsorgekoloskopien durchgeführt werden?

Maßnahmen zur Früherkennung von Darmkrebs im Sinne einer kompletten Ileokoloskopie sollten bei Personen mit durchschnittlichem Risiko (leere Familienanamnese für kolorektale Karzinome bzw. Polypen/Adenome) ab dem Alter von 50 Jahren durchgeführt werden. Eine obere Altersgrenze gibt es nicht und sollte interindividuell entschieden werden. Bei Personen, die eine Koloskopie ablehnen, sollte jedes Jahr ein immunologischer Test auf okkultes Blut (iFOBT) durchgeführt werden. Ein positiver iFOBT sollte nicht kontrolliert werden, sondern immer eine konventionelle Koloskopie nach sich ziehen.

Wann sollte eine Koloskopie in jüngerem Alter durchgeführt werden?

Bei sogenannten Risikogruppen sollte individuell frühzeitig eine Darmkrebsvorsorgeuntersuchung stattfinden. Hierzu zählen unter anderem Verwandte ersten Grades von Patienten mit kolorektalem Karzinom. Diese sollten in einem Lebensalter, das 10 Jahre vor dem Alter bei Auftreten des Karzinoms des Indexpatienten liegt, erstmals komplett koloskopiert werden – spätestens jedoch im Alter von 50 Jahren.

Weitere Sonderfälle sind Patienten mit familiärer adenomatöser Polyposis (FAP), mit attenuierter adenomatöser Polyposis (AAPC), Patienten mit einem heriditären kolorektalen Karzinom ohne Polyposis (HNPCC) in der Eigenanamnese sowie Patienten mit hamartösem Polyposissyndromen (Peutz-Jeghers-Syndrom, juvenile Polyposis coli und Cowden-Syndrom). Des Weiteren sind auch Patienten mit einer chronisch-entzündlichen Darmkrankheit gefährdet.

Wie ist die FAP definiert? Was wissen Sie über extraintestinale Manifestationen?

Eine FAP ist durch das Vorhandensein von mehr als 100 kolorektalen Adenomen charakterisiert. Das Karzinomrisiko beträgt aufgrund der Vielzahl der Adenome nahezu 100 %, wenn sie unbehandelt bleibt. Sie tritt bei etwa 1 : 10.000 Einwohnern auf und wird autosomal-dominant vererbt. Ursachen der FAP sind Mutationen des APC-Tumorsuppressorgens auf Chromosom 5q21. Extraintestinale Manifestationen sind unter anderem Desmoidtumoren, Schilddrüsenkarzinome, maligne ZNS-Tumore (meist Medulloblastome) und Hepatoblastome.

Was sollte bei einer FAP hinsichtlich der Familienanamnese noch in Betracht gezogen werden?

Verwandte eines an FAP erkrankten Patienten, die aufgrund des autosomal-dominanten Erbgangs als Mutationsträger in Betracht kommen, werden als Risikopersonen bezeichnet. Bei ihnen sollte ab dem 10. Lebensjahr eine prädiktive genetische Diagnostik durchgeführt werden.

Welche vorbereitenden Maßnahmen sollten vor einer elektiven Koloskopie erfolgt sein?

Vor einer elektiven Koloskopie muss nach erhöhter Blutungsneigung gefragt werden und ggf. ein Gerinnungsstatus vorliegen. Hierbei sollten der Quick-Wert über 50 % und die Thrombozyten über 50.000/µl liegen (bei unauffälliger Anamnese können Eingriffe mit geringem Blutungsrisiko, z.B. Polypen bis 10 mm Durchmesser, auch ohne Gerinnungsstatus abgetragen werden). Der Darm des Patienten sollte zudem möglichst optimal gesäubert sein. Dazu können PEG-, Natrium-Phosphat- oder Natrium-Picosulfat-Lösungen nach Packungsbeilage angewendet werden. Des Weiteren sollten eine Anamnese sowie die klinische Untersuchung des Abdomens und eine rektal-digitale Untersuchung durchgeführt worden sein. Obligat ist weiterhin eine ausführliche Aufklärung des Patienten in einem angemessenen zeitlichen Abstand zur Untersuchung, damit der Patient ohne äußere Zwänge über die Zustimmung oder Ablehnung nachdenken kann. Bestenfalls sollte die Aufklärung mindestens 24 Stunden vor der Untersuchung stattgefunden haben und eine schriftliche Dokumentation bei Patient und Untersucher vorliegen.

Worüber sollte vor der elektiven Koloskopie aufgeklärt werden?

Im Aufklärungsgespräch, das nicht vom Untersucher selbst durchgeführt werden muss, sollte auf die mögliche Prämedikation und deren Risiken (medikamentenabhängige Nebenwirkungen, Einschränkung der Verkehrstüchtigkeit) sowie typische mit der Eigenart der vorhergesehenen Endoskopie verbundene Risiken hingewiesen werden. Insbesondere auf mögliche Blutungen, Infektionen, Perforationen und Verletzung von Nachbarorganen wie z. B. der Milz sollte eingegangen werden.

Es erfolgt nun, bei nur mäßig gesäubertem Darm, die makroskopisch vollständige Entfernung eines 30 mm durchmessenden rasenförmigen Polypen im Bereich des Colon ascendens in sogenannter Piece-meal-Technik sowie zweier kleinerer Polypen (< 5 mm) im Sigma. Der restliche Darm zeigte sich bei eingeschränkter Beurteilbarkeit unauffällig.

Was ist nach der Untersuchung zu beachten?

Die abgetragenen Polypen werden zur histologischen Sicherung komplett geborgen und mit ausführlicher Information (Ort, eventuell makroskopischen Auffälligkeiten etc.) an den Pathologen versandt. Die Patientin kommt in den Aufwachraum und wird bei ausreichender Wachheit über ihre makroskopischen Befunde aufgeklärt. Weiterhin sollte die Patientin erneut darauf hingewiesen werden, dass sie bei Beschwerden oder peranaler Blutung nach Verlassen der Klinik/Praxis sich unverzüglich ärztlich vorstellen sollte.

Erläutern Sie Näheres zur histologischen Untersuchung.

Die histologische Untersuchung jedes abgetragenen Polypen ist obligat. Ca. 55% der Polypen sind Adenome, die nach histologischem Wachstum (tubulär/tubulovillös und villös) und dem Grad der intraeptithelialen Neoplasie klassifiziert werden. Mehr als 25% der Polypen sind serratierte Polypen (hyperplastische Polypen, sessil serratierte Adenome, traditionell serratierte Adenome und Mischformen). Adenome sind grundsätzlich charakterisiert durch den histologischen Nachweis dysplastischen Epithels, das gekennzeichnet ist durch nukleäre und strukturelle Atypien. Bei allen Adenomen besteht in Abhängigkeit von Art und Größe der vorliegenden Läsion ein zunehmendes Risiko der malignen Transformation. Tubuläre Adenome treten in 70–80 % (➤ Abb. 6.15), tubulovillöse in etwa 20 % und villöse Adenome in weniger als 10 % der Fälle auf.

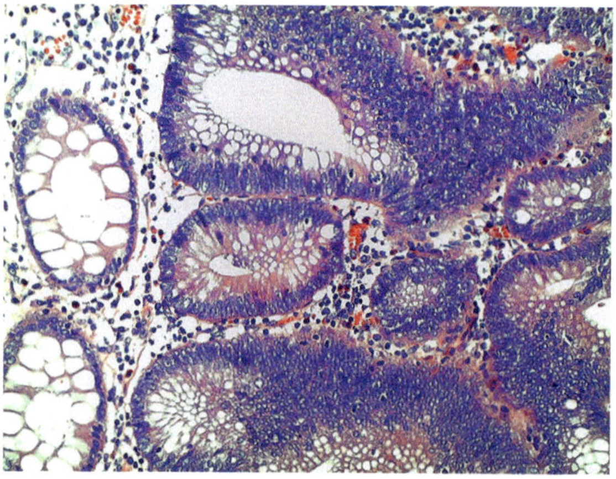

Abb. 6.15 Tubuläres Adenom mit abruptem Übergang von normaler Darmschleimhaut zum Adenom [T677]

Zwei Tagen später erhalten Sie folgenden schriftlichen pathologischen Befund:

1. Colon ascendens : fragmentierter Dickdarmpolyp. Tubuläres Adenom mit mäßiggradiger Dysplasie (Low-grade-Neoplasie)
2. Colon sigmoideum: zwei tubuläre Adenome mit mäßiggradiger Dysplasie (Low-grade-Dysplasie)

Insgesamt keine Malignität.

Wie geht es nun weiter? Erläutern Sie die empfohlenen Intervalle zur Nachsorgekoloskopie.

In diesem Fall sollte nun die Festlegung des Nachsorgeintervalls erfolgen. Das große, flache Colon-ascendens-Adenom wurde in Piece-meal-Technik entfernt und erfordert trotz vermuteter makroskopischer Vollständigkeit eine Kontrolle der Abtragungsstelle in 4–6 Monaten. Die mäßiggradige Restverschmutzung hätte ebenfalls eine Verkürzung des Kontrollintervalls bedingt (➤ Tab. 6.4).

Tab. 6.4 Kontrollintervalle nach Polypektomie (mod. nach Layer, Rosien 2017)

Nach 5 Jahren bei	Abtragung von bis zu 2 Adenomen < 1 cm Durchmesser ohne High-Grade-Neoplasie
Nach 3 Jahren bei	• Abtragung eines serratierten Adenoms (traditionell, gemischt, sessil) • Abtragung von 3–10 Adenomen (bei > 10 Adenomen individuell unter 3 Jahre) • Adenomen > 1 cm • villösem Adenom • high-grade intraepithelialer Neoplasie (keine Piece-meal-Abtragung!),
Nach 4–6 Monaten bei	• histologisch nicht (sicher) vollständiger Abtragung einer HGIEN (i.e. auch jede Piece-meal-Abtragung einer HGIEN) • Piece-meal-Abtragung großer, flacher oder sessiler Adenome
Nach 6 und 24 Monaten bei	• Low-Risk-Karzinomen
Nach unauffälliger Kontrollendoskopie endoskopische Untersuchung alle 5 Jahre.	

Die Patientin stellt sich acht Wochen später erneut zur Koloskopie vor. Es erfolgt die erneute komplette Koloskopie aktuell bei komplett sauberem Darm. An der vorbeschriebenen Stelle im Colon ascendens wird ein fragliches makroskopisches Restadenom mit der Zange entfernt. Histologisch handelt es sich um Granulationsgewebe und nicht um ein Restadenom.
Ein aufgrund der Restverschmutzung zuvor nicht detektierter ca. 15 mm durchmessender rasenförmiger, flacher Polyp im Colon descendens wird nach Unterspritzung in einem Stück entfernt.

Welche Möglichkeiten zur Polypektomie und Blutungsprophylaxe kennen Sie?

- Polypektomie mit/ohne Unterspritzung (NaCl/Adrenalin-Lsg. 1:100.000)
- Polypektomie mit der geflochtenen/monofilen Schlinge
- Polypektomie in einem Stück versus Piece-meal-Technik
- ESD-Methode für „geübte Hände“ in Zentren
- Blutungsprophylaxe vor Polypektomie mittels Endoloop bei langem Stiel
- Blutungsprophylaxe nach Polypektomie durch Clip-Versorgung.

Die Patientin stellt sich zwei Tage später mit starken Schmerzen im Bereich des linken Mittel-/Unterbauchs bei Ihnen in der Praxis vor. Wie gehen Sie vor, was kann passiert sein?

Als **Komplikationen** gelten neben dem sogenannten Postpolypektomiesyndrom (lokal und passager auftretende abdominale Schmerzen im Bereich der Abtragungsstelle, Meteorismus, Fieberschub) die Perforation mit einem Risiko von 0,3 % sowie Blutungen mit einem Risiko von etwa 1,7 %. Die Blutungen können in Sofort- und verzögerte Blutungen eingeteilt werden. Hier ist der Zeitrahmen bis zu 30 Tage dokumentiert; die meisten Nachblutungen treten jedoch in einem Zeitrahmen von 5 Tagen auf.

Risikofaktoren für eine Perforation sind Polypektomie im proximale Kolon bei dünnerer Wanddicke sowie das Abtragen breitbasiger Polypen. Beim Postpolypektomiesyndrom ist am ehesten eine Komplikation im Rahmen der transmuralen Stromwirkung zu erwarten und es kann zu einer lokal entzündlichen Reaktion mit lokalisierter Peritonitis kommen.

Welche Schritte und welche Diagnostik sollten schnellstmöglich eingeleitet werden?

Vitalparameter inkl. Körpertemperatur, klinische Untersuchung des Abdomens inkl. Auskultation und Palpation, wenn möglich kleines Blutbild und Bestimmung des C-reaktiven Proteins.

6

Die Vitalparameter der Patientin: Blutdruck 124/83 mmHg, Herzfrequenz 100/min, Temperatur 37,9 °C (Ohr). Die klinische Untersuchung ergibt spärliche Darmgeräusche mit einem lokalen Druckschmerz im linken Mittelbauch sowie einer nicht eindeutigen Abwehrspannung an dieser Lokalisation.

Was bedenken Sie differenzialdiagnostisch?

- Divertikulitis
- Harnwegsinfektion/Blasenentzündung
- Harnleiterstein.

Welche weitere apparative Diagnostik sollte durchgeführt werden?

Die Patientin wird ins Krankenhaus eingewiesen. Dort erfolgen die Blutentnahme inkl. Entzündungsparameter sowie die Durchführung einer Abdomensonografie und eines abdominalen CT. Hierbei zeigt sich folgender Befund (➤ Abb. 6.16).

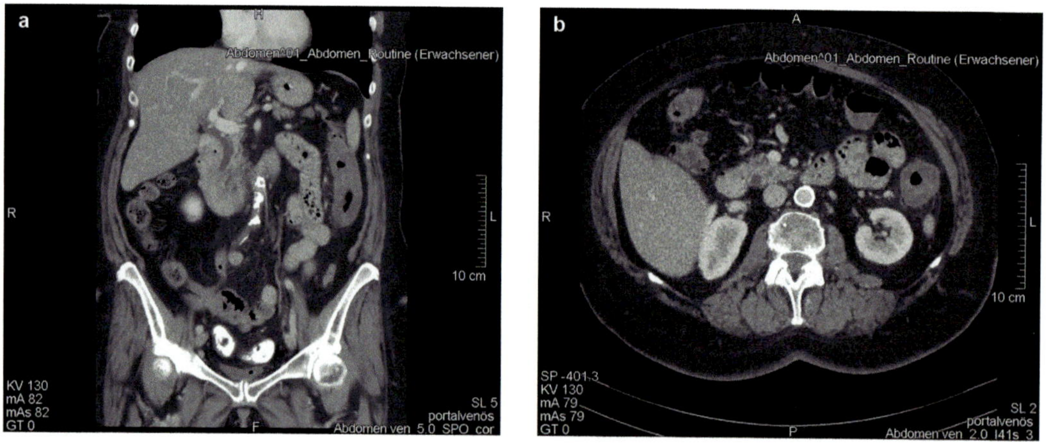

Abb. 6.16 a + b Computertomografie des Abdomens [T679]

Was sehen Sie und wie gehen Sie weiter vor?

Man sieht keine freie Luft, sondern eine unspezifisch entzündliche Darmwandverdickung des Colon descendens, a. e. im Rahmen eines Postpolypektomiesyndroms. Somit ist ein konservatives Vorgehen mit Nahrungskarenz, ggf. parenteraler Ernährung, Antibiotikagabe (z. B. Cefazolin/Metronidazol) und Bettruhe indiziert. Je nach klinischem Verlauf sind sonografische Kontrollen ausreichend.

Die Patientin wird nach 5 Tagen und deutlicher klinischer, laborchemischer und sonografischer Befundbesserung aus dem Krankenhaus entlassen.

LITERATUR

Denzer U et al. S2k-Leitlinie Qualitätsanforderungen in der gastrointestinalen Endoskopie, AWMF Register Nr. 021–022. Z Gastroenterol 2015; 53: E1–E22. http://dx.doi.org/10.1055/s-0041-109598

Schmiegel W, Pox CP et al. S3 Leitlinie Kolorektales Karzinom. 4 (2017) https://www.dgvs.de/wp-content/uploads/2017/12/LL_KRK_Langversion_2.0.pdf

REFERENZ-KAPITEL IN LAYER P, ROSIEN U (2017) FACHARZTWISSEN GASTROENTEROLOGIE
2.3 Aufklärung und Einwilligung zu ärztlichen Maßnahmen
6.5 Sporadisches Kolonadenom (intraepitheliale Neoplasie)

6.6 Sonografische Darmwandverdickung

N. Jesse, U. Rosien

KASUISTIK

Von einem Hausarzt wird Ihnen ein 67-jähriger Mann zugewiesen. Im Rahmen der Gesundheitsuntersuchung war bei dem Patienten in einer Abdomensonografie im Bereich des Colon descendens eine Darmwandverdickung aufgefallen. Eine Vorsorgekoloskopie 6 Jahre zuvor war unauffällig. An Vorerkrankungen bestehen ein milder Hypertonus und eine Hypercholesterinämie. Ab und zu nehme er Ibuprofen bei leichten Rückenschmerzen ein.

Welche anamnestischen Daten würden Sie zusätzlich erfragen?

- Stuhlverhalten
- Peranale Blutung
- Abdominale Schmerzen
- Fieber
- Gewichtsverlust
- Z. n. Magen-Darm-Infekten
- Z. n. Antibiotikaeinnahme

Der Patient berichtet über ein normales Stuhlverhalten, peranales Blut wird ebenso verneint wie Bauchschmerzen, Fieber und Gewichtsverlust. Allerdings war er 8 Monaten zuvor nach Kenia gereist, wo er 4 Tage lang unter einem Magen-Darm-Infekt gelitten hatte.

Wie gehen Sie weiter vor, welche Differenzialdiagnosen müssen bedacht werden?

Bei der Darmwandverdickung kann es sich, trotz unauffälliger Koloskopie 6 Jahre zuvor, um ein Kolonkarzinom handeln. Aufgrund der Ibuprofen-Einnahme ist eine NSAR-Enteropathie möglich. Das Fehlen weiterer Symptome schließt bei umschriebenem Befund eine chronisch-entzündliche Darmerkrankung, ein infektiöse Ursache und eine ischämische Kolitis nicht aus.

Als Nächstes sollte eine Blutuntersuchung mit Differenzialblutbild und Bestimmung der Entzündungsparameter erfolgen, außerdem sollte eine Stuhlkultur auf pathogene Keime und eine Koloskopie durchgeführt werden.

Die Blutuntersuchung ergibt keine wegweisenden Befunde, die Stuhlkultur auf pathogene Keime ist negativ und in der durchgeführten Koloskopie zeigt sich im Colon ascendens eine segmentale Entzündung mit fibrinbelegten Erosionen. Die Histologie ergibt eine unspezifische Kolitis ohne typische Veränderungen einer CED oder NSAR-Enteropathie.

Wie würden Sie den Patienten behandeln?

Aufgrund der geringen Beschwerden des Patienten und des Ausschlusses eines Malignoms könnte zunächst eine Therapie mit z. B. 5ASA durchgeführt werden. Außerdem sollte vorerst auf NSAR verzichtet werden. Eine klinische, laborchemische und sonografische Kontrolle muss kurzfristig erfolgen.

Nach 8-wöchiger Therapie ist der sonografische Befund progredient. Im Blut lässt sich eine milde Entzündungskonstellation mit einer Leukozytose und geringen CRP-Erhöhung darstellen. Der Patient hat während der 8 Wochen auf NSAR verzichtet und gibt mittlerweile intermittierende linksseitige Bauchschmerzen und weichen Stuhl mit etwas Blut an.

Wie gehen Sie weiter vor?

Bei nicht eindeutigem histologischem Ergebnis im Rahmen der ersten Koloskopie besteht die Indikation, diese Untersuchung erneut durchzuführen und diesmal eine ausgiebige Probenentnahme vorzunehmen.

Beschreiben Sie den endoskopischen Befund, der sich bei der zweiten Koloskopie im Colon descendens fand (bei weitgehend unauffälliger Schleimhaut im gesamten übrigen Kolon und terminalen Ileum; ➢ Abb. 6.17).

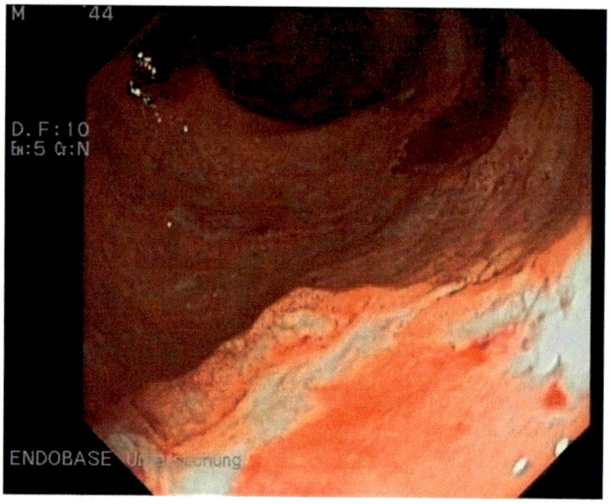

Abb. 6.17 Endoskopischer Befund im Colon descendens [M817]

Diffuse Entzündung mit aufgehobener Gefäßzeichnung und granulierter und offensichtlich kontaktvulnerabler Oberfläche. Im Vordergrund fällt ein scharf begrenztes, flach exkaviertes Ulkus mit Fibrinbelag und Granulationsgewebe auf.

Welche Differenzialdiagnosen ergeben sich aus Verlauf und endoskopischem Befund?

Offensichtlich handelt es sich um eine chronische ulzerierende Kolitis im Colon descendens. Ein Morbus Crohn ist weiter möglich. Das ausgestanzt wirkende Ulkus lässt an eine spezifische Infektion wie CMV, Tuberkulose und Amöbiasis denken. Insbesondere zu den beiden Letztgenannten passt die Reisanamnese mit Durchfallepisode.

Welche weiteren diagnostischen Verfahren kennen Sie zur Sicherung einer Amöbiasis?

- Stuhl:
  - Mikroskopie (Sensitivität von 70 %): MIFC-Methode (Merthiolat-/Formaldehydlösung) fixiert und konserviert Parasitenstadien im Stuhl, bevorzugt im frischen Stuhl/Schleimflocke, mikroskopischer Nachweis von Zysten; Nachweis von Magnaformen beweist die Amöbenkolitis
  - Antigennachweis (ELISA, Sensitivität mit Mikroskopie vergleichbar)
  - PCR (höchste Sensitivität)
- Serumantikörper (ELISA)
- Histologie: Biopsien aus Ulzerationen zeigen ein dichtes entzündliches Infiltrat zwischen den Krypten mit multiplen kleinovalären zystischen Strukturen im Kryptenlumen und vereinzelte bis in die Submukosa reichende Ulzerationen (sogenannte Flaschenhals- oder Feldflaschenulzera). Der Pathologe sollte auf die klinische Verdachtsdiagnose hingewiesen werden.

Während erneute Stuhluntersuchungen negativ bleiben, bestätigen Histologie und Antikörperuntersuchungen den Verdacht auf eine Amöbiasis.

Was wissen Sie zur Ätiologie, Pathogenese und klinischer Präsentation dieser Parasitose?

Die Amöbiasis ist endemisch in den meisten tropischen und subtropischen Regionen der Erde, kommt aber auch in Gegenden mit gemäßigtem Klima vor. Aufgrund unzureichender Wasseraufbereitung und niedriger hygienischer Standards wird eine fäkal-orale Übertragung des Erregers über Lebensmittel und Trinkwasser ermöglicht. Weltweit erkranken jährlich ca. 50 Millionen Menschen an einer invasiven Amöbiasis und etwa 100000 sterben an Komplikationen, insbesondere bei Amöbenleberabszessen.

Man unterscheidet **apathoge Amöben** (*Entamoeba dispar, Entamoeba coli* und *Entamoeba hartmanni*) von **pathogenen Amöben** (*Entamoeba histolytica*). Nur *E. histolytica* besitzt die Fähigkeit, eine Erkrankung beim Menschen auszulösen, während z. B. *E. dispar* als reiner Kommensale ohne pathogenes Potenzial anzusehen ist. Das Hauptreservoir ist der Mensch.

Unterschieden werden 2 Stadien:

- **Stadium 1:** Zyste, die keine wesentlichen Gesundheitsstörungen verursacht. Sie kann außerhalb des Körpers in feuchter Umgebung überleben, wo sie infektiös bleibt. Nach Aufnahme der Zyste in das Darmlumen werden kleinere, vegetative Formen, sogenannte Trophozoiten, freigesetzt.
- **Stadium 2:** Trophozoit. Diese unterteilt man in die Minutaform, die sich durch Teilung und Reifungsprozesse im Zökum entwickelt. Aus der Minutaform entwickelt sich die zweite gewebeinvasive Magnaform. Diese Form ist Voraussetzung für eine Infiltration der Mukosa. Die Infiltration der Kolonmukosa führt zur Lyse des umgebenden Gewebes und Ausbildung von Nekrosen.

Minutaformen, die das Kolon passieren, enzystieren und werden wieder mit dem Stuhl ausgeschieden. Die Menge ausgeschiedener Zysten kann sehr unterschiedlich sein und bis zu 100 Millionen Zysten pro Tag erreichen.

Die meisten Infektionen verlaufen asymptomatisch (**nichtinvasive Amöbiasis**), in 10–20 % der Fälle kommt es jedoch zur Invasion des Parasiten in das Gewebe (**invasive Amöbiasis**). Bei Invasion des Dickdarms zeigt sich das klinische Bild einer Kolitis von variablem Schweregrad (invasive intestinale Amöbiasis). Bei typischen Verläufen finden sich ulzerierende Schleimhautläsionen mit blutig-schleimigen, oft als himbeergeleeartig beschriebenen Diarrhöen (Amöbenruhr).

Darüber hinaus können die Amöben über die Blutbahn in andere Organe gelangen und dort Abszesse verursachen (extraintestinale Amöbiasis). In mehr als 95 % der Fälle manifestieren sich extraintestinale Verläufe über das portalvenöse System in der Leber (Amöbenleberabszesse), wobei den Abszessen nur in etwa 20–30 % eine Kolitis vorausgeht.

Des Weiteren kann sich eine **pleuropulmonale Amöbiasis** als seröser Pleuraerguss, Lungenabszess, hepatobronchiale Fistel oder als Pleuraempyem entwickeln. Beim **Amöbenleberabszess** können seröse Ergüsse mit basalen Atelektasen entstehen. Zwerchfellnahe Amöbenleberabszesse können in den Pleuraraum und in die Lunge durchbrechen. Lungenabszesse ohne gleichzeitige Leberabszesse durch *E. histolytica* sind bisher nicht sicher dokumentiert. Die schwerste pulmonale Komplikation stellt das **Pleuraempyem** dar.

Bei diesem Patienten findet sich in der Umgebungsdiagnostik kein Hinweis auf eine extraintestinale Manifestation. Wie würden Sie den Patienten behandeln?

Auch wenn der Patient nicht das Bild einer akuten Amöbenruhr bietet, sollte eine Therapie mit Metronidazol 3 × 500 mg/d über 10 Tage erfolgen, entweder oral oder parenteral. Als Alternative kann Tinidazol mit 2 g/d für 3 Tage verabreicht werden. Beide Medikamente wirken jedoch nur auf die Trophozoiten und nicht auf die Zysten, sodass eine Nachbehandlung z. B. mit Paromomycin (3 x 500 mg über 10 Tage) erfolgen sollte.

Welche Therapie würden Sie bei einem schweren Verlauf oder bei extraintestinalen Manifestationen einsetzen?

Bei schweren Verläufen kann eine Kombination aus Dehydroementin und Chloroquin eingesetzt werden, allerdings ist dies wegen der kardiotoxischen Wirkung und einer hohen Rezidivrate nur Mittel der 2. Wahl.

Bei extraintestinalen Abszessen erfolgt die Therapie ebenfalls mit Metronidazol parenteral. Gegebenenfalls kann die Drainage eines Abszesses erfolgen.

6

Sollten asymptomatische Ausscheider therapiert werden?

Aufgrund des Übertragungsrisikos von Mensch zu Mensch sollte eine Therapie mit Paromomycin erfolgen.

LITERATUR

Hagel S et al. S2k-Leitlinie Gastrointestinale Infektionen und Morbus Whipple. Z Gastroenterol 2015; 53: 418–459.

REFERENZ-KAPITEL IN LAYER P, ROSIEN U (2017) FACHARZTWISSEN GASTROENTEROLOGIE

1.9 Diarrhoe
9.7 Erkrankungen durch Parasiten

6.7 Solide Leberherde in der Abdomensonografie

A. Jung, U. Henniges

KASUISTIK

Eine 47-jährige Patientin stellt sich elektiv zur Abklärung unklarer Raumforderungen in der Leber bei Ihnen vor. Bei der Patientin ist in der Vorgeschichte ein Mammakarzinom vor 10 Jahren (pT2, N0, G2) bekannt; damals ist eine brusterhaltende Operation mit Radiatio durchgeführt worden. Aktuell hatte sich die Patientin mit Oberbauchschmerzen bei ihrem Hausarzt vorgestellt. Eine Sonografie des Abdomens zeigte zwei unklare Raumforderungen im linken sowie rechten Leberlappen auf.
Es erfolgten erneut eine **Sonografie** und kontrastverstärkte Sonografie (CEUS) des Oberbauchs, die folgenden Befund im rechten Leberlappen erbrachten (➤ Abb. 6.18, ➤ Abb. 6.19).

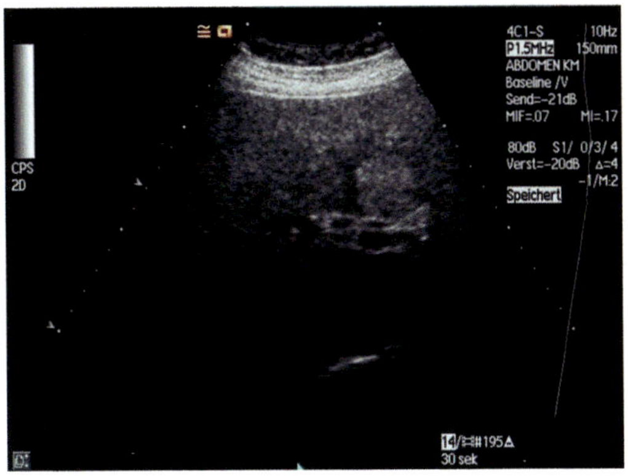

Abb. 6.18 Sonografisches Bild der Leber [M817]

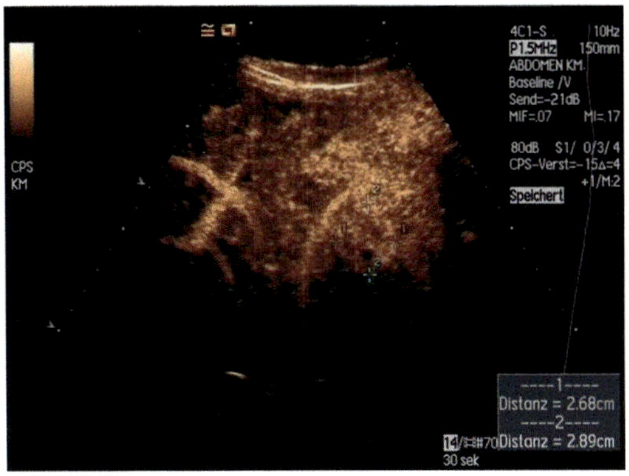

Abb. 6.19 Kontrastverstärktes sonografisches Bild der Leber [M817]

Beschreiben Sie die beiden Bilder. Wie lautet Ihre Verdachtsdiagnose?

Es zeigt sich ein scharf abgrenzbarer, echoreicher Herd mit guter Schallgängigkeit ohne Randsaum, ca. 2 cm messend (➤ Abb. 6.18). In der CEUS kommt es arteriell zu einer typischen peripheren nodulären zentripetalen Kontrastmittelanreicherung in dem Rundherd mit einem typischen irisblendenartigen Zulaufen (manchmal inkomplett) über mehrere Minuten (➤ Abb. 6.19).

Verdachtsdiagnose: Hämangiom. Das Hämangiom ist der häufigste benigne Tumor der Leber. Frauen sind häufiger betroffen als Männer (4–6 : 1). Es werden kleine, kapilläre Hämangiome von größeren kavernösen Hämangiomen unterschieden. Letztere kommen in der Regel singulär vor, kapilläre oft multipel. Kavernöse Hämangiome können während der Schwangerschaft und unter Einnahme von Östrogenen wachsen. Selten werden Hämangiome symptomatisch, so z. B. durch Thrombosierung oder Blutung durch Ruptur. Ein Hämangiom entartet nicht maligne. Zur Sicherung der Diagnose kann fast immer auf eine Angiografie und eine histologische Beurteilung verzichtet werden, Sonografie, kontrastmittelverstärkte Sonografie, MRT, Kontrast-CT und ggf. Bloodpool-Szintigrafie sichern die Diagnose.

Bei genauerer Untersuchung fällt in der Sonografie (➤ Abb. 6.20), Doppler-Sonografie (➤ Abb. 6.21) und CEUS (➤ Abb. 6.22) ein weiterer Herd auf. Beschreiben Sie diesen, wie lautet hier Ihre Verdachtsdiagnose?

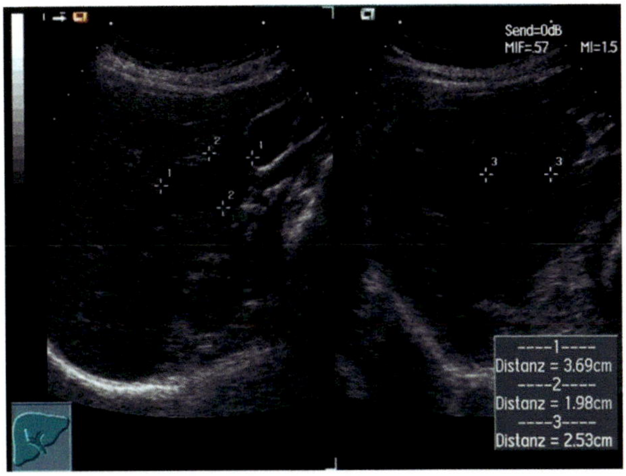

Abb. 6.20 Ultraschallbild der Leber [M817]

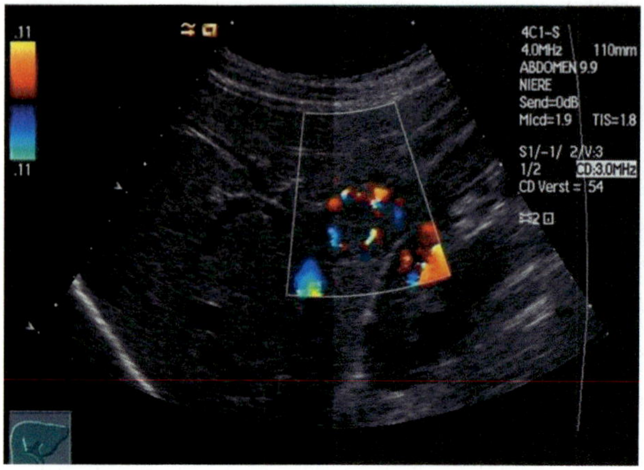

Abb. 6.21 Doppler-Sonografie der Leber [M817]

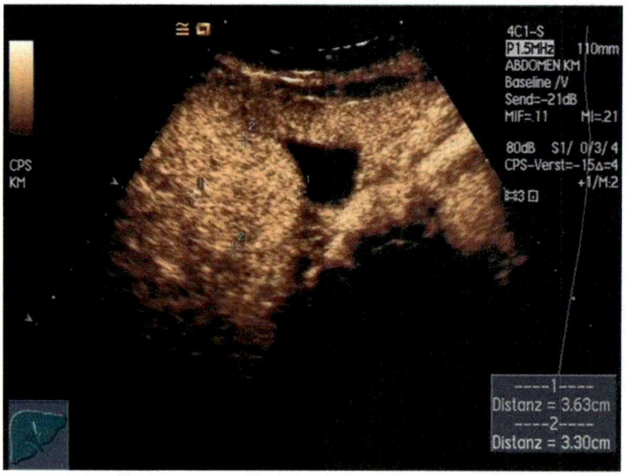

Abb. 6.22 Kontrastverstärktes Ultraschallbild der Leber [M817]

Es zeigt sich ein ca. 3,6 cm messender echoarmer Rundherd mit inhomogener, vergröberter Struktur (➤ Abb. 6.20). Es fallen eine maulbeerförmige Vaskularisation, eine Hypervaskularisation mit einem Gefäßstiel und ein zentrifugale Durchblutung (➤ Abb. 6.21, ➤ Abb. 6.22) auf.

Verdachtsdiagnose: Fokal noduläre Hyperplasie (FNH).

Die FNH ist der zweithäufigste benigne Tumor der Leber, sie kommt etwa 2- bis 5-mal so häufig wie Adenome vor. Meistens sind junge Frauen betroffen. Es handelt sich um eine benigne Gallengangsepithelproliferation. Ein Zusammenhang mit der Einnahme von oralen Kontrazeptiva ist nicht bewiesen, wird jedoch angenommen, und es gibt Hinweise, dass diese das Wachstum einer FNH fördern können. Meist sind diese Tumoren im Verlauf der Jahre regredient.

Sonografie, CEUS, MRT, CT erlauben in der Regel eine Abgrenzung gegenüber anderen Raumforderungen in der Leber, selten kann eine Unterscheidung von einem Adenom oder hepatzozellulären Karzinom schwierig sein und eine bioptische Abklärung erforderlich machen.

Eine maligne Transformation ist nicht beschrieben. Eine Operation ist bei symptomatischer FNH möglich und im seltenen Fall bei rupturierter oder pendulierender FNH notwendig.

Welche diagnostischen Methoden wenden Sie zur weiteren Differenzierung von fokalen Raumforderungen der Leber an? Wo liegen die jeweiligen Stärken und Schwächen dieser Untersuchungsmethode (➤ Tab. 6.5)?

Tab. 6.5 Wertigkeit diagnostischer Verfahren

	Bildgebendes Verfahren(typisches Muster)	Wertigkeit
Hämangiom	Ultraschall, Farbdoppler, CEUS (typisches arterielles peripheres noduläres Enhancement und das sog. Irisblendenphänomen)	+++
	CT (Irisblendenphänomen)	+++
	MRT (typisches Verhalten in den T1- und T2-gewichteten Sequenzen)	+++
	Bloodpool-Szintigrafie (Pooling markierter Erythrozyten)	++
	Punktion	**Cave:** Gefahr der Blutung!
FNH	Ultraschall, Farbdoppler, CEUS (zentrale oder exzentrische Narbe, dickes zentrales Gefäß, radiäre zentrifugale Durchblutung, maulbeerkorb- oder radspeichenartiger Gefäßbaum)	+++
	CT	++
	MRT	++
	Hepato-Bida-Szintigrafie (Ausscheidung des Tracers in die Gallengänge innerhalb dieser Raumforderung)	++
	Punktion (ausreichender Zylinder erforderlich, Gefäßreichtum des Tumors, **cave:** Gefahr der Blutung)	+
HCC	Ultraschall, Farbdoppler, CEUS (Darstellung eines möglichen Gefäßeinbruchs des Tumors, Hypervaskularisation, typische früharterielle bizarre Vaskularisation, rasches Wash-out bei wenig differenzierten Tumoren in der parenchymalen Phase)	+++
	CT	++
	MRT (typischer Speicherdefekt)	+++
	Punktion	+++
Metastasen	Ultraschall, Farbdoppler, CEUS	+++
	CT	+++
	MRT	+++
	Punktion	+++

Ultraschalldiagnostik. Ergänzung der Routinesonografie durch spezielle sonografische Verfahren zur weiteren Abklärung einer Raumforderung, z. B. CEUS. Vorteil der Methode: Echtzeitverfahren, reine Gefäßgängigkeit des Kontrastmittels. Nachteil: Abhängigkeit von Physiognomie des Patienten sowie Compliance, Luftüberlagerung.

CT. Nachteil der Strahlenbelastung. Bei sonografischen Problembereichen und -situationen (subphrenisch, Adipositas) besser geeignet. Sensitivität zur Detektion von RF > 90 %, zusammen mit Ultraschall nahezu 100 %.

MRT. Niedrige Ortsauflösung, jedoch bei Einsatz spezifischer Kontrastmittel hoher Stellenwert.

Punktion. Invasives Verfahren. Im Falle therapeutischer Konsequenzen erforderlich.

6

Laparoskopie. Minilap, als minimalinvasives Verfahren zur besseren Beurteilung der Oberfläche der Leber, gezielte Punktion, Möglichkeit der zusätzlichen Applikation eines laparoskopischen Schallkopfes mit höherem Aufösungsvermögen. Indikation in erster Linie bei unklaren diffusen Parenchymschäden der Leber.
Szintigrafie. Indikation bei Sicherung einer hämangiomverdächtigen Raumforderung mit einer Blood-pool-Szintigrafie sowie bei Sicherung der FNH mit spezifischem Nachweis von Gallengangsproliferationen dieser Raumforderung im Hetapo-Bida-Szintigramm. Methode der 2. Wahl aufgrund von Strahlenbelastung und apparativem Aufwand.
Angiografie. Begrenzter Stellenwert im Rahmen der präoperativen Planung oder vor transarterieller Chemoembolisation (TACE).

Hätten sich die bei der Patientin vorliegenden Rundherde in den jeweiligen bildgebenden Verfahren als malignitätssuspekt gezeigt – wie würden Sie vor dem Hintergrund der Anamnese weiter verfahren?

Bei der Patientin ist anamnestisch ein Mammakarzinom vor 10 Jahren bekannt. Es stellt sich damit der hochgradige Verdacht auf eine Spätmetastasierung des Mammakarzinoms. In diesem Fall sollte eine histologische Sicherung mittels perkutaner Punktion erfolgen. Sollten sich Metastasen des Mammakarzinoms bestätigen, ist bei der Gewebeuntersuchung auf eine Rezeptorbestimmung sowie einen evtl. Her2-neu-Status zu achten.

Gegebenenfalls sollten zur weiteren Tumorsuche eine Ösophagoduodenoskopie und eine Koloskopie durchgeführt werden.

Welche weiteren Differenzialdiagnosen für gutartige Veränderungen der Leber gibt es? Wie sehen diese typischerweise sonografisch aus?

Blutung. Echoarme bis echofreie, liquide Raumforderung, selten auch homogen echodicht oder echokomplex (infolge Kompression). Die Raumforderung einer frischen Blutung ist scharf begrenzt, das benachbarte Parenchym ist komprimiert. Blutungen können Folge eines akzidentiellen Traumas, einer iatrogenen Verletzung (Punktion, Drainage), einer Blutungs- oder Gerinnnungsstörung sein oder als Komplikation einer vorbestehenden Raumforderung (z. B. Adenom) auftreten.
Älteres Hämatom. Unregelmäßige liquide Areale mit inhomogenen echogenen Bereichen als Darstellung von Clots, Fibrinfäden und Organisationsformen der Blutung.
Zysten (➤ Kap. 6.8)
Fokale Mehr- oder Minderverfettung. Eine regional unterschiedliche Verfettung der Leber (RUV) imponiert als Raumforderung beim klassischen Bild einer Fettleber, kommt aber auch bei nicht verfettetem Leberparenchym vor. Typisch ist das Nebeneinander zweier unterschiedlicher Parenchymanteile, die durch organische oder funktionelle Perfusionsstörungen zustande kommen. RUV kommen häufig dorsal im Segment IV, im Gallenblasenbett, perivenös links > rechts vor. Sie haben häufig eine glatte landzungenartige Begrenzung zum Nachbarparenchym, fügen sich aber harmonisch in die Architektur der Leber ein. Gelegentlich kann eine regionale Verfettung im B-Bild schwer oder nicht sicher von einer diffusen Metastasierung abgegrenzt werden. Dies gelingt nach Gabe von Kontrastmittel in der CEUS.
Abszess. Anfänglich unscharf, später meist scharf begrenzte Raumforderung in der Leber, die uni- oder multilokulär auftreten kann. In frühen Stadien wird der Abszess durch Granulozyten und Makrophagen gegen das Parenchym abgegrenzt; es entsteht eine Kapsel aus Granulationsgewebe. Vorher zeigt sich häufig ein perifokales echoarmes Ödem (durch Kompression von Sinusoiden) im Parenchym um den Abszess. In der arteriellen und kapillären Phase der CEUS zeigt sich ein hyperenhancender Saum, der den Abszess begrenzt und durch die arterienreiche Schicht einer Pseudokapsel entsteht. Diese Randzone begrenzt das vollkommen avaskuläre nekrotische oder pusgefüllte Lumen des reifen Abszesses. Als Komplikation kann eine Gasansammlung nachweisbar sein.

Adenom. Adenome sind Neoplasien hepatozellulären Ursprungs, sehr selten, häufig bei jungen Frauen anzutreffen. Sie sind am häufigsten hormonell induziert und kommen in der Regel singulär vor. Häufig sind sie größer als 5 cm. Der sonografische Befund ist eher uncharakteristisch. Zentralvenen und portale Triaden fehlen, Arterien sind weniger zahlreich im Gegensatz zur FNH. Im FKDS sind intranodale arterielle Gefäße zu sehen, portalvenöse Spektren fehlen. In der CEUS findet sich früharteriell eine flushartige Kontrastierung, anschließend ist es vom übrigen Leberparenchym nicht zu differenzieren. Komplikationen sind Schmerzen durch den erhöhten Binnendruck, zentrale Nekrose/Einblutung und Ruptur. Zudem besteht die Potenz zur malignen Entartung (selten).

Welche Differenzialdiagnosen fallen Ihnen im Falle von lebereigenen malignen Tumoren ein?

Hepatozelluläres Karzinom. Tritt häufig bei einer Leberzirrhose auf, kann aber auch in einer nicht zirrhotischen Leber vorkommen, entweder als singulärer Knoten oder aber multilokulär. Finden das Karzinom Anschluss an das Pfortadersystem, tritt eine tumuröse Infiltration der Pfortader und deren Äste auf.
Intrahepatisches cholangiozelluläres Karzinom. Seltener. Risikofaktoren sind primäre sklerosierende Cholangitis (PSC), Parasitosen (z. B. Leberegel), chronische Cholangitis (z. B. durch primäre Fehlbildung der Gallenwege: Caroli-Krankheit) sowie angeborene Fehlbildungen der Leber. Einteilung bzgl. Lokalisation als proximal (DHC), hilär (Bismuth-Klassifikation) oder peripher vorkommend sowie entsprechend ihres Wachstums (duktal oder diffus desmoplastisch). Das CCC ist meist ein relativ gefäßarmer stromareicher Tumor, häufig mit Verkalkungen und gestauten Cholangien im entsprechenden Segment.
Sehr selten. Zystadenokarzinom, DD Sarkome (z. B. malignes Hämangiosarkom), epitheloide Hämangioendotheliome (Tumoren der Lebersinusoide), fibrolamelläres Karzinom (primärer Leberkrebs; aber abweichende Entität vom HCC, 5–25 cm große lobulierte Neoplasien, häufig zentrale Narben und Invasion von Pfortaderästen oder Lebervenen) und primäres Leberlymphom.

Beschreiben Sie folgende Ultraschallbilder (➤ Abb. 6.23, ➤ Abb. 6.24).

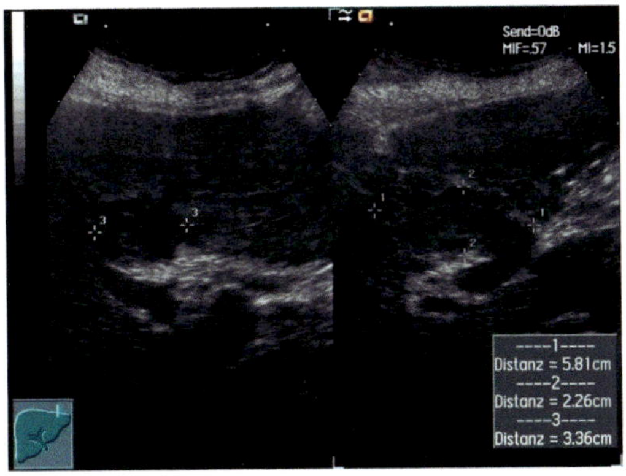

Abb. 6.23 Natives Ultraschallbild der Leber [M817]

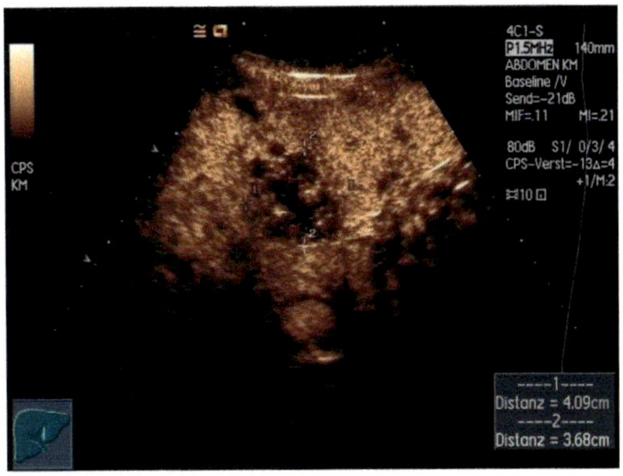

Abb. 6.24 Kontrastverstärktes Ultraschallbild der Leber [M817]

Großer, nahezu echogleicher, unregelmäßiger Tumor mit kleinen echoärmeren Anteilen. Arterielle Hypervaskularisation mit Auswaschen des Echokontrasverstärkers in der Spätphase als malignes Kriterium.

Inwieweit ist eine Resektion in kurativer Intension sinnvoll beim HCC oder intrahepatischen CCC? Welche weiteren therapeutischen Optionen gibt es?

HCC. Bei Patienten im Stadium Child Pugh A sollte eine Resektion durchgeführt werden, wenn diese in kurativer Intention durchführbar ist. Präoperativ kann ggf. eine Pfortaderembolisation mit nachfolgender Hypertrophie des gesunden Leberlappens die Operabilität erhöhen. Bei fortgeschrittener Leberzirrhose sollte die Möglichkeit einer Transplantation geprüft werden. Orientierung bieten die erweiterten Milan-Kritierien: ein Herd ≤ 5 cm oder bis 3 Herde ≤ 3 cm.

In der palliativen Situation stehen die Radiofrequenzablation oder die perkutane ultraschallgesteuerte Äthanolinjektion zur Verfügung. Weitere Möglichkeiten sind die transarterielle Chemoembolisation mit Lipidol und Doxorubicin und die selektive interne Radiotherapie mit β-Strahlen.

Zur systemischen Therapie des fortgeschrittenen HCC ist der Tyrosinkinaseinhibitor Sorafenib zugelassen. Weitere Substanzen wie Erlotinib, Brevanib, Bevacicumab, Cetuximab, Everolimus u. a. werden in Studien untersucht.

Intrahepatisches CCC. Eine Resektion ist nur bei Tumoren < 3 cm und damit in nur wenigen Fällen möglich. Radiofrequenzablation und perkutane Äthanolinstillation können bei kleinen Tumoren kurativ angewendet werden, haben aber ihre Hauptbedeutung gemeinsam mit der transarteriellen Chemoembolisation in der Palliativsituation. Eine wirksame Chemotherapie ist bisher nicht etabliert. Angewandt werden Substanzen analog zur Therapie des Pankreaskarzinoms (Gemcitabin).

Liegt bei jedem HCC-Patienten eine Leberzirrhose als Grunderkrankung vor?

Etwa 70 % der HCC entstehen in einer zirrhotisch umgebauten Leber. Ein besonderes Risiko für eine maligne Transformation tragen Patienten mit chronisch-viraler Hepatitis und Zirrhosepatienten mit Hämochromatose, α_1-Antitrypsin-Mangel oder Tyrosinämie. Seltener kommt es bei Morbus Wilson oder im Rahmen einer primär biliären Zirrhose zu einer malignen Transformation.

Eine Therapie mit Steroidhormonen, Alkoholgenuss, Tabakkonsum und Aflatoxine erhöhen das Risiko für die Entstehung eines HCC.

Durch Noxen oder Leberzellverlust (z. B. Massennekrosen) kommt es arteriell zur Hepatozytenproliferation, die im Ultraschall als Knotenbildungen sichtbar werden kann. Die Klassifikation umfasst verschiedene Formen der Regeneratknoten (diffus, solitär, mit und ohne Fibrose/Zirrhose, FNH), Dysplasien (Leberzelladenom, dysplastische Knoten) und Neubildungen (Leberzellkarzinom). Neben dem Sonografiegrauwertbild und Schnittbildverfahren liefert die CEUS entscheidende Hinweise zur Charakterisierung aufgrund der spezifischen Gefäßarchitektur der Neubildungen auf der Grundlage der zweiseitigen Gefäßversorgung der Leber und Pathophysiologie der Gefäßschädigung und Proliferationsprozesse.

Gibt es weitere differenzialdiagnostisch relevante Erkrankungen, die mit Leberherden einhergehen, insbesondere bei nichtzirrhotischer Leber?

Gefäßfehlbildungen. z. B. intrahepatische Aneurysmen der A. hepatica und ihrer Äste auf dem Boden von Systemerkrankungen, Interventionen oder Infektionen. Im FDKS lässt sich bereits die Diagnose sichern, die mit der CEUS noch verdeutlicht werden kann.

Systemerkrankungen. z. B. Granulome bei der Sarkoidose, Porphyrie mit multiplen schießscheibenartigen Rundherden im Nativsonogramm oder Leberinfiltrate als Zeichen der extramedullären Blutbildung bei aplastischen Anämien und Syndromen der Knochenmarksinfiltration (z. B. Osteolysen, myeloproliferatives Syndrom).

LITERATUR
S3-Leitlinie Diagnostik und Therapie des hepatozellulären Karzinoms, Langversion 1.0, AWMF-Registrierungsnummer: 032-053OL; http://leitlinienprogramm-onkologie.de/Leitlinien.7.0.html

REFERENZ-KAPITEL IN LAYER P, ROSIEN U (2017) FACHARZTWISSEN GASTROENTEROLOGIE
1.13 Hepatomegalie
10.16 Tumoren (Leber)
11.9 Tumoren (biliäres System)

6.8 Intermittierend Schmerzen im rechten Oberbauch mit Übelkeit und Erbrechen

A. Müller, U. Henniges

KASUISTIK

Eine 30-jährige Frau stellt sich mit seit 3 Monaten intermittierend auftretenden rechtsseitigen Oberbauchschmerzen sowie gelegentlicher Übelkeit und Erbrechen vor. Die Schmerzen seien unspezifisch drückend. Es bestünden kein Gewichtsverlust sowie keine Stuhlunregelmäßigkeiten. In der Familie sind keine Vorerkrankungen bekannt.
Bis zu ihrem 10. Lebensjahr hat die Patientin in der Türkei (Landregion) gelebt. Im Rahmen einer Schwangerschaftsuntersuchung vor 5 Jahren ist im Ultraschall eine Leberzyste von 4 cm Größe festgestellt worden. Eine weitere Abklärung sei jedoch nicht erfolgt.

Welche Differenzialdiagnosen sind zu klären?

Differenzialdiagnostisch muss an Ulcera ventriculi und duodeni sowie Neoplasien des Oberbauchs gedacht werden. Ebenso sollte eine Cholelithiasis ausgeschlossen werden. Raumfordernde Prozesse wie Zysten, maligne und benigne (pendulierende FNH oder Adenome) Tumore, Hämatome und Infektionen (viral, parasitär) in der Leber können ebenfalls zunächst unspezifische, mit zunehmender Größe aber auch ausgeprägte Beschwerden im Bereich des Oberbauchs durch eine zunehmende Leberkapselspannung verursachen.

Welche zystischen Veränderungen der Leber kennen Sie?

- **Dysontogenetische Zysten** treten oft auch in Niere und Pankreas auf und verursachen ggf. Beschwerden durch eine raumverdrängende Auswirkung auf das Parenchym oder umliegende Strukturen.
- **Solitäre Leberzysten** finden sich bei 3–5 % der Menschen über 50 Jahre und sind meist ein asymptomatischer Zufallsbefund. Sie stellen sich glatt begrenzt und echofrei dar, ohne erkennbare Wand- und Randschatten und distale Schallverstärkung.
- **Caroli-Krankheit:** nicht hereditär, mit Ektasie intrahepatischer Gallenwege.
- **Caroli-Syndrom:** hereditär, Kombination von Duktektasien, kongenitaler Leberfibrose sowie autosomal-dominanter polyzystischer Nierenkrankheit (Komplikation s. Choledochuszyste).
- **Choledochus- oder Gallengangszysten:** weder erblich noch mit Duktalplattenstörung assoziiert, manifestieren sich meist vor dem 10. Lebensjahr mit Ikterus, 80 % weibliches Geschlecht, später aszendierende Cholangitiden, Steinbildung bis zur sekundär sklerosierenden Cholangitis mit Entwicklung eines CCC.
- **Biliome:** Ruptur von Cholangien spontan, traumatisch, postoperativ, postinterventionell.
- **Biliäre Zystadenome:** selten, gekammerte Neoplasien, die Muzin absonderndes Epithel besitzen; überwiegend weibliches Geschlecht, 5. Dekade, 15 % Transformation in biliäre Zystadenokarzinome.
- **Pyogene Abszesse:** können infolge von Bakteriämien in der Pfortader, z. B. i. R. einer Appendizitis, Divertikulitis, Cholangitis, auch postinterventionell auftreten. Die häufigsten Erreger sind *E. coli* und Kleb-

siellen. Sonografisch stellen sich pyogene Abszesse meist echoarm mit gasbedingter Spiegelbildung dar und zeigen sog. Débris-Echos sowie eine entzündliche Umgebungsreaktion.

- **Amöbenabszesse:** durch Infektion mit *Entamoeba haemolytica* verursacht. Sonografisch zeigt sich eine im zeitlichen Verlauf zunehmende echoarme Raumforderung mit Binnenechos, evtl. Gaseinschlüssen in meist runder Form mit einer umgebenden Abszesswand.
- **Leberhämatome:** können durch Traumata entstehen und verändern sich typischerweise im Zeitverlauf: anfangs echoarm, im Verlauf zunehmende Echogenität bzw. Heterogenität.
- **Gefäßfehlbildungen:** z. B. intrahepatische Aneurysmen der *A. hepatica* und ihrer Äste auf dem Boden von Systemerkrankungen, Interventionen oder Infektionen. Im FKDS und CEUS kann bereits die Diagnose gesichert werden.
- **Peliosis hepatis** (Bartonella/orale Kontrazeptiva/Anabolika): Hierbei handelt es sich um eine seltene Form einer Bartonella-Infektion, die Blutzysten in der Leber verursacht. Ein gehäuftes Auftreten ist bei Einnahme von Anabolika, oralen Kontrazeptiva sowie HIV-Infektionen beschrieben.
- **Zystische Echinokokkose:** wird durch Infektion mit dem Hundebandwurm (*E. granulosus*) verursacht, bei der Mensch, Schaf und Rind Zwischenwirte sind. Im Verlauf der Infektion kommt es zu einer Zystenbildung in der Leber, aber auch andere Organe wie Lunge, selten Milz, Gehirn, Niere, Herz und Knochen können befallen sein. Sonografisch sind die Zysten glatt begrenzt mit unterschiedlicher Echogenität. Nicht selten sind Wandverkalkungen sowie eine Waben- oder Radspeichenstruktur durch Septierungen zu erkennen. Häufigste Lokalisation ist die Unterseite des rechten Leberlappens.
- **Alveoläre Echinokokkose:** Infektionen mit dem Fuchsbandwurm (*Echinococcus multilocularis*, seltene Überträger Hunde und Katzen) sind selten. Endemiegebiete sind Zentraleuropa, Russland, USA, Kanada, Alaska, Japan. Zwischenwirte sind Nagetiere. Die humane Infektion entsteht über Kontakt oder Ingestion der Eier. Die daraus schlüpfenden Onkosphären penetrieren die Darmmukosa und gelangen über Blut- und Lymphgefäße in die Leber. Initial entsteht eine alveoläre Läsion. Selten Einbrechen des Prozesses in das Peritoneum und die Milz sowie das Retroperitoneum (Muskeln, Niere, Nebenniere, Blutgefäße), Mediastinum, Lunge und Knochen (Komplikationen s. zystische Echinokokkose).

Welche(s) Untersuchungsverfahren würden Sie als Nächstes wählen und warum?

Die native Sonografie sowie die Kontrastmittelsonografie (CEUS), aber auch Computer- und Kernspintomografie mit intravenösem Kontrastmittel sind geeignete Verfahren zur Darstellung zystischer Läsionen in der Leber. Insbesondere Läsionen wie im vorliegenden Fall lassen sich gut kontrastmittelsonografisch differenzieren.

Nativsonografisch zeigt sich eine 4 × 5 cm große echofreie Leberzyste ohne Septierung mit dicker, überwiegend echogener Wand (➤ Abb. 6.25).

Welches ist die wahrscheinlichste Differenzialdiagnose? Begründen Sie Ihre Einschätzung.

Anhand der Anamnese, des Herkunftslandes der Patientin und des sonografischen Befunds ist eine Echinokokkose eine der wahrscheinlichsten Differenzialdiagnosen. Die Prävalenz in Deutschland liegt unter 1 %, in Endemiegebieten bei ca. 5 %.

Wie entwickelt sich eine Echinokokkose, wie sind Verlauf und Komplikationen?

Typischerweise entwickeln sich Zysten durch eine Echinokokkose über Jahre hinweg, bis sie eine relevante organverdrängende Auswirkung haben. Die Echinokokkose ist vor allem in Regionen verbreitet, in denen

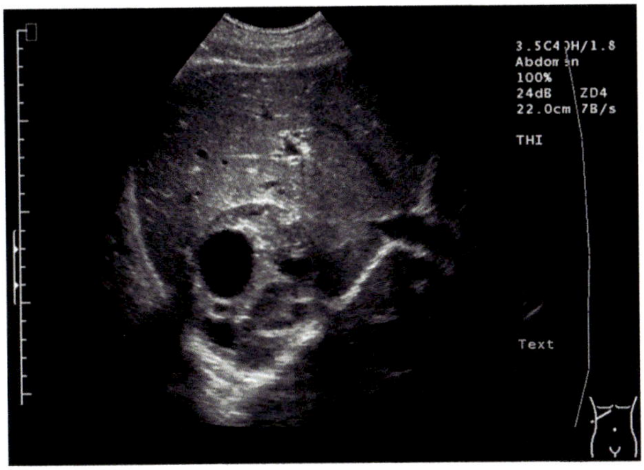

Abb. 6.25 Sonografisches Bild der Leber mit einer Zyste [T678]

Schafzucht betrieben wird (u. a. Südeuropa und östlicher Mittelmeerraum). Die **Infektion erfolgt durch Eiaufnahme** vom Fell oder aus Exkrementen von Hunden, oft schon in der Kindheit. Nach Passage der intestinalen Mukosa gelangen die Larven über die Pfortader in die Leber (oder Lunge), wo sich die adulte Zyste entwickelt. Die Larven können auch die Lebersinusoide passieren und sich in anderen Kapillarstrombahnen unter Zystenbildung entwickeln (Lunge, Milz, Hirn, Knochen).

Die reife Zyste (Hydatide) weist eine dreischichtige Wandung auf, deren äußere Lamelle (Perizyste) durch endotheliale Zellverbände des Wirts mit rundzelligen und eosinophilen Infiltraten gebildet wird und verkalken kann. Sie wird als protektive Hülle von der Leber gebildet. An der inneren Schicht (Endozyste: äußere laminierte Kutikula sowie innere Keimschicht) sind die Brutkapseln gelagert, in denen sich die Tochterzysten bilden, die Skolizes enthalten. Sie sind mit proteinhaltigem Transsudat gefüllt, das, wenn es in die Zirkulation gerät, zur Anaphylaxie und Eosinophilie führen kann. Auch membranöse Glomerulonephritiden durch die Ablagerung von Hydatiden-Antigen sind beschrieben.

Nach Platzen der Brutkapseln fallen die Skolizes auf den Grund der Zyste und bilden den sogenannten Hydatiden-Sand. Bei einer Sekundärinfektion einer Zyste entsteht ein eitriger Abszess und der Parasit stirbt. In seltenen Fällen kann es auch zur aseptischen Zystennekrose mit Untergang des Parasiten kommen.

Die unkomplizierte Zyste kann lebenslang asymptomatisch bleiben. Ein Teil der Patienten beschreibt ein unspezifisches Druckgefühl im rechten Oberbauch.

Die häufigste und schwerwiegendste **Komplikation** ist die Zystenruptur in die Bauchhöhle. Hierbei entwickeln sich multiple peritoneale Zysten, die durch Distension zum mechanischen Ileus und Schock (Antigenaussaat) führen können. Aber auch durch mechanische Kompression, z. B. der Lebervenen, kann es zum Gefäßverschluss (Budd-Chiari-Syndrom) kommen. Des Weiteren kann sich durch Kompression ein Pfortaderhochdruck entwickeln, in dessen Folge Leberatrophie und Blutungen auftreten können, Letztere sind auch durch Gefäßinvasion möglich. Eine nicht seltene Komplikation ist die Zysteninfektion mit Ausbildung eines Abszesses. Bei Übertritt in die Gallenwege sind schwergradige Cholangitiden, Gallengangsverschlüsse mit Ikterus oder Ausbildung großer verjauchender Läsionen möglich, deren Sanierung sehr schwierig ist. Bei Lungenbefall kann Reizhusten ein Symptom sein, bei kardialem Befall sind Reizleitungsstörungen sowie Myokarditiden beschrieben worden.

In 60–75 % der Fälle Befall von Leber, in 25–30 % der Lunge, in 1–8 % Milz; Nieren oder Knochen 1–4 % und ZNS 1–2 %. Die Mehrzahl bleibt asymptomatisch. Spontanheilungen sind möglich.

Wie sollte zur Diagnosesicherung weiter vorgegangen werden?

In den laborchemischen Routineuntersuchungen (Blutentnahme) treten meist unspezifische Veränderungen auf; nur in knapp 15 % der Fälle lässt sich eine Eosinophilie nachweisen.

Insbesondere bei Ruptur der Zyste kann es zu einer Eosinophilie mit u. U. anaphylaktischer Reaktion kommen. Richtungsweisend für die Diagnose ist der **serologische Nachweis von parasitenspezifischen Antikörpern.** Als Suchtests werden ELISA (mit *E.-granulosus*-Hydatiden-Antigen) und ein Hämagglutinintest verwendet. Bei positivem Ergebnis stehen ein Western Blot sowie rekombinante Antigene zur Verfügung, die in ELISA-Verfahren eingesetzt den Befund bestätigen und serologisch eine Differenzierung zwischen alveolärer und zystischer Echinokokkose erlauben können.

Als serologische diagnostische Methoden werden IHA, ELISA, IFT und Western Blot zum Nachweis von Antikörpern eingesetzt. Die serologische Unterscheidung von *E. granulosus* und *E. multilocularis* ist mit spezifischen Banden im Western Blot und in einem spezifischen ELISA-Test möglich. Ein negatives Ergebnis der Serologie schließt eine Erkrankung nicht aus.

Da der Antikörpernachweis bei 80 % der Patienten mit einer Echinokokkose positiv ausfällt, aber auch falsch positive Befunde vorkommen, ist die Diagnose unter Berücksichtigung der Anamnese, der bildgebenden Diagnostik und des Antikörpernachweises zu stellen.

Bewerten Sie die aktuelle Situation. Welche therapeutischen Maßnahmen sind indiziert?

Da die abdominalen Beschwerden der Patientin seit 3 Monaten progredient sind und der Zystendurchmesser mit 4 × 5 cm lokale Probleme verursachen kann, sollte eine definitive Therapie der Echinokokkenzyste angestrebt werden. Prinzipiell sollten Patienten nur in ausgewiesenen Zentren behandelt werden, in denen eine interdisziplinäre Betreuung gewährleistet ist.

Standard war bislang die **radikale Perizystektomie** mit Entfernung der Ektozyste. Dieses Verfahren ist jedoch mit einer deutlichen perioperativen Morbidität und Mortalität verbunden. Durch eine intraoperative Kontamination der Leber (in 10 %) oder des Peritoneums besteht ein hohes Risiko für Rezidive.

Alternativ kann bei solitären Zysten in den Stadien I und II nach Gharbi (I: Flüssigkeitsansammlung in der Leber ohne Wandung, II: Flüssigkeitsdepots mit separierten Wandschichten) eine sonografisch gesteuerte **Punktion** mit einer feinen Nadel (0,7 mm) mit Aspiration des Inhalts und Instillation von 95-prozentigem Alkohol erfolgen. Die perkutane Therapie erfolgt dann unter Belassung der Ektozyste (PAIR).

Die **medikamentöse Therapie** basiert vor allem auf Mebendazol (400–600 mg/d), das perioperativ über 21–30 Tage appliziert wird. Alternativpräparate sind Albendazol und Thiabendazol (**cave:** gallenwegstoxisch). Leider erfüllt die medikamentöse Therapie nicht alle Erwartungen und wird kontrovers diskutiert.

Das Robert Koch-Institut empfiehlt bei allen interventionellen Verfahren eine perioperative/interventionelle Albendazoltherapie.

Eine Nachsorge mittels Sonografie und/oder Computertomografie ist in jedem Fall notwendig, da verbliebene Zystenreste ohne kernhaltige Membran oder Protoskolizes weiter wachsen können.

Im Fall eines Übertritts in die Gallenwege durch **Zystenruptur** und Entwicklung einer Cholangitis ist eine ERCP und ggf. endoskopische Gallengangssphinkterotomie erforderlich.

Die Zystenruptur in die Peritonealhöhle stellt eine schwerwiegende Komplikation dar und ist operativ nicht zu beherrschen, sodass primär medikamentös behandelt wird.

Nach ausführlicher Aufklärung und Einverständnis der Patientin erfolgte eine perkutane Aspiration des Zysteninhalts und Instillation von 95-prozentigem Alkohol. Es erfolgte eine Zystektomie unter Belassung der Ektozyste (PAIR). Eine medikamentöse Therapie über 30 Tage mit Mebendazol (400 mg/d) schloss sich an.

Was ist für den weiteren Verlauf zu beachten?

Da ein lokales Rezidivrisiko durch mögliche intraoperative Kontamination besteht, sollte neben der medikamentösen Therapie mit Mebendazol über 30 Tage eine sonografische Kontrolle nach 4 und 8 Wochen sowie eine Computertomografie des Abdomens nach etwa 12 Wochen erfolgen. Zu beachten ist, dass Echinokokkuszysten nach transkutaner und chirurgischer Intervention (PAIR) ihr charakteristisches Aussehen in der Sonografie verlieren, sodass der Vergleich mit den präoperativen Aufnahmen wichtig ist. Die sich verändernden und häufig verkalkenden Läsionen sind lebenslang in der Bildgebung sichtbar. Weitere Kontrollen sind bei Rezidivfreiheit in einem Zeitraum von 1 Jahr sinnvoll.

Die Patientin erscheint 6 Monaten später zur geplanten Kontrolle und befindet sich einem guten Allgemeinzustand. Abdominelle Beschwerden habe sie seit der Operation nicht. Die bisherigen Nachsorgen erbrachten keinen Hinweis für ein Rezidiv oder sonstigen Organbefall.

LITERATUR

RKI-Ratgeber für Ärzte: http://www.rki.de/DE/Content/InfAZ/E/Echinokokkose/Echinokokkose.html

REFERENZ-KAPITEL IN LAYER P, ROSIEN U (2017) FACHARZTWISSEN GASTROENTEROLOGIE

1.13 Hepatomegalie
10.15 Bakterielle und parasitäre Leberinfektionen

6

6.9 Solider Pankreasherd

U. Rosien

KASUISTIK

Eine 67-jährige Patientin wird ihnen zur endosonografischen Beurteilung einer Raumforderung in der Bauchspeicheldrüse vorgestellt (➤ Abb. 6.26). Die Raumforderung ist seit 4 Jahren bekannt. Es wurde eine geringe Größenzunahme beobachtet, sodass der Radiologe eine zweite Beurteilung durch Endosonografie empfohlen hat.

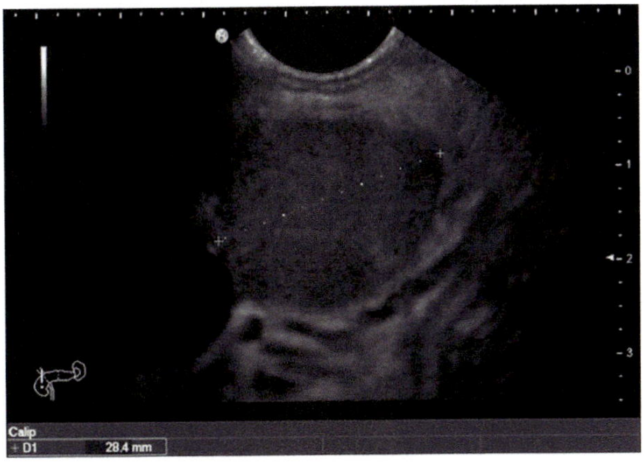

Abb. 6.26 Endosonografisches Bild im Pankreaskopf am Übergang zum Pankreaskorpus [M817]

Beschreiben Sie den Befund.

Echoarmer, scharf begrenzter, kugeliger, maximal 28,4 mm messender Tumor mit homogener Binnenstruktur. Der Tumor ist umschrieben mit einem Gefäß randbildend, bei dem es sich wahrscheinlich um den Konfluenz handelt.

Die weitere endosonografische Untersuchung ergibt zwei weitere gleichartige Raumforderungen in der Pankreaskauda mit einem maximalen Durchmesser von jeweils 6 mm.

Beschreiben sie das (endo)sonografische Bild verschiedener Raumforderungen am Pankreas.

Zysten (und zystische Tumoren) sind in aller Regel glatt begrenzt und echofrei. Infizierte Zysten können Binnenechos aufweisen.

Nekrosen im Pankreas sind meist echoarm mit inhomogener Binnenstruktur und in der Regel unscharf begrenzt.

Ein **Pankreaskarzinom** (aber auch eine fokale Autoimmunpankreatitis) ist regelhaft sehr echoarm bei inhomogener Binnenstruktur und unregelmäßiger und unscharfer Außenkontur.

Ein **neuroendokriner Tumor** ist meist echoarm, kann aber auch echoreich sein, ist meist kugelig und scharf begrenzt (nicht ganz so scharf wie eine Zyste). Neuroendokrine Tumoren können in der Bauchspeicheldrüse multipel auftretenden, typischerweise im Zusammenhang mit einem MEN I.

6

Welche Differenzialdiagnose halten Sie aufgrund der Morphologie für wahrscheinlich?

Neuroendokrine Tumoren in Kopf und Kauda der Bauchspeicheldrüse.

Dies ist auch die Arbeitsdiagnose der zuweisenden Ärzte. Welche hormonaktiven neuroendokrinen Tumoren kommen in der Bauchspeicheldrüse vor, welche Symptome rufen die von ihnen sezernierten Hormone hervor?

Gastrinome sind typischerweise im Pankreas oder in der Duodenalwand lokalisiert. Die typische Klinik entspricht einer ausgeprägten peptischen Ulkus- und/oder Refluxkrankheit und kann mit Durchfällen kombiniert sein (➤ Kap. 4.6).

Glukagonome entwickeln sich im Pankreas. Bei Diagnosestellung weist die Mehrheit der Patienten bereits Metastasen in Leber oder lokoregionalen Lymphknoten auf. Die klinische Symptomatik ist vielfältig und unspezifisch: Gewichtsverlust, Diabetes mellitus, nekrotisierende Dermatitis, Phlebothrombose, Diarrhö. Der nüchtern gemessene Glukagonspiegel liegt typischereise über 500 pg/ml. Aufgrund der meist vorhandenen Metastasierung ist die chirurgische Resektion nicht kurativ, aber symptomatisch wirksam. Eine Symptomkontrolle kann darüber hinaus mit Somatostatin-Analoga versucht werden.

Insulinome finden sich fast ausschließlich in der Bauchspeicheldrüse und treten überwiegend solitär auf. Durch die Sekretion von Insulin bzw. Proinsulin kommt es zu Hypoglykämien mit typischen Zeichen der adrenergen Gegenregulation mit Schwitzen, Zittern und Tachykardien. Bewusstseinsstörung bis hin zum Koma, aber auch Verwirrtheit und Aggressivität sind möglich. Die Patienten lernen, sich vorbeugend ausreichend Kalorien zuzuführen, sodass viele Patienten an Gewicht zunehmen. In einem maximal 72 h langen Hungerversuch, der meist mit einem oralen Glukosetoleranztest zum Ausschluss reaktiver Hypoglykämien eingeleitet wird, wird regelmäßig die Glukosekonzentration im Serum (!) gemessen. Erst wenn diese unter 40 mg/dl abgefallen ist, werden aus der gleichen Blutprobe C-Peptid und Insulin bestimmt. Diagnostisch beweisend ist der fehlende Abfall der Insulinausschüttung mit einem Insulin-Glukose-Quotient über 0,3 während der Hungerphase. Nur ein kleinerer Teil der Insulinome ist maligne, sodass die chirurgische Resektion bei den meisten Patienten kurativ ist.

Die Mehrzahl der **Somatostatinome** entwickelt sich in der Bauchspeicheldrüse. Die durch die Hormonproduktion hervorgerufenen Motilitäts- und Stoffwechselstörungen sind klinisch lange Zeit unspezifisch (verzögerte Magenentleerung, eingeschränkte Kontraktilität der Gallenblase mit Steinbildung, Diabetes mellitus, Steatorrhö, Gewichtsverlust).

Ein **VIPom** wächst meist als isolierter Tumor in der Bauchspeicheldrüse. Leitsymptome sind ausgeprägte wässrige Durchfälle mit Exsikkose, Hypokaliämie und Achlorhydrie, Nierenfunktionsstörung und psychische Ausfälle aufgrund von Elektrolytverschiebungen. Typisch sind Stuhlvolumina über 1 l täglich ohne wesentliche Steatorrhö. Bei symptomatischen Patienten findet sich eine VIP-Konzentration über 200 pg/ml. Etwa jeder dritte Patient ist durch Resektion heilbar. Die klinische Symptomatik kann in aller Regel durch die Somatostatin-Analoga beherrscht werden.

Karzinoide mit Produktion von Serotonin bzw. anderen Mediatoren und der typischen Flush-Symptomatik (bei hepatischer Metastasierung) entwickeln sich typischerweise nicht primär in der Bauchspeicheldrüse.

Alle neuroendokrinen Tumoren können zu einer meist deutlichen Erhöhung des Chromogranin A im Serum führen (das in geringerem Ausmaß aber auch bei entzündlichen Veränderungen, z. B. einem Morbus Crohn im akuten Schub, erhöht sein kann).

Die Patientin fühlt sich gesund und hat keine Flush-Symptomatik, keine Durchfälle, keine Bauchschmerzen, keine Zeichen einer Hypoglykämie. Der Hausarzt berichtet, dass das Chromogranin A und auch andere Hormone, die er bestimmt habe, im Normbereich lägen. Die Patientin hat keine chronischen Erkrankungen. Es besteht ein Z. n. Cholezystektomie bei symptomatischer Cholezystolithiasis und Z. n. Nephrektomie links aufgrund eines Karzinoms vor 10 Jahren. Vor 2 Jahren wurden zwei Lungenmetastasen vollständig chirurgisch entfernt.

6

Wie bewerten Sie diese Informationen?

Klinik und Laborbefunde sprechen gegen das Vorliegen eines neuroendokrinen Tumors, insbesondere ein multifokales Auftreten im Zusammenhang mit einem MEN I ist bei einer 67-jährigen Patientin ohne endokrine Tumoren in der Vorgeschichte ausgeschlossen. Auffällig ist das Nierenzellkarzinom in der Vorgeschichte. Metastasen von Nierenzellkarzinomen können sich spät manifestieren, so sind die beiden Lungenmetastasen 8 Jahre nach Entfernung des Primärtumors aufgetreten. Differenzialdiagnostisch kann es sich also um eine späte Metastase des Nierenzellkarzinoms handeln.

Was wäre unter dieser Differenzialdiagnose der nächste diagnostische Schritt? Eine endosonografisch gezielte Punktion?

Metastasen eines Nierenzellkarzinoms sind in der Regel sehr gut arteriell durchblutet. Sie zeigen daher in der Computertomografie und in der kontrastverstärken Sonografie in der früharteriellen Phase eine hohe Kontrastmittelaufnahme. Aufgrund der Vorgeschichte der Patientin, sollte dies vor (!) einer endosonografischen Punktion geklärt werden.

Was sehen Sie auf dem computertomografischen Bild, das in der früharteriellen Phase aufgenommen wurde, unmittelbar dem Konfluenz anliegend (➤ Abb. 6.27)? Zum Vergleich sehen Sie daneben die venöse Phase (➤ Abb. 6.28).

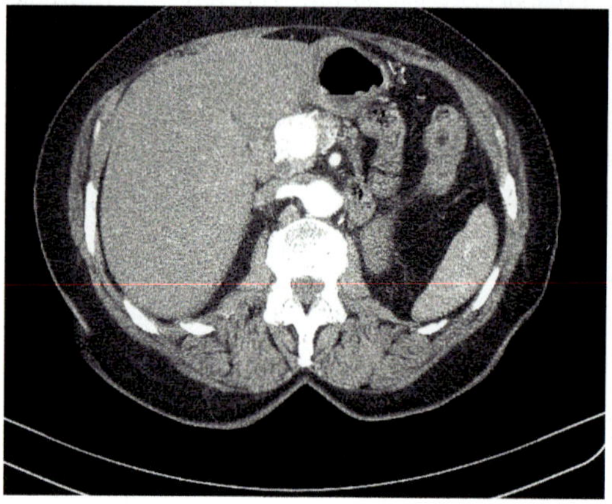

Abb. 6.27 Computertomografisches Bild in der früharteriellen Phase [T679]

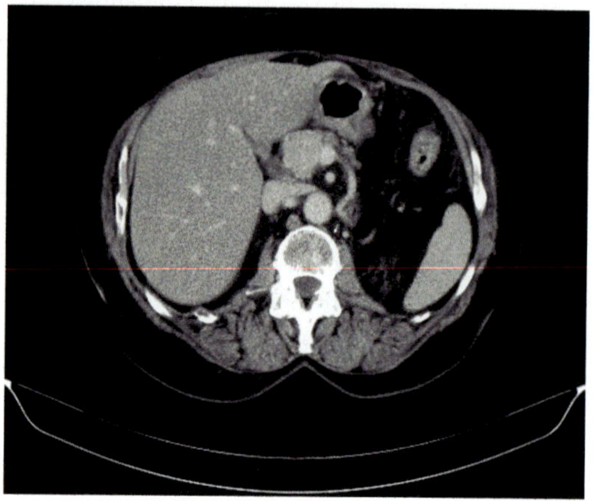

Abb. 6.28 Computertomografisches Bild in der venösen Phase [T679]

Der Tumor im Pankreas nimmt in der arteriellen Phase in gleichem Ausmaß Kontrastmittel auf wie die umgebenden arteriellen Gefäße, ist also ausgeprägt gut arteriell durchblutet. Auf eine endosonografisch gezielte Punktion sollte in diesem Fall verzichtet werden. Die ausgeprägte arterielle Durchblutung wäre allerdings auch bei der Endosonografie im Doppler-Modus aufgefallen, die vor jeder endosonografischen Punktion mit der Frage nach interponierten Gefäßen und auffälliger Durchblutung der zu punktierenden Raumforderung durchgeführt werden sollte.

Welche Tumoren, die nicht primär vom Pankreas ausgehen, können sich in der Bauchspeicheldrüse manifestieren?

Auch wenn jede hämatogene Tumoraussaat zu einer Manifestation in der Bauchspeicheldrüse führen kann, gibt es doch eine Häufung bestimmter Entitäten. Hierzu zählen Bronchialkarzinome, insbesondere die kleinzelligen Formen, Mammakarzinome und intrapankreatische Lymphommanifestationen. Borderline-Tumore des Ovars können sich, ebenfalls nach einer sehr langen Latenz, im Bereich der Mesenterialwurzel bzw. am Abgang der Oberbauchgefäße aus der Aorta so manifestieren, dass sie als Pankreaskarzinom imponieren. Alle diese Entitäten imponieren primär in der Bildgebung wie ein duktales Pankreaskarzinom. Insofern stellen die wie in diesem Fall gut begrenzten Metastasen eines Nierenzellkarzinoms morphologisch eine Besonderheit dar.

Bei welchen Malignomen kann eine Beteiligung des Gastrointestinaltrakts auftreten (abgesehen von der Leber und den Lymphknotenstationen)?

Relativ regelmäßig kann bei Non-Hodgkin-Lymphomen eine Beteiligung von Magen, Dünndarm oder Dickdarm, selten auch des Pankreas oder des Ösophagus beobachtet werden. Mammakarzinome infiltrieren manchmal die Magenwand und seltener auch in Pankreas, Dünn- und Dickdarm. Auch maligne Melanome haben eine gewisse Affinität zum Gastrointestinaltrakt.

Welche Überlegungen sprechen im Fall unserer Patientin für ein chirurgisches Vorgehen?

Die Lungenmetastasen sind mit einer Latenz von 8 Jahren nach dem Primärtumor aufgetreten. Die größere Metastase im Pankreas war auch zu diesem Zeitpunkt bereits bekannt, wurde aber fehlinterpretiert. Wie bei der Resektion der Lungenmetastasen erscheint daher ein chirurgisches Vorgehen sinnvoll.

Aufgrund der Lokalisation sowohl im Pankreaskopf als auch in der Pankreaskauda erfolgt eine Pankreatektomie. Die Histologie des Resektats bestätigt an allen drei Lokalisationen Metastasen eines Nierenzellkarzinoms.

LITERATUR

Garcia-Carbonero R et al. ENETS Consensus Guidelines for High-Grade Gastroenteropancreatic Neuroendocrine Tumors and Neuroendocrine Carcinomas. Neuroendocrinology 2016; 103(2): 186–194. doi: 10.1159/000443172.

Jensen RT, Cadiot G, Brandi ML et al. ENETS Consensus Guidelines for the management of patients with digestive neuroendocrine neoplasms: functional pancreatic endocrine tumor syndromes. Neuroendocrinology 2012; 95(2): 98–119.

Rinke A et al. S2k-Leitlinie Neuroendokrine Tumoren (2018): https://www.dgvs.de/wp-content/uploads/2018/04/Leitlinie-NET-incl_-Report.pdf

REFERENZ-KAPITEL IN LAYER P, ROSIEN U (2017) FACHARZTWISSEN GASTROENTEROLOGIE

16.7 Neuroendokrine Tumoren des gastroenteropankreatischen Systems (GEP-NET)

6

6.10 Zufallsbefund einer echofreien Läsion im Pankreas

U. Rosien

KASUISTIK

Eine 62-jährige Patientin wird von ihrem Hausarzt vorgestellt, der bei einer Routinesonografie eine 2 cm messende, echofreie Struktur im Pankreaskopf gesehen hat. Das übrige Pankreas erscheint in der Sonografie unauffällig. Die Patientin ist beschwerdefrei ohne Gewichtsverlust oder Schmerzen. Sie war bisher immer gesund und insbesondere ohne Vorerkrankungen am Pankreas. Der Hausarzt hatte bereits eine Computertomografie veranlasst, die eine 2 cm große, hypodense Raumforderung ohne Konstrastmittelaufnahme bestätigte.

Welche Differenzialdiagnosen sind zu klären?

Der beschriebene Befund passt am ehesten zu einer Zyste. Angeborene Zysten im Pankreas sind eine Rarität. Andererseits finden sich in der Altersgruppe der Patientin in der T2-gewichteten Kernspintomografie in bis zu 25 % der Fälle zystische Läsionen innerhalb des Pankreas, unabhängig von einer pankreasspezifischen Vorerkrankung. Die meisten Zysten treten jedoch im Zusammenhang mit einer Pankreatitis auf. Hierzu hat die Patientin aber keine Anamnese. Somit muss differenzialdiagnostisch an eine zystische Neoplasie gedacht werden.

Welche zystischen Neoplasien des Pankreas kennen Sie? Nehmen Sie jeweils Stellung zum Malignitätspotenzial.

- **Seröse Zystadenome** finden sich überwiegend bei Frauen (4 : 1), sind meist polyzystisch (70 %) und können eine zentrale Verkalkung aufweisen. Das Malignitätspotenzial ist sehr gering (< 1 %).
- **Muzinöse Zystadenome** betreffen ebenfalls häufiger Frauen in der 4./5. Lebensdekade, sind eher oligozystisch und können ebenfalls Verkalkungen aufweisen. Das Malignitätspotenzial ist mit 8–35 % deutlich höher.

- **Intraduktal-papillär-muzinöse Neoplasien** (IPMN) werden unterteilt in Hauptgang- und Seitenast-Typ. Der Hauptgang-Typ hat ein Malignitätsrisiko von über 60 %, der Seitenast-Typ von unter 20 %. Es sind etwas mehr Männer als Frauen, meist in der 6./7. Lebensdekade, betroffen.
- **Duktale Adenokarzinome** können selten primär zystisch imponieren (2,5 %).

Welche(s) Untersuchungsverfahren würden Sie als Nächstes wählen und warum?

Kernspintomografie mit intravenösem Kontrastmittel und orale Endosonografie sind die am besten geeigneten Verfahren zur Darstellung zystischer Läsionen im Pankreas. Insbesondere kleine Läsionen, wie im vorliegenden Fall, lassen sich sehr gut endosonografisch differenzieren. Beide Verfahren sind in dieser klinischen Situation besser geeignet als die Computertomografie.

Bei der oralen Endosonografie findet sich im Processus uncinatus ein maximal 2,1 cm messendes Areal aus kleinen, miteinander konfluierenden, glatt begrenzten, echofreien Zysten (➤ Abb. 6.29). Solide Anteile oder Verkalkungen bestehen nicht. Die zystische Struktur hat keine erkennbare Verbindung zum Pankreashauptgang. Der Ductus Wirsungianus ist im gesamten Organ normal weit und glatt konturiert. Keine weiteren fokalen Veränderungen in der Bauchspeicheldrüse, die ein unauffälliges Salz-und-Pfeffer-Binnenstrukturmuster aufweist. DHC und lokoregionale Lymphknotenstationen sind ohne pathologischen Befund.

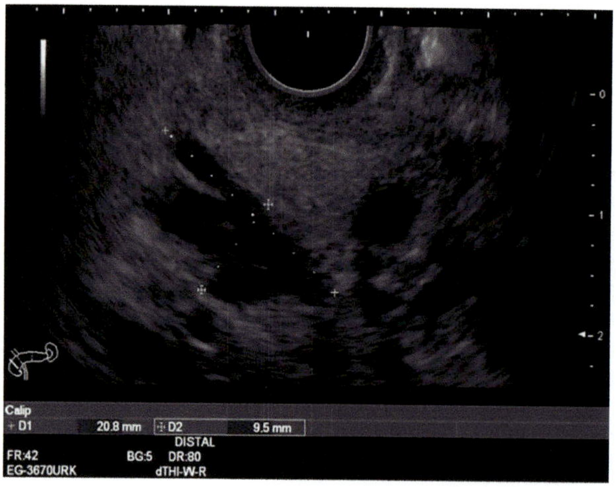

Abb. 6.29 Endosonografisches Bild des Pankreaskopfs [M817]

Welches ist die wahrscheinlichste Differenzialdiagnose? Begründen Sie Ihre Einschätzung.

Bei den asymptomatischen Patienten mit zystischen Pankreastumoren machen muzinöse Läsionen ca. zwei Drittel der Fälle aus (je zu gleichen Teilen als IPMN und muzinöses Zystadenom). Bei ca. jedem 5. liegt ein seröses Zystadenom vor. Nur selten (< 3 %) imponiert ein duktales Adenokarzinom zystisch. Bei symptomatischen Patienten verschieben sich die Anteile deutlich zugunsten der IPMN und geringer auch der duktalen Karzinome.

Fehlende Symptome, Altersgruppe und endosonografischer Befund machen im vorliegenden Fall ein Seitenast-IPMN zur wahrscheinlichsten Differenzialdiagnose. Ansonsten könnte es sich noch um ein seröses Zystadenom handeln. Obwohl bei einem Seitenast-IPMN immer eine Verbindung zum Gangsystem besteht, ist diese nicht regelhaft darstellbar.

Wie sollte man weiter vorgehen?

Bei der Endosonografie fanden sich an der glatt begrenzten zystischen Struktur keine Hinweise auf solides Tumorwachstum, sodass bei asymptomatischer Patientin Verlaufsuntersuchungen ausreichend sind.

Welche Kontrollintervalle schlagen Sie vor?

Die zystische Läsion der Patientin hat einen maximalen Durchmesser von etwas mehr als 2 cm. Nach den internationalen Konsensusempfehlungen von 2012 sollte bei dieser Größe eine Kontrolle nach 3–6 Monaten erfolgen. Da bei einer Erstvorstellung über die Dynamik einer Läsion nichts bekannt ist, ist eine erste Kontrolle nach einem kurzen Intervall, z. B. 3 Monaten, sinnvoll. Grundsätzlich kann eine Kontrolle der Struktur durch transabdominelle Sonografie erfolgen. Die Entwicklung solider Anteile ist hierbei aber schwierig zu beurteilen. Daher sollten je nach lokaler Expertise und Verfügbarkeit Verlaufsuntersuchungen mittels Endosonografie oder Kernspintomografie erfolgen.

Bei der ersten endosonografischen Kontrolle sind die Befunde unverändert. Auch nach 1 und 2 Jahren ergibt sich keine Änderung. 4 Jahre nach der Erstvorstellung zeigt sich eine Größenzunahme auf 2,7 cm. Weiterhin ist die zystische Struktur glatt begrenzt und ohne solide Anteile.

Bewerten Sie die aktuelle Situation.

Bei zunächst konstanten Befunden konnten die Kontrollintervalle verlängert werden, zuletzt auf 2 Jahre. Die Festlegung bzw. Ausdehnung von Kontrollintervallen ist in der Literatur schlecht definiert. Auch ist unklar, ob bei langjähriger Konstanz der Befunde ganz auf Kontrollen verzichtet werden kann. Bei konstanten Befunden ist jedoch eine Ausdehnung der Kontrollintervalle auf 2–3 Jahre üblich. Im vorliegenden Fall ist nach 4 Jahren ein Größenprogress der zystischen Läsion festzustellen. Hinweise auf eine maligne Transformation mit muralen Knoten oder invasivem Wachstum oder eine Hauptgangsbeteiligung fehlen jedoch weiterhin.

Welche Alternativen zum weiteren Vorgehen sind denkbar?

Eine eindeutige Indikation zur Operation besteht in der aktuellen Situation nicht. Als Alternativen für das weitere Vorgehen bieten sich verkürzte Kontrollintervalle oder eine endosonografisch gezielte Punktion an. Bei einer Punktion sind jedoch verschiedene Aspekte zu bedenken:

- Der **Nachweis von Tumorzellen** im Punktat ist sehr spezifisch, die Sensitivität ist jedoch mit unter 50 % sehr gering und für die Differenzierung von maligne versus benigne noch geringer.
- Im Zystensekret können **Tumormarker** bestimmt werden. Unter diesen besitzt allerdings nur das CEA eine klinische Relevanz: Werte über 400 ng/ml haben eine hohe Spezifität bei der Erkennung muzinöser Läsionen. Niedrigere Werte schließen eine muzinöse Läsion und auch eine maligne Transformation jedoch nicht sicher aus.
- **Punktionen** zystischer Läsionen des Pankreas erfordern aufgrund des Infektionsrisikos nach den aktuellen Empfehlungen der deutschen Gesellschaft für Verdauungs- und Stoffwechselkrankheiten (DGVS) eine prophylaktische Antibiotikagabe über 3–5 Tage.

Die Patientin wird zu einer endosonografischen Kontrolle nach 3 Monaten einbestellt. Der maximale Durchmesser der Läsion beträgt jetzt 3,5 cm. Weiterhin sind keine soliden Anteile darstellbar.

6

Welche Maßnahmen würden Sie aus diesem Befund ableiten?

Aufgrund der Dynamik der Größenzunahme besteht auch ohne direkte Hinweise auf Malignität die Indikation zur chirurgischen Resektion. Eine Kernspintomografie mit intravenösem Kontrastmittel als zweite Bildgebung vor Operation ist indiziert. Da Malignität möglich ist, wird man eine onkologische Resektion als Pankreatoduodenektomie nach Whipple (mit/ohne Erhalt des Pylorus) empfehlen.

Im MRT bestätigen sich die endosonografisch erhobenen Befunde einer 3,5 cm messenden zystischen Formation mit schwachem, randständigem Enhancement. Daraufhin wird die Indikation zur Resektion gestellt. Es erfolgt eine pyloruserhaltende Pankreaskopfresektion nach Whipple. Histologisch bestätigt sich ein Seitenast-IPMN ohne Nachweis von Malignität. Der postoperative Verlauf ist unkompliziert. Die Patientin entwickelt postoperativ keinen Diabetes.

Was ist für den weiteren Verlauf zu beachten?

Ein lokales Rezidivrisiko besteht aufgrund der Gutartigkeit in der Histologie nicht. Jedoch entwickeln bis über 10 % der Patienten nach Resektion einer benignen IPMN ein Erkrankungsrezidiv an anderer Lokalisation im Organ. Bei malignen IPMN liegt diese Rate bei 30 %. Verlaufsuntersuchungen sind also auch nach Resektion benigner IPMN indiziert. Diese sollten nach internationalem Konsens nach 2 und 5 Jahren erfolgen.

Die Patientin erscheint erstmalig nach 3 Jahren zur erneuten **Endosonografie,** nachdem dem Hausarzt eine Zyste im Restpankreas aufgefallen ist. Endosonografisch zeigt sich erneut eine tubulär-zystische Struktur, diesmal im Korpus mit Kommunikation mit dem Hauptgang und einem maximalen Durchmesser von 15 mm. Bei der Verlaufskontrolle nach 6 Monaten fällt neben der Größenzunahme der zystischen Struktur auf 20 mm eine Erweiterung des Hauptgangs auf 4 mm auf. 8 Wochen später erleidet die Patienten eine ödematöse Pankreatitis. Jetzt misst die Zyste 25 mm und der Hauptgang 8 mm.

Interpretieren Sie den Verlauf. Was sind die Konsequenzen?

Es scheint ein Erkrankungsrezidiv vorzuliegen. Der weitere Verlauf spricht diesmal für eine Hauptgangsbeteiligung. Differenzialdiagnostisch wäre eine (späte) Anastomosenstenose möglich, sollte sich aber primär mit einer Hauptgangserweiterung manifestiert haben. Die Konsequenz aus dem jetzt rasch progredienten Verlauf ist eine totale Restpankreatektomie. Zuvor wird man eine ERP zur Beurteilung der Pankreatikojejunostomie und Entnahme einer Bürstenzytologie aus dem Ductus Wirsungianus durchführen. Die Anastomose ist bei Zustand nach pyloruserhaltender Pankreaskopfresektion in der Regel endoskopisch erreichbar. Alternativ kann eine endosonografisch gezielte Punktion der neu entwickleten zystischen Läsion erfolgen.

ERP: keine Anastomosenstenose, zytologisch IPMN wahrscheinlich. Indikation zur Restpankreatektomie. Histologisch bestätigt sich eine IPMN, jetzt mit Hauptgangsbeteiligung, aber ohne Malignität. Postoperativ Enzymsubstitution und Anbindung an diabetologische Schwerpunktpraxis.

LITERATUR

Gardner TB et al. Pancreatic cyst prevalence and the risk of mucin-producing adenocarcinoma in US adults. Am J Gastroenterol 2013 Oct; 108(10): 1546–1550. doi: 10.1038/ajg.2013.103.

Tanaka M et al. International consensus guidelines 2012 for the management of IPMN and MCN of the pancreas. Pancreatology 2012 May-Jun; 12(3): 183–197. doi: 10.1016/j.pan.2012.04.004. Epub 2012 Apr 16.

REFERENZ-KAPITEL IN LAYER P, ROSIEN U (2017) FACHARZTWISSEN GASTROENTEROLOGIE

12.6 Zystische Läsionen (des Pankreas)

Register